会讲故事的大脑

[美] V. S. 拉马钱德兰 著
（V. S. Ramachandran）

赵思家 审校　　杨晨晨 译

中信出版集团 | 北京

图书在版编目（CIP）数据

会讲故事的大脑 /（美）V.S.拉马钱德兰著；杨晨晨译 . -- 北京：中信出版社，2022.7

书名原文：The Tell-Tale Brain: A Neuroscientist's Quest for What Makes Us Human

ISBN 978-7-5217-4434-7

Ⅰ. ①会… Ⅱ. ①V… ②杨… Ⅲ. ①脑科学－普及读物 Ⅳ. ① R338.2-49

中国版本图书馆 CIP 数据核字（2022）第 082610 号

会讲故事的大脑
著者：[美] V. S. 拉马钱德兰
译者：杨晨晨
审校：赵思家
出版发行：中信出版集团股份有限公司
（北京市朝阳区惠新东街甲 4 号富盛大厦 2 座　邮编　100029）
承印者：北京诚信伟业印刷有限公司

开本：787mm×1092mm 1/16　　印张：25.25　　字数：303 千字
版次：2022 年 7 月第 1 版　　印次：2022 年 7 月第 1 次印刷
京权图字：01－2020－5261　　书号：ISBN 978－7－5217－4434－7
定价：79.00 元

服务热线：400－600－8099
投稿邮箱：author@citicpub.com

目录

推荐序

赵思家

科普作者，著有《大脑通信员》和《我的大脑好厉害》

“所以，最后这本书的书名是什么?”

“《会讲故事的大脑》。”

“咦?”

我叫赵思家，是这本书的审校。大家在阅读时可能很少注意到这个工作。我的工作很简单，就是确认内容的专业性和译文的准确性，并对直译无法解释的内容进行一些补充和调整。这本书的译者非常专业，需要我的地方不多，但唯一有个“错误”，明晃晃地印在了书的封面上，我却不知该如何调整。

容我解释一番。这本书的英文名是 *The Tell-Tale Brain*。如果直译的话，tell-tale 其实并不是“会讲故事的”，而是指“泄露秘密的”。在英语里，telltale 是指告密者，特别是指向老师打小报告的小孩。换言之，这本书的原名其实是“泄露秘密的大脑”。

还没开始看这本书的你可能会觉得莫名其妙，为什么大脑会泄露秘密?

大脑——特别是人类大脑——是一个绝佳的保密者。它明明掌握

了我们的一切——所有的感知、情感、思考，却在人类社会中彻底隐形。不知你是否有这样的疑惑：既然大脑对我们的生活如此重要，作为大脑使用者的我们，为什么对大脑并不是很“在意”呢？

学习神经科学之后，我才恍然大悟。人类对大脑的“不在意”并非缺陷，恰恰相反，这正是一条令人细思极恐的线索——我们都被深深地困在自己一直所相信的“现实”里面了。大脑展现给我们的这个“现实”太真实、太无瑕了，让人很难意识到，实际上我们一直都被困于其中。

正因如此，神经科学相关的科普书有一个常见的书名套路，就是要故意点出大脑是有秘密的，比如《大脑解密手册》《大脑的奥秘》等。既然如此，这本书为什么叫《会讲故事的大脑》呢？

等看完这本书，你就会发现这是个绝妙的书名。这本书有点儿像神经科学版的《一千零一夜》，讲述了20余个与众不同的大脑故事。这些大脑的使用者或多或少都在经历一场不凡的感知体验：有人失去了左手，但当医生摸他的左脸时，他却觉得医生在摸他的左手大拇指；有人在得脑卒中之后无法辨认自己的脸，即使站在镜子面前还是不认识自己的脸；还有人看到数字会感受到色彩……这些大脑都是在感知（perception）上出了问题。这些故事听起来就够奇怪了，但还有更奇怪的！譬如，当大脑负责感知身体的连接遭受损伤时，人可能会想截掉自己的手臂（恋残癖），觉得自己的手臂是母亲的（假肢妄想症），甚至认为自己的身体不是自己的（易性癖）。当大脑对社交世界的理解出现问题时，它就可能会认为每个人都一样，有弥漫性的熟悉感（弗雷戈利综合征）。当大脑的自我意识出现问题时，那就更奇怪了，有人会觉得自己不存在（科塔尔综合征），或是体验到1分钟末日降临的感觉（惊恐发作），等等。

这本书描述的那些大脑都是告密者，它们在不经意间泄露了所有大脑保守的秘密。

大多数时候，我们会称这些大脑的所有者为病人，但我不喜欢称他们为病人。我当下在牛津大学做博士后研究，我的导师不仅是一名神经科学家，同时也是一名神经内科医生。沾他的光，我有幸接触了一些神奇的病例。我越来越觉得，他们得的不是病，而是我们几十亿人的大脑都太平凡了，他们只不过不小心跳出了平凡的大脑预设的框架而已。

我一直是 V. S. 拉马钱德兰的忠实读者，他的另一本书《脑中魅影》（*Phantoms in the Brain*）我也很喜欢。因为他写的案例十分有趣、引人入胜，像侦探故事，所以他被称为神经科学界的福尔摩斯。我倒是要唱唱反调：我认为称他为福尔摩斯有些片面。福尔摩斯侦探把案件当作游戏看待，甚至置生死于度外。而从拉马钱德兰的文字就能感觉到，他非常关心他的病人，真心地希望能够帮助他们，尽全力让他们和他们的亲友的生活得到改善。话又说回来，正是拉马钱德兰这样既会做科研，又会讲故事的好医生，让我们神经科学界变得好“卷”！他在这本书中描述的病人很少见，他这样的全才更少见。特别是在 21 世纪的当下，神经科学已经踏上新的道路，极少有机会能像拉马钱德兰在这本书里所做的那样再做一对一的研究了。

我认为这本书并不适合只是想猎奇的人，毕竟 20 世纪初去马戏团围观奇人异事的消遣方式已经不适合当下。这本书提醒我们，每一个案例中的患者都是如你我一般的普通人。这本书还提醒每一个人，我们的大脑是多么不凡，而拥有一个平凡的大脑是多么幸运。

前言

在广泛的哲学探究范围内，人类在等级上高于其他动物，因为我们有重要的心智功能优势。对渴求知识的人来说，没有什么比探究这心智功能本质更有趣的了。

——爱德华·布莱思

在过去的25年间，我十分有幸能够在认知神经科学这个新兴领域工作。本书汇集了我一生中大部分研究的精华，我会循序渐进地为你揭开大脑、心智与身体之间的神秘联系。在前面的几章中，我将讲述我对人类生来便感到好奇的内在精神生活不同方面的研究。我们如何感知世界？什么是所谓的身心相通？什么决定了你的性别身份？什么是意识？孤独症是哪儿出现了问题？我们如何解释人类特有的神秘能力，如艺术、语言、隐喻、创造力、自我意识甚至宗教情感？作为一名科学家，我受到强烈的好奇心驱使，去探索猿类大脑是如何成功进化成拥有神一般心智能力的人类大脑的。

研究这些问题的方法，是研究大脑不同部位受到损伤或有基因异常的患者，这些损伤或异常对他们的心智及行为产生了奇怪的影响。这些年我同数百名患者打过交道（有些人因此觉得自己很幸运），这些患者患有各种不同寻常的神经系统疾病。例如，有人能够“看到”音乐的声调，有人能够“尝到”他们接触到的任何材质物品的味道，有人能够感觉自己灵魂出窍，并从天花板俯视自己的身体。在本书中，我将分享这些案例的研究结果。起初，这些疾病总是令人百思不得其解，但通过恰当的实验，我们将复杂的概念变得通俗易懂，这正是科学方法的魅力所在。我曾困惑如何将自己的推想表述清楚，所以在详述每一个案例时，我将带你经历我脑中的一步步推想过程，有时我还会用大胆的直觉假想帮助你补齐知识短板。通常，当一个临床谜团被解开之时，其解释总会揭示一些正常、健康的大脑如何运作的新知识，并对我们最珍视的心智能力提出意想不到的见解。我希望身为读者的你，能够同我一样享受这有趣的旅程。

多年来一直关注我的作品的读者将会在本书中发现《脑中魅影》和《人类意识之旅》（*A Brief Tour of Human Consciousness*）两本书中提到的一些案例，同时你们也会欣然看到我对之前的发现和观察有了新的见解。在过去的 15 年里，大脑科学以惊人的速度发展，为几乎所有事物提供了全新的解读视角。在“硬”科学的阴影下挣扎几十年后，神经科学的时代真正到来了，其飞速发展指引并丰富了我的研究。

在过去的 200 年间，许多科学领域都取得了惊人的进步。在物理学领域，就在 19 世纪晚期的知识界宣称物理理论体系几乎完全形成的时候，爱因斯坦告诉我们，空间和时间比我们已知的哲学更加陌生；海森伯则指出，在亚原子层面，即便是我们最基本的因果概念也会崩塌。当我们从迷惘中走出时，有幸发现了黑洞、量子纠缠和其他 100 多个谜团，这些谜团将在未来的几个世纪里继续激发我们的好奇心。有谁会想到宇宙是由一根根弦组成，同“上帝的音乐”一起振动演奏呢？其他领域中类似的例子也有很多。宇宙学让我们看到不断膨胀的宇宙、暗物质以及无数星系等令人瞠目结舌的景象。化学用元素周期表解释世界，这给我们带来了塑料产品和大量的神奇良药。数学为我们带来了计算机，尽管许多“纯”数学家不愿看到他们的学科被这种实际用途所“玷污”。在生物学方面，人体的解剖学和生理学得到了细致的研究，驱动人类进化的机制终于开始变得清晰。自古以来困扰着人类的疾病终于揭开面纱，让我们看到了它的本来面目（而不是巫术或神的惩罚）。外科、药理学和公共卫生领域发生的革命，使得发达国家的人类寿命在短短四五代人的时间里翻了一番。20世纪50年代破译遗传基因密码这场终极革命，标志着现代生物学的诞生。

相比之下，关于神经科学的研究，例如精神病学、神经病学、心理学，在过去的几个世纪几乎毫无进展。事实上，直到20世纪的最后25年，关于知觉、情感、认知和智力的严谨理论还是空白的（色觉理论是一个例外）。在20世纪的大部分时间里，我们在解释人类行为时依据的只是两座理论大厦——弗洛伊德主义和行为主义，而这两座理论大厦却在20世纪80年代和90年代戏剧性地“倒塌”，因为彼时的神经科学终于设法跨越了青铜时代。在历史的长河里，这并不是很长的时间。与物理学和化学相比，神经科学仍然是一个年轻的新贵。但发展就是进步，这是一个多么“茁壮成长”的时期啊！从基因到细胞到神经回路再到认知，今天的神经科学的深度和广度，虽远不及最终的大统一理论，却比我刚开始在这个领域工作时有了光速般的发展。在过去的10年里，我们甚至看到神经科学变得足够自信，开始为传统上具有话语权的人文学科提供见解。例如，我们现在有神经经济学、神经营销学、神经建筑学、神经考古学、神经法学、神经政治学、神经美学（见第四章和第八章），甚至神经神学。虽然其中一些只是神经科学的炒作，但总的来说，它们正在为许多领域做出真正且急需的贡献。

这些进步令人兴奋，但我们不能自欺，必须承认目前我们对人类大脑还知之甚少。即便如此，这些发现也足以创造一个比任何福尔摩斯小说都要精彩的故事。我确信，在未来的几十年里，随着神经科学的进步，我们所经历的概念扭曲和技术转变会变得更加古怪离奇、令人费解，或者直觉上会更加震撼，也会像一个世纪前颠覆经典物理学的概念革命一样，对人类精神感到谦卑而又兴奋不已。有句格言说，“事实比小说更加精彩”，这句话用来形容大脑运作似乎尤为贴切。这些年我和同事们耐心地揭开了大脑的一些奥秘，我希望通过本书向读者传递我们所感受到的惊奇与敬畏。神经外科先驱怀尔德·彭菲尔德（Wilder Penfield）称大脑为“命运的器官”，伍迪·艾伦可能没有那么虔诚，但亦称大脑为人类“第二喜爱的器官”，希望本书能够激发你对大脑的兴趣。

概述

尽管本书涵盖的主题广泛，但你会发现，几个重要的主题贯穿始终。其中一个主题便是，人类是真正特别的存在，而不仅仅是“另一种灵长类动物”。让我感到有些惊讶的是，这一观点居然需要辩论——不仅要驳斥反进化论者的胡言乱语，还要反驳我的不少同行，他们用一种漫不经心、不屑一顾的语气，心安理得地说我们“仅仅是猿类”，似乎陶醉于这般卑微。我有时会想，这难道就是世俗人文主义者对原罪的看法吗？

另一个主题是普遍进化论观点。如果不了解大脑是如何进化的，就无法理解大脑的工作机制。正如伟大的生物学家西奥多修斯·杜布赞斯基（Theodosius Dobzhansky）所说，“如果生物学没有进化论做支撑，那么一切将变得没有意义”。这与其他大多数逆向工程问题形成了鲜明对比。例如，当伟大的英国数学家阿兰·图灵破解纳粹的恩尼格玛密码机（一种用来加密和解密文件的设备）时，他既不需要了解设备的研发历史，也不需要了解设备原型及早期产品模型。他需要的只有这台设备的工作样本、一本记事本，还有他聪明的大脑。但在生物系统中，结构、功能和起源之间存在着深层的统一性。若仅理解其中一个方面，你的研究不会取得进展，除非你同时密切关注另外两个方面。

我在书中论证了另一观点，即人类许多独特的心理特征似乎是由大脑结构的新奇布局进化而来的，而大脑结构起初是由于其他原因进化而来的。这在进化过程中常有发生，比如：羽毛由鳞片进化而来，而鳞片最初的功能是隔热而不是飞行；蝙蝠和翼手龙的翅膀由前肢进化而来，而前肢最初是用于行走；肺由鱼鳔进化而来，而鱼鳔最初是为了控制浮力。有许多作家主张进化的本质是机会主义和“偶然性”，其中最著名的是史蒂芬·杰伊·古尔德（Stephen Jay Gould）及其在自然史方面的著作。我认为，同样的原则也非常适用于人类大脑的进化。人类大脑进化是从根本上重新构建猿类大脑的诸多功能，以创造全新的功能。其中的一些功能是如此强大，例如语言，以至我甚至认为这些功能创造了一个超越猿类的物种，其程度就好比生命超越了平凡的化学和物理学。

因此，本书是我为破解人类大脑密码这一伟大尝试做出的微薄贡献，大脑中有数不清的联系与模块，这让它比任何恩尼格玛密码机都更加神秘。导读介绍了关于人类大脑独特性的不同观点及其历史发展，同时也是人类大脑解剖基础知识的入门部分。第一章借鉴早期许多截肢患者幻肢体验的实验，重点介绍人类大脑惊人的变化能力，并揭示一种更广泛的可塑性是如何塑造我们的进化和文化发展历程的。第二章解释大脑如何处理传入的感官信息，特别是视觉信息。在这里，我关注的仍是人类的独特性：尽管人类的大脑采用与其他哺乳动物相同的基础感官处理机制，但我们已经将这些机制提升到全新的水平。第三章讨论一个有趣的现象：联觉[①]。这是一种奇怪的感觉混合，有人曾有此体验，这是由大脑连接异常造成的。联觉为我们打开了一扇了解基因和大脑连接的窗，正是这些基因和大脑的连接让一些人富有创造力，也为我们探索究竟是什么让我们成为极富创造力的物种提供了线索。

接下来的三章研究的是一种神经细胞，我认为它对我们成为人类至关重要。第四章介绍这种特殊的细胞，叫作镜像神经元，它是我们接纳彼此观点、共感能力的核心。人类的镜像神经元的复杂程度远远超过任何低等灵长类动物，它似乎是一把进化的钥匙，打开了人类成熟文化之门。第五章探讨镜像神经元系统产生的问题，这些问题可能为孤独症埋下隐患，孤独症是一种以极度精神孤独和严重社交分离为特征的发育障碍。第六章探讨镜像神经元如何在人类的最高成就——语言（更严格地说，是原生语，也就是语言减去语法）中发挥作用。

第七章和第八章讲述人类对美的独特感知。一方面，我认为美学法则是普适的，跨越了文化甚至物种的界限；另一方面，艺术本身可能是人类独有的。

在最后一章中，我将尝试对所有问题中最具挑战性的问题做出回答，即自我意识的本质，它毫无疑问是人类独有的。我不想假装我已经解决了这个问题，而是会分享一些有趣的见解，这些见解是我多年来根据一些真实症状总结出来的，这些症状处于精神病学和神经学

---

① 联觉（synesthesia），又译为“共感觉”、“通感”或“联感”，是一种感觉现象，指一种感觉或认知途径的刺激，导致第二种感觉或认知途径的非自愿经历。——译者注

之间的边缘地带。例如，人们会暂时离开自己的身体，在疾病发作时看到上帝，或者否认自己的存在。怎么会有人否认自己的存在呢？否认本身不就意味着存在吗？他能从哥德尔[①]的噩梦中逃脱吗？神经精神病学充满了这样的悖论，这些悖论好像对20岁出头的我施了魔咒，那时我还是在医院的走廊里徘徊的医学院学生。我能看到这些患者的烦恼，这些烦恼一方面令人悲伤，另一方面却又能为人类理解自身的非凡独特能力提供丰富见解。

同我之前的书一样，本书也是以一种对话方式为普通读者所著。我假设读者朋友们对科学有兴趣，对人性充满好奇，但是我不会对读者的科学背景及其对我以往作品的熟悉程度做出任何假设。我希望本书能够对不同层次、不同背景的学生，研究其他领域的同行以及与这些主题无关的大众读者有所启发。因此，在写本书的时候，我面临着科普标准的挑战，那就要在简单与精确之间把握好尺度。一方面，过于简单可能会惹怒我顽固的同行，更糟糕的是，会让读者感受到一种高人一等的优越感；另一方面，过多的细节无法让非专业人士享受阅读的过程。普通读者想要的是一本有着陌生主题却能引发思考的科普读本，而不是一本专著，也不是巨著。我已尽我最大的努力在其中找到平衡。

说到准确性，首先请允许我说明，我在书中提出的一些想法是推测性的。很多章节都有坚实的学术依据，例如我对幻肢、视觉感知、联觉和卡普格拉综合征的研究。但是我也介绍了一些晦涩难懂的主题，例如艺术的起源和自我意识本质。当缺乏可靠的实证数据时，我会用有根据的猜测和直觉引导我的思考。这没有什么好羞愧的：每一

① 哥德尔（1906—1978）是美籍奥地利数学家。其最杰出的贡献是证明了形式数论系统不完全性定理及连续统假设和选择公理的相对协调性定理。哥德尔自幼多病，而且从小便患有疑病症。他还患过抑郁症。——译者注

个科学的新领域都必须首先以这样的方式进行探索。科学研究过程的一个基本要素是，当缺乏数据支撑，或者数据不够翔实且缺乏现有理论时，科学家们必须集思广益，开启头脑风暴。我们需要找到最好的假设、猜想甚至是轻率、不完善的直觉，之后绞尽脑汁设法验证它们。这在科学发展史上是常有的事情。例如，最早的原子的模型之一是将其比作李子布丁，电子像李子一样嵌套在厚实的原子内。几十年后，物理学家认为原子是微型太阳系，电子围着原子核有序运行，就像行星围绕着恒星一样。每一个这样的模型都很有用，都让我们更接近最终的（至少是当前的）真相。同理，在我的领域，我和同行们竭尽所能，来增进我们对一些神秘、难以解释的现象的理解。正如生物学家彼得·梅达沃（Peter Medawar）所说，“所有好的科学都来源于一个富有创造性的设想——这也许是真的”。然而，我知道，即使有了免责声明，我可能还是会让一些同行恼怒。可是，BBC（英国广播公司）董事长洛德·里思（Lord Reith）说过，“惹恼某些人是我们的责任”。

少年时期的诱惑

“你懂我的方法，华生。”夏洛克·福尔摩斯在解释他如何发现重要线索时说道。同样，在我们探索人类大脑奥秘之前，我也应该概述一下我的方法。首先，我采用的是广泛、多学科的方法，我的研究始终由好奇心和一个无情的问题驱使着，这个问题是“假如……将会怎样？”。虽然目前我为神经学所倾倒，但我对科学的热爱可以追溯到我在印度金奈度过的少年时期。我一直对自然现象很着迷，并首先对化学学科展现出热情。当得知整个宇宙建立在有限元素之间简单的相互作用上时，我为之神魂颠倒。后来，我又对生物学产生兴趣，尽管其复杂性令人沮丧，但它依然让人着迷。我记得我 12 岁时读过一篇关于美西螈的文章。美西螈本质上是一种蝾螈，已经进化到可以永久停留在水生幼虫阶段。它们通过关闭变态功能，在水中即可达到性成熟，这样它们就成功地保留住了腮（而不是像蝾螈或青蛙那样舍腮换肺）。只需要给这些生物来点儿“变态激素”（甲状腺提取物），你就可以让美西螈变成其已经灭绝且无腮的陆栖成年祖先。当读到这些内容时，我完全惊呆了。你可以回到过去，复活一种在地球上任何一个角落都不复存在的史前动物。我也知道，出于某种神秘的原因，成年蝾螈不能像蝌蚪一样让断腿再生。好奇心进一步驱使我发问，蝾螈这种“成年蝌蚪”是否像现代的青蛙一样保留了让断腿再生的能力？我想知道地球上还有多少类似蝾螈的生物存在，难道只要简单地加些激素，它们就可以恢复成自己祖先的样子？人类归根结底也是猿类进化而来的，也保留了许多猿类的特征，那我们是否喝一杯含适当激素的鸡尾酒，便能够恢复到类似直立人的祖先的形态呢？我的脑海中浮现出一连串的问题和猜想，从此便一直被生物学吸引着。

我发现世间到处充满神秘性与可能性。在 18 岁那年，我读过一本晦涩难懂的医学巨著，其中有一个脚注提到，当一个人患有肉瘤（一种能够影响软组织的恶性肿瘤）时，因感染引起高烧，癌症症状有时竟会大大缓解。高烧会导致肉瘤萎缩？为什么？这要如何解释？这是否有可能成为一种实用的癌症治疗手段呢？[1] 这种联系奇特古怪、出人意料，我被其存在的可能性迷住了，同时我学到了重要的一课：不要把想当然的事情视为理所当然。很久以前，人们认为一块 4 磅①

① 1 磅≈0.45 千克。——编者注

重的石头的落地速度，是一块 2 磅重的石头的两倍，没有人费心去验证这一点。直到伽利略出现，花了 10 分钟进行了一个简单而优雅的实验，得出一个反直觉的结果，由此改变了历史进程。

少年时期的我同样迷恋植物学。我当时想，怎样才能找到属于自己的捕蝇草，达尔文曾称它为“世界上最神奇的植物”。当你连续快速触碰捕虫夹内的两片刺毛时，它会马上关闭。双触发器使得它更有可能对昆虫的运动做出反应，而不会对随意飘落的无生命的碎屑做出反应。一旦夹紧猎物，它会保持关闭状态并分泌消化酶，但前提是它捕获到真正的食物。我很好奇，它对食物的定义是什么？因为是氨基酸成分所以才夹住吗？还是脂肪酸？又或者是其他酸？是淀粉、纯糖还是糖精？它的消化系统中的食物探测器到底有多么复杂？我那时没能拥有一个宠物，太可惜了。

母亲十分支持少年时期的我发展对科学的兴趣，她带给我世界各地的动物标本，其中一个小小的干海马，让我记忆犹新。父亲也支持我对科学的迷恋，在我十几岁的时候，他就给我买了卡尔·蔡司的研究显微镜。没有什么比通过高倍镜头看草履虫和团藻更欢乐了（我了解到团藻是地球上唯一真正带有轮子的生物）。后来，在去上大学的时候，我告诉父亲，我心向基础科学，没有什么比这更令我兴奋了。他很明智，劝我去学医。他说：“你可以成为一名二流医生，还能过上体面的生活，但你不能成为二流的科学家。‘二流’和‘科学家’是矛盾的。”他指出，如果我学医会更加稳妥一些，保持两扇兴趣大门同时敞开着，毕业后再决定是否从事研究工作。

我在神秘少年时期所追求的一切事物都有一种令人愉悦、有些过时的维多利亚式的味道。维多利亚时代在一个世纪前就结束了（确切地说是 1901 年），这似乎与 21 世纪的神经科学相隔甚远。但是我觉得有必要提及我与19世纪的这段“早期恋情”，因为它对我的思维风格和研究方式都有潜移默化的影响。

简单来说，这种风格强调概念简单、易操作的实验。作为一名学生，我如饥似渴地阅读，不仅了解了现代生物学，还了解了科学史。我记得读过迈克尔·法拉第的故事，他出身低微却自学成才，发现了电磁学原理。在19世纪早期，他在一张纸后面放置一块条形磁铁，并把铁屑撒向纸面，这些铁屑立即排列出弧线。是他，让磁场清晰可见。这一实验的直接演示证明磁场是真实存在的，而不仅仅是一个抽象概念。之后，法拉第将条形磁铁在铜线圈上来回移动，你瞧！一股电流开始穿过线圈。他证明了物理学两个完全独立领域之间的联系：磁与电。这不仅为水力发电、电动机和电磁铁等实际应用铺平了道路，更见证了詹姆斯·克拉克·麦克斯韦（James Clerk Maxwell）的深刻理论见解。法拉第以简单的条形磁铁、纸张和铜线，开创了物理学的新纪元。

我被这简单而优雅的实验所打动。任何小男孩小女孩都可以重复这样简单的实验，比如像伽利略一样扔下石头，或者像牛顿一样用两个棱镜来探索光的本质。不管是好是坏，这样的故事让我从小对技术产生了恐惧。我现在仍然觉得用苹果手机很难，但我的技术恐惧在其他方面对我大有帮助。一些同行警告我说，在生物学和物理学还处于襁褓期的19世纪，这种低科技手段可能还可行，但在如今这个“大科学”的时代就不是这样了，在这个时代，只有大型团队采用高科技设备才能取得重大进展。我不同意这一观点。“小科学”更充满乐趣，经常可以有大发现，即使只是偶尔。我早期的幻肢实验所需的仅仅是棉签、一杯温水、一杯凉水和普通镜子而已，实验结果仍让我很兴奋。希波克拉底、苏苏鲁塔（Sushruta）、我的圣人祖先巴拉德瓦贾

（Bharadwaja）或从古至今任何一位医生，都能进行这些基础的实验操作。但是以前没有人这样做。

再来看看巴里·马歇尔（Barry Marshall），他的研究表明溃疡是由细菌引起的，而不是医生们曾经认为的由酸或压力造成。他通过一个大胆的实验来说服质疑他的人——他吞下幽门螺杆菌，并展示自己的胃黏膜布满令人疼痛的溃疡，然后通过服用抗生素迅速治愈。之后，他与其他研究者发现包括胃癌、心脏病在内的其他疾病也可能是由微生物造成的。在短短几周内，马歇尔运用几十年前早就存在的物料和方法，开创了医学的全新时代。2005 年，他荣获了诺贝尔生理学或医学奖。

当然，我偏好低科技方法既有优点也有缺点。我享受其中的部分原因是我懒，但并不是每个人都是这样。这是件好事，研究科学需要有各种各样的风格和方法。虽然需要专门化的个人研究者，但当科学家们踩着不同的鼓点进军时，整个科学事业才会变得更加强大。同质化会产生弊端，比如理论盲点、陈腐范例、回音室效应、个人崇拜。要对付这些，科学家们各种各样的戏剧性性格便成为强有力的药剂。科学受益于其包容性：心不在焉的糊涂教授、控制狂、坏脾气且小气的统计狂人、天生的“杠精”、顽固的数据导向教条主义者，还有那些一路上跌跌撞撞从事高风险、高回报冒险事业的空想浪漫主义者。如果每一位科学家都像我一样，就不会有人潜心钻研并不断追寻真理。然而，如果每位科学家都谨小慎微，局限于既定事实，那么科学将以蜗牛爬行的速度前进，而且很难取得进展。陷入狭窄的专业死胡同，或者加入只对那些互相祝贺、互相资助的人开放的“俱乐部”，都是现代科学的职业危机。

比起大脑扫描仪和记忆测序仪，我更喜欢棉签和镜子，但我并不是故意避技术而不谈（生物学也离不开显微镜啊！）。我也许是个技术恐惧者，但我不是卢德分子[①]。我的观点是，科学应由问题驱动，而非由方法论驱动。当你的部门花费数百万美元购买了一台最先进的液氮冷却大脑成像设备，你便有了使用它的压力。俗话说，当你唯一拥有的工具是锤子时，一切都开始变得像钉子。但是，我并不反对高科技大脑扫描设备（也不反对锤子）。的确，如今有许多的大脑成像设备，偶尔也会有一些重大的科学发现。人们完全有理由认为，现代最先进的小发明工具箱在研究中有着至关重要和不可或缺的地位。事实上，我的低科技倾向的同事们和我经常利用大脑成像技术，但只是为了验证特定的假设。这些技术有时成功，有时失败，但当我们有所需要时，我们总是感恩高科技的存在。

① 卢德分子（Luddite）是指 19 世纪英国工业革命时期，因为机器代替了人力而失业的技术工人。现引申为持有反机械化及反自动化观点的人。——译者注

导读

自人类诞生……

如今我敢肯定，要是我们将以下三种生物的精神石化或保存下来，不带偏见地进行比较，我们立刻会发现，作为动物，大猩猩和人类之间与大猩猩和狒狒之间相差无几。

——托马斯·亨利·赫胥黎于伦敦皇家科学院的演讲

亲爱的华生，你我志趣相投，我们对那些稀奇古怪、打破常规及跳脱日复一日枯燥生活的东西充满喜爱。

——夏洛克·福尔摩斯

人类是猿类还是天使呢？本杰明·迪斯雷利在一场关于达尔文进化论的著名辩论中也提出了这个问题。我们仅仅是“升级版”的黑猩猩吗？或者我们在某种意义上是特别的物种，是超越了化学和本能的无意识流动的物种？许多科学家，包括达尔文本人在内，都认为前者是正确的：人类的心智能力仅仅是能力的提升，而这些能力最终与我们在其他猿类身上看到的相同。在19世纪，这是一个激进而有争议的论点，有些人甚至至今仍对此耿耿于怀，但是自从达尔文出版了震惊世人的进化论论著，人类是由灵长类动物进化而来的这一说法便得到了广泛支持。如今，要严肃地反驳这一点是不可能的——我们从解剖学、神经学、遗传学、心理学上看，都是猿类。任何在动物园中对猿类与人类的神秘相似性感到震撼的人，都知道这是真的。

让我奇怪的是，为什么总有人对以下问题或者其中之一如此痴迷：猿类是否有自我意识，还是它们不懂得动脑筋？生命是否有意义？人类是否“仅仅”是动物，还是说人类高贵无比？作为一名科学家，我很乐意在合理的情况下得出绝对结论，前提是这个结论是有意义的。但是，面对诸多这种亟待解决的超自然难题，我必须得承认，我看不到这里的冲突所在。例如，为什么我们不能既是动物界的一个分支，又是宇宙中完全独特且壮丽的新风景？

我还觉得奇怪的是，关于人类起源的论述，人们总喜欢用“仅仅是”“只不过是”这样的字眼。人类是猿类，也是哺乳动物，同时又是脊椎动物。我们都是由数十万亿个软绵绵、跳动着的细胞组成的生命体。我们就是这样的人类，但我们又不“仅仅”如此。此外，我们还有一些独特的、前所未有的超然特点。我们是真正阳光下的新事物，有着未知的，也许是无限的潜力。我们是第一个也是唯一一个掌握自己命运的物种，而不受化学物质和本能的支配。在这个我们称为地球的伟大达尔文主义舞台上，自出现生命以来，还没有过像人类这样的巨变。每当我想到我们是什么，我们能获得什么时，“仅仅”之类的暗讽之词根本无处落脚。

任何猿类都能够摘得香蕉，但是只有人类能够触摸星星。猿类在森林里生活、竞争、繁殖、死亡——对它们来说，这就是故事的结局。人类能够书写、研究、创造和探索。我们剪接基因，分裂原子，发射火箭；我们凝视苍穹，探索宇宙大爆炸的中心；我们深入钻研圆周率。也许最引人注目的是，我们凝视内心，尝试理解人类独特而神奇的大脑之谜。这让我们的头脑转动起来。你手心中一个 3 磅重的果冻难道可以想象天使的存在吗？难道它能思考无限的意义，甚至质疑它在宇宙中的位置？尤其令人敬畏的是，任何一个大脑，包括你的大脑，都是由原子组成的，而这些原子数十亿年前形成于无数遥远星系的中心。这些粒子跨越万古，漂移亿万光年，直到重力和偶然把它们带到如今。现在，这些原子形成了一个聚合体，也就是你的大脑，你不仅能够思考那些赋予你生命的星系，也能够思考自己的思维能力、求知能力。有人说，随着人类的到来，宇宙突然变得有了自我意识。这的确是最大的谜团。

我们很难不带感情色彩地谈论大脑。我们如何去研究它呢？有很多方法，从单神经元研究到高科技大脑扫描再到跨物种比较。我喜欢的方法毫无疑问十分老派。我常遇到一些由脑卒中、肿瘤或头部受伤导致脑损伤的患者，他们的感知和意识通常都出现了障碍。有时我也会遇到一些大脑看起来没有受伤或受损的患者，但报告反映他们有异常的知觉或心理体验。不论遇到哪种患者，我的治疗程序都一样：我与他们交谈，观察他们的行为，进行一些简单的测试，窥探他们的大脑（如果可能的话），然后提出一个涉及心理学和神经学的假设——

换句话说，这个假设可以将奇怪的行为与大脑错综复杂的神经联系起来。[1]我的成功率还算高。所以，我耐心地逐个研究这些案例，对人类的思想和大脑的运作，以及它们是如何不可分割地联系在一起的有了新的见解。通过发现的这些细节，我获得了进化方面的启示，这也让我更加了解究竟是什么让人类这个物种如此独特。

让我们看一看下面的例子。

苏珊每次看到数字时，都会看到每个数字带有固定的色彩。例如，5是红色的，3是蓝色的。这种现象被称为联觉，在艺术家、诗人、小说家中出现的概率是普通大众的8倍，这表明它可能与创造力有某种神秘的联系。难道联觉是某种神经心理学的化石？它是理解人类创造力进化起源和本质的线索吗?

汉弗瑞在截肢后出现了一只幻肢手臂。幻肢是被截肢者常有的感觉，但是我们注意到汉弗瑞身上有些异常。当他仅仅是看着我拍打学生志愿者的手臂时，他十分惊讶，因为他产生了幻肢被拍打的真实感觉。当他看到学生们在抚摸冰块时，他的幻肢感受到冰冷。当他看到别人按摩手部时，他也觉得自己在感受“幻肢按摩”，幻肢的疼痛减轻了。他的身体、他的幻肢及陌生人的身体在他的大脑的哪些部位融合了？他真正的自我意识是什么？又在哪里呢?

一位叫史密斯的患者在多伦多大学做了神经外科手术。他完全清醒，意识清晰。他的头皮被注入局部麻醉剂，颅骨被打开。外科医生在史密斯的前扣带回部位放置了一个电极，该部位靠近大脑前部，这里的许多神经元都对疼痛做出反应。果不其然，医生发现，每当史密斯的手被针刺时，有一个神经元就会变得活跃。但是接下来发生的事情让外科医生更加惊奇。当史密斯只是看着其他患者的手被针刺时，该神经元也会变得活跃。这就好像神经元（或其所属的功能回路）能够对他人感同身受。可以说，陌生人的疼痛变成了史密斯的疼痛。印度教和佛教的神秘主义者断言，自我和他人之间没有本质上的区别，真正的觉悟来源于打破这一屏障的怜悯之心。我曾经认为这只是善意的胡言乱语，但史密斯身上确实出现了不知道自我与他人区别的神经元。我们的大脑天生就具有同情心和怜悯心吗？

乔纳森在按照要求想象一个数字时，总能在眼前的特定空间位置看到每一个数字。数字 1 到 60 依次排列在一条虚拟的数字线上，而这条线在三维空间中巧妙地扭曲，甚至可以对折。乔纳森声称这条曲线能够帮助他进行数学运算（有趣的是，爱因斯坦经常声称自己可以在空间中看到数字）。像乔纳森这样的例子是否可以帮助我们理解人类对数字的独特处理能力？我们大多数人都有一种模糊倾向，想把数字从左到右排列，但是为什么乔纳森的排列发生了扭曲？我们之后会讲到，这是一个神经异常的典型例子，除了丰富了进化术语，它没有任何意义。

一位旧金山的患者精神错乱日益严重，但他却开始创作出绝美的画作。难道他的脑损伤以某种方式释放了隐藏已久的绘画天赋？在遥远的澳大利亚，一位名叫约翰的大学生志愿者正参加一项不同寻常的实验。他坐在椅子上，头上戴着可以将磁脉冲传送至大脑的头盔。感应电流时，他的头部肌肉不由自主地抽搐起来。令人惊讶的是，约翰开始创作画作——他声称自己之前不会画这些。为什么他们身上会出现这样的隐藏的艺术家特征？很多人说我们大多数人只用了 10% 的大脑，这是真的吗？我们每个人的内心都有等待被释放的毕加索、莫扎特和斯里尼瓦瑟·拉马努金（数学天才）吗？进化是否抑制了我们内在的天分呢？

在得脑卒中之前，杰克逊博士是加利福尼亚州丘拉维斯塔市一位杰出的内科医生。后来，他的右边身体部分瘫痪，但幸运的是，他的大脑皮质只有一小部分受到损伤，而这个部位掌控大脑高级智能。他的较高心智功能在很大程度上未受损伤：他能理解大部分人说的话，也能够很好地与人交谈。我们用各种简单的任务和问题来探查他的心智功能，当我们请他解释“闪光的不一定是金子”这句话时，令人吃惊的事情发生了。

“博士，这句话的意思是闪光的黄色物体并不一定是黄金，它可能是铜或者某种合金。”

“是的，”我说道，“但是除此之外是否有更深的含义呢？”

“有的，”他回答，“这意味着当你去买珠宝时，你得小心谨慎，店里经常敲你竹杠。我觉得可以看一下金属的比重。”

杰克逊博士患有一种我称之为“隐喻受损”的病症，这是否意味着人类大脑进化出了一个专门的“隐喻中心”呢？

贾森是圣迭戈一家康复中心的患者。在我的同事苏布拉马尼亚姆·斯里拉姆博士（Dr. Subramaniam Sriram）见到他之前的几个月里，他一直处于一种被称为无动性缄默症[①]的半睡眠状态。贾森卧床不起，无法行

① 无动性缄默症（akinetic mutism，AM）是意识障碍的一种特殊类型，也称醒状昏迷（comavigil）、迁延性植物状态、睡眠过度症、深睡眠状态、错迷觉醒综合征等。无动性缄默症患者尽管对刺激可有反射性的四肢运动，但无随意运动、自发言语及任何情绪反应，可有似觉醒时那样的自发性睁眼、注视、追视动作。——译者注

走，无法认出他人，也无法与人互动，包括他的父母——尽管他很警觉，眼睛经常随着周围的人转动。然而，如果他的父亲到隔壁打电话给他，贾森的神志立刻变得清醒，能够认出父亲并与之交谈。当父亲回到房间，贾森马上恢复到“僵尸”状态。这就好像有两个贾森被困在一个身体里：一个有视觉，警觉却无意识；另一个有听觉，警觉且有意识。这些有意识或无意识的人格反复的怪异行为是否揭示了大脑如何生成自我意识?

这些故事听起来有点儿像埃德加·爱伦·坡或菲利普·K. 迪克笔下的幻想小说。然而，它们都是真实的，而这些只是你在本书中遇到的少数案例。对这些患者的深入研究不仅可以帮助我们理解造成奇怪病症的原因，还能够帮助我们了解正常大脑——你我的大脑的功能。也许有一天，我们甚至可以回答最困难的问题：人类大脑是如何产生意识的？是什么或是谁让意识中的“我”在茫茫宇宙中照亮了一个小小的角落，而宇宙的其他部分却对人类的每一份关切无动于衷？这是一个与神学联系颇为紧密的问题。

考虑到现代人的独特性，我们很自然地会想到，在我们之前的其他物种在多大程度上接近我们的认知状态。人类学家发现，在过去的几百年中，原始人类的族谱多次出现分支。在不同时期，许多原始人和类人猿物种在地球上繁衍生息，但出于某种原因，我们这一分支是唯一“成功”的物种。其他古人类的大脑是什么样的呢？他们消失的原因是没有偶然进化出恰好的神经适应组合吗？我们现在能依靠的只能是他们的化石和零散的石器的无声证词。遗憾的是，我们可能永远无法了解他们的真实行为和思想。

我们更有可能解开有关尼安德特人的谜团，他们是我们的近亲物种。众所周知，他们距离到达人类的全面发展阶段只有一步之遥，这一点几乎可以肯定。尽管传统上他们被描述为典型的野蛮人、反应迟钝的洞穴居住者，但尼安德特人的形象在最近几年却一直在改变。像我们一样，他们创造艺术、制造珠宝、吃丰富多样的食物、埋葬逝者。越来越多的证据表明，他们的语言比传统穴居人的语言要复杂得多。然而，大约在3万年前，他们从地球上消失了。较为流行的猜想是，尼安德特人之所以灭亡而人类能够繁衍，是因为人类在某种程度上更优越：拥有更高级的语言、更有利的工具、更完善的社会组织，或者其他更好的东西。但这并不能完全说明问题。我们超越他们了吗？我们把他们都杀了吗？借用电影《勇敢的心》中的一句话，是我们将他们赶尽杀绝了吗？仅仅是因为我们运气好，而他们运气不好吗？会不会稍有不慎，在月球上插上旗帜的就是他们，而不是我们呢？尼安德特人的灭绝时间不算久远，足以让我们能够恢复其真实骨骼（而不仅仅是化石）。随着基因研究的持续发展，我们对这一分支的了解肯定会更多。

当然，还有霍比特人。

不久之前，在爪哇岛附近的一个偏僻小岛上，住着一群身高不到一米的矮小生物，或者我应该说是“人”。他们与人类非常相近，然而令世人惊讶的是，他们竟然是一个不同的物种，几乎一直与我们共存，直至有史时期来临。在有康涅狄格州大小的弗洛勒斯岛，他们靠捕猎6米长的龙蜥蜴、巨型老鼠和矮小的大象勉强维持生计。他们制造了微型工具，以便他们的小手抓握；在公海航行方面也很有计划能力和预见能力。令人难以置信的是，他们的大脑只有人类大脑的三分之一，比黑猩猩的大脑还要小。[2]

如果我把这个故事作为科幻电影的剧本，你可能会觉得太牵强。这听起来像是直接出自 H. G. 威尔斯或儒勒·凡尔纳笔下的故事。然而，这恰恰是真的。发现者把他们作为佛罗里斯人（Homo Floresiensis）载入科学记录中，但是许多人喜欢称呼他们的绰号——霍比特人。他们的骨骼大约有 15000 年的历史，意味着这些奇怪的人类表亲和我们的祖先一起生活过，也许是朋友，也许是敌人，我们不得而知。我们也同样不知道他们消失的原因，但鉴于我们人类在管理大自然方面表现得实在是糟糕，我们可以肯定，是人类将他们推向灭绝。但印度尼西亚的许多岛屿仍未被开发，也许他们在其中某个偏远的孤岛幸存了下来，这也不是绝无可能。(一种理论认为，美国中央情报局已经发现他们，但消息一直保密，直到排除他们藏有大规模杀伤性武器的可能性。)

霍比特人挑战了我们关于“人类作为智人享有特权地位”的所有先入为主的观点。如果霍比特人当时坐享欧亚大陆资源，他们可能会发明农业、文明、车辆或文字吗？他们有自我意识吗？他们有道德感吗？他们知道自己注定死亡的命运吗？他们会唱歌跳舞吗？或者这些心智功能（根据事实，即他们相应的神经回路）是否只存在于人类身上？我们对霍比特人的了解仍然很少，但他们与人类的相似之处和不同之处可以帮助我们进一步了解是什么让我们与类人猿、猴子不同，以及我们在进化过程中发生了巨大的飞跃还是渐进的变化。事实上，获取一些霍比特人的 DNA（脱氧核糖核酸）样本比任何侏罗纪公园的 DNA 恢复方案都更有科学价值。

关于人类特殊地位的问题将在本书中多次出现，这个问题由来已久，广受争议。它是维多利亚时代知识分子的主要关注点，其中主要人物是 19 世纪科学界的巨头，包括托马斯·赫胥黎、理查德·欧文和阿尔弗雷德·拉塞尔·华莱士。尽管达尔文是这一切的“始作俑者”，但他自己却避开了争议。赫胥黎身材魁梧，眼睛乌黑，眉毛浓密，以好斗和机智著称，却毫无愧疚之心。与达尔文不同的是，他直言不讳地阐述了进化论对人类的意义，并为他赢得了“达尔文的斗牛犬”的绰号。

赫胥黎的反对者欧文坚信人类是独一无二的。作为比较解剖学的奠基人，欧文启发了那些常受到讽刺的刻板古生物学家，他们试图用一块骨头来重建整个动物界。他的才华只能与他自己的傲慢相媲美。赫胥黎写道：“他知道自己比大多数人优秀，而且毫不掩饰自己的所知。”与达尔文不同的是，比起相似性，欧文更加关注不同动物群体的差异性。他对物种之间缺失过渡形式感到震惊——如果一个物种逐渐进化成另一个物种，按理说应该会有过渡的状态。没人见过短鼻子的大象，也没人见过脖子只有现今长颈鹿一半长的长颈鹿。（獾㹢狓有这样的脖子，是很久之后才被发现的。）这种观察，加上他强烈的宗教观念，让他认为达尔文的思想不可信，是异端邪说。他强调了猿类和人类心智能力之间的巨大差别，并（错误地）指出，人类大脑有一个特别的解剖结构，叫作“小海马”，而猿类完全没有这种结构。

赫胥黎对这一观点提出质疑，他自己进行的解剖实验未能发现小海马。这两位巨头为此争论了几十年。这场争论占据了维多利亚时代媒体的中心，制造了像华盛顿性丑闻一样的媒体轰动效应。有一篇对小海马争论的戏仿，发表在查尔斯·金斯利（Charles Kingsley）的儿童读物《水孩子》（*The Water-Babies*）中，抓住了时代精神：

（赫胥黎）对许多事情持有非常奇怪的理论。他宣称猿类同人类一样，大脑中有大河马（原文如此）① 的存在。这令人震惊，因为如果事实真是这样，数百万人的信仰、希望和仁慈会变成什么样呢？你可能认为你和猿类之间还有其他重要的区别，例如能够说话、会制造机器、能明辨是非、会祈祷，还有其他诸如此类的事情。但亲爱的读者，那是小孩子的幻想。除了大河马的测试，没有什么能靠得住。如果你的大脑中存在一只大河马，你就不是猿类了，就算你有四只手，没有脚，你也比所有猿类都要强。

加入这场争论的还有塞缪尔·威尔伯福斯主教（Bishop Samuel Wilberforce），他是一位坚定的神创论者，经常靠欧文的解剖学观察来调整达尔文的理论。这场争论持续了 20 年，不幸的是，以威尔伯福斯从马背上摔下，头部撞到人行道当场身亡而告终。据说听到消息的时候，赫胥黎正在伦敦雅典娜酒店喝着法国白兰地。他打趣地告诉记者："主教的大脑终于碰到了严酷现实，结果是致命的。"

现代生物学已充分证明欧文的观点是错误的：没有小海马，猿类和人类之间也没有一道鸿沟。一般来说，只有狂热的神创论者和宗教激进主义者认为人类是特别的。然而，我准备就这一问题为激进观点辩护，即欧文是正确的——尽管原因与他所想的完全不同。欧文主张人类的大脑是独一无二的，与猿类大脑有着显著差别，不像人的肝脏或心脏。这个观点与赫胥黎和达尔文的观点完全一致，即人类的大脑在数百万年间逐渐发展进化，并没有神的干预。

如果是这样，你可能想知道，我们的独特性从何而来？正如莎士比亚和巴门尼德在达尔文之前早就说过的那样，物有其本，事有其源。

---

① 海马的英文为 hippocampus，河马的英文为 hippopotamus，此处是故意将二者混淆。——译者注

假设渐进、微小的变化只能产生渐进、微小的结果，这是一种常见的谬论。但是线性思维正是如此，似乎是我们思考世界的默认模式。这可能出于一个简单的事实，即在人类日常生活的时间和范围内，在我们感官有限的范围内，大多数可感知现象倾向于遵循线性趋势。两块石头感觉比一块石头重一倍，要养活三倍的人需要三倍的食物等。但是，在人类实际关注的范围之外，自然界到处充满着非线性现象。高度复杂的过程可能源于看似简单的规则或部件，复杂系统中潜在因素的微小变化可以导致其相关因素从根本上发生质的变化。

设想一个非常简单的例子。想象你面前有一块冰，你正在逐渐让它升温：−6℃……−5℃……−4℃……此时，温度升高 1℃，冰块并不会发生明显的变化。与一分钟之前相比，温度只是稍微高了一点儿。但当温度上升至 0℃时，事情就不同了。一旦达到这个临界温度，你会看到戏剧般的变化：冰块开始融化，突然间水分子开始在周围任意流动，冰块变成了液态水，这要归功于热能的临界温度。在那个关键时刻，增量变化不再有增量效益，而是引发“相变”这样突然的质变。

自然界充满了相变。冰块变为液态水便是其中之一，液态水变成气态水（蒸汽）是另一种。但是这样的相变并不仅仅局限于化学变化。它们也可能在社会系统中发生，例如，数以百万级的个人决策或态度可以相互作用，迅速改变整个系统，形成新的平衡。出现投机泡沫、股市崩盘和自发性交通堵塞时，相变都在发生。从某些方面来看，相变在苏联政权解体和互联网急速崛起中也发挥着重要作用。

我甚至认为相变可能适用于人类起源。数百万年以来，自然选择一直以正常的进化方式完善我们祖先的大脑，也就是渐进地、微小地进行着：经历无数代人，大脑皮质扩大了 10 美分硬币大小的范围，连接两个结构的纤维束增厚 5% 等。随着每一个新生代的出现，神经系统方面都有一些微小的进步，让猿类在处理各种事情方面比之前略胜一筹，比如在挥舞棍棒和石头方面更加灵活，在社交策划、周旋和处理事务上更加明智，在对猎物行为和天气、季节预测方面更加准确，在回忆往昔并与今朝建立联系方面更加灵活。

大约在 15 万年前的某个时候，大脑的某些关键结构和功能迅猛发展，这些结构和功能偶然组合产生了我们所探讨的独特心智能力。我们经历了一种心智相变。所有相同的“旧部件”还在，但是它们开始以一种全新的方式运作，远远超过其各部分的总和。这种转变带给我们成熟的人类语言、艺术和宗教情感，以及知觉和自我意识。在大约 3 万年的时间里，我们开始建造居所，用兽皮和毛皮缝制衣服，创作贝壳饰品和岩画，将骨头雕刻成长笛。我们在基因方面的进化几乎已经完成，但在另一方面开始了快节奏的进化——不是基因，而是文化。

什么样的大脑结构的改进是这一切的关键呢？我很乐意解释这个问题。但在此之前，我将带你纵览大脑解剖的相关知识，以便更好地理解问题的答案。

大脑简介

人类大脑由约 1000 亿个神经细胞组成，这些细胞也叫神经元（见导读图 1）。神经元通过线状纤维相互连接，线状纤维交替丛生，时而像密密麻麻的细枝灌木丛（树突），时而像绵长蜿蜒的传输电缆（轴突）。每个神经元与其他神经元接触的次数从 1000 到 10000 不等。这些接触点称为突触，是神经元之间共享信息的地方。每个突触或兴奋或抑制，可以在任何时候打开或关闭。有了所有这些排列组合方式，大脑可能的状态数量之多令人震惊；事实上，它轻而易举就超过了已知宇宙中基本粒子的数量。

鉴于大脑如此复杂，令人一头雾水，医学院学生觉得神经解剖学非常棘手也就不足为奇了。他们要处理将近 100 种结构，其中大多数结构的名称晦涩难懂，例如海马槽、穹窿、灰被、蓝斑核、运动核散的形成、延髓……不得不说，我喜欢脱口叫出它们的拉丁名的感觉。例如延髓——medulla oblongata。我最喜欢的是无名质（substantia innominata），字面意思是“没有名字的物质”。而小趾展肌（abductor ossis metatarsi digiti quinti minimi）是人体最小的肌肉，用于外展小趾头，它的发音听起来像一首诗。(随着第一批《哈利·波特》的小读者入学医学院，也许很快我们就能听到这些术语的发音变得更有趣。)

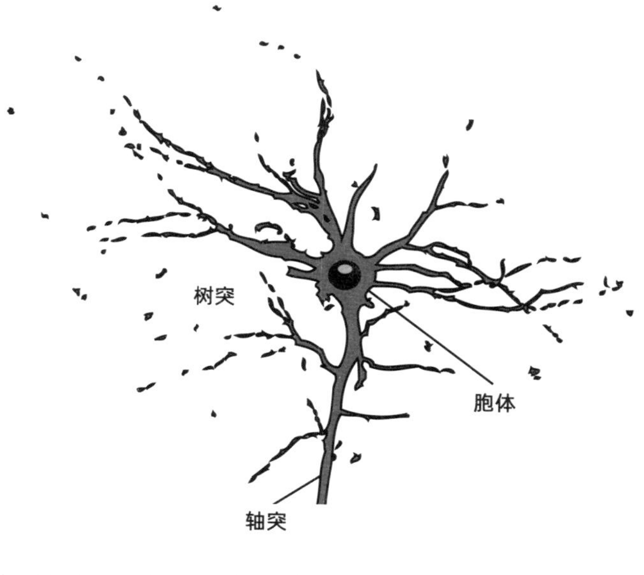

导读图 1　胞体、树突和轴突组成的神经元结构。轴突将信息（以神经冲动的形式）传递给链条中下一个（或一组）神经元。轴突很长，这里只显示了一部分。树突从其他神经元的轴突接收信息，因此信息流总是单向的。

幸运的是，所有这些复杂性的背后，都有一个易于理解的基本组织：神经元。大脑的几十种结构最终都是针对神经元网络构建的，且有优雅的内部组织。每一种结构都能够履行离散的（尽管并不容易破译）认知和心理功能。每一种结构都能与其他大脑结构建立模式连接，从而形成大脑神经回路。回路在循环中反复传递信息，让大脑结构协同运作，形成复杂的感知、想法和行为。

在大脑结构内部和之间发生的信息处理过程相当复杂，毕竟，这是产生人类思维的信息处理引擎，但其中仍然有许多非专业人士可以理解和欣赏的内容。我们将在后面的章节中更深入地回顾其中多个领域，而现在，我们有必要对每个大脑区域进行基本了解，这将帮助我们理解这些专门区域如何协同运作，形成我们的心智、个性与行为。

人类大脑看起来像由两个镜像的核桃组成（见导读图 2）。这些壳状部分是大脑皮质。大脑皮质从中间分成两个半球：一个在左边，一个在右边。人类大脑皮质长得很大，因此不得不回旋卷曲（折叠），形成了著名的花椰菜外表。（相比之下，多数哺乳动物皮质顺滑平坦，若有折叠也是少数。）大脑皮质本质上是高级思维产生的地方，是我们所有最高心智功能的起点。不足为奇的是，皮质在两种哺乳动物——海豚和灵长类动物中最为成熟。我们后面将继续讨论皮质，现在来看看大脑的其他部分。

在脊柱中心来回穿梭的是一束厚厚的神经纤维——脊髓，它能够在大脑与身体之间传递稳定的信息流。这些信息包括传递皮肤所感受到的触摸和疼痛，或将运动指令传递给肌肉。脊髓在最上部从椎骨鞘伸出，进入颅骨，变成粗大球根状。增厚的部位被称为脑干，它被分成三个脑叶：髓质、脑桥和中脑。脑桥底部的髓质和细胞核（神经簇）控制着重要的生命功能，如呼吸、血压和体温。在这个区域中，即使是非常微小的动脉出血也会即刻导致死亡。（与之相反，大脑的较高区域可以承受相对较大程度的损伤，患者能够存活甚至恢复健康。例如，额叶上的一个大肿瘤可能会引发几乎无法察觉的神经症状。）

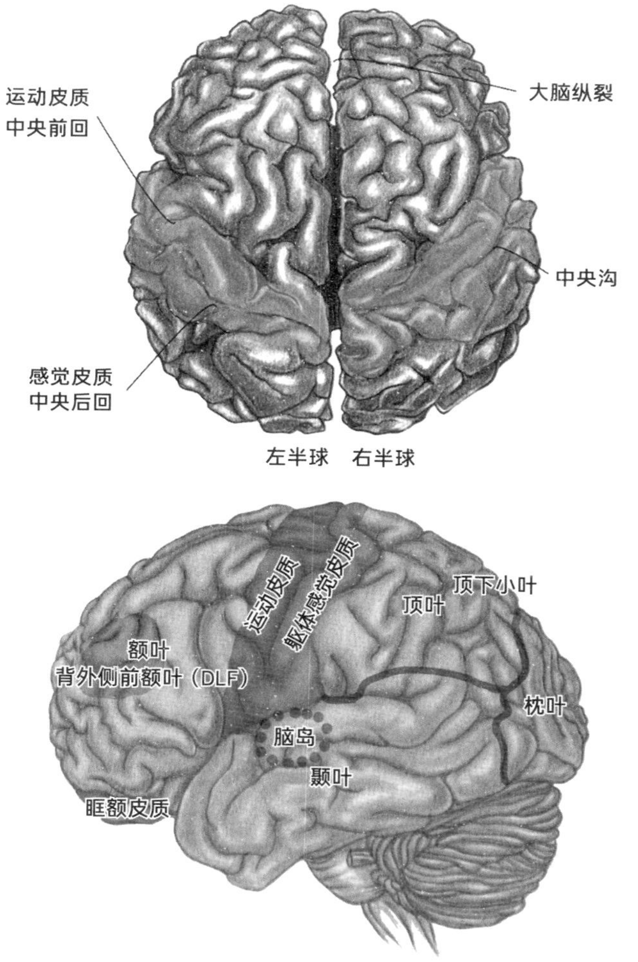

导读图2 人类大脑上方及左侧视图。上图展示了两个镜像对称的大脑半球，每一侧都控制着另一侧的运动，接收另一侧的信号（尽管这种规律有时会出现例外）。腹内侧前额叶（VMF，图中未标记）藏于额叶内下部，眶额皮质是其中一部分。

小脑位于脑桥顶部，它控制精细动作，也与平衡、步态和姿势相关。当你的运动皮质（大脑的一个较高区域，负责发出自主运动命令）通过脊髓向肌肉发送信号时，该信号的副本会被传至小脑——有点儿像电子邮件的抄送。小脑还接收来自全身肌肉和关节感受器的感觉反馈。因此，小脑能够检测到预期动作与实际动作之间可能出现的任何不匹配，并将修正后的信息插入传出的运动信号中。这种实时的反馈驱动机制被称为伺服控制回路。小脑损伤会导致回路振荡。例如，患者可能试图触碰她的鼻子，感觉自己抬手过高，这时她会试图用相反动作来做补偿，这导致她的手朝着相反方向移动过度。这就是所谓的意向性震颤。

围绕脑干顶部的是丘脑和基底神经节。丘脑从感觉器官获得主要输入信息并将其传递到感觉皮质，以进行更复杂的信息处理。我们为什么需要这样的中继站尚不清楚。基底神经节是一个形状怪异的结构簇，它与控制和复杂意志行为相关的自主运动有关，例如，在投掷飞镖时调节肩膀高度，或者在走路时协调身体中众多肌肉的力量和张力。基底神经节细胞损伤会导致帕金森病等疾病，患者躯干僵硬，面无表情，走路时步履蹒跚。（以前在医学院时，我们的神经病学教授只需听隔壁患者的脚步声就能诊断帕金森病；如果我们做不到这一点，这门课就通过不了，因为那时还没有高科技仪器和磁共振成像。）相反，基底神经节中如含有过量大脑化学物质多巴胺，将会导致舞蹈症，其特征是无法控制地运动，与跳舞极其相似。

最后，我们来到大脑皮质。每个大脑半球都被再分为四个叶（见导读图 2）：枕叶、颞叶、顶叶和额叶。这些叶具有不同的功能域，但在实际运作中它们之间有大量的相互作用。

一般来说，枕叶主要与视觉处理相关。事实上，它们被细分为 30

多个不同的处理区域，每个区域都部分专用于视觉的不同方面，如颜色、移动和形式。

颞叶专门用于较高的感知功能，例如识别面部或其他的物体，并与之建立恰当的情感联系。而后者的实现，需要与杏仁核密切合作，杏仁核位于颞叶的前束。同样藏在每个颞叶下方的还有海马，它记录新的记忆痕迹。此外，左侧颞叶的上半部分包含一块皮质，称为韦尼克区。人类该区域的面积是黑猩猩相同区域面积的 7 倍。韦尼克区是我们可以自信地宣称为人类所独有的少数大脑区域之一，其工作就是对语言意义和语义方面的理解——这是区分人类和猿类的主要因素。

顶叶主要处理源于身体的触觉、肌肉和关节信息，并将其与视觉、听觉和平衡结合，让你对有形的自我和周围的世界有丰富的“多媒体”理解。右顶叶损伤通常会导致一种被称为偏侧空间忽略的现象：患者失去左半边视觉空间意识。更值得关注的是假肢妄想症，患者会强烈否认自己对左臂的所有权，并坚称它属于别人。在人类进化过程中，顶叶已经大幅扩展，但它却比不过顶下小叶（见导读图 2）。顶下小叶扩展显著，以至在过去的某个时间点，它的很大一部分分裂成两个全新的处理区域，称为角回和缘上回。这些人类独有的区域拥有一些真正典型的人类能力。

右顶叶参与创造外部世界空间布局的心理模型：你所处的环境，所有物体、危险与人的地点（而不是标识），以及你与这些事物的物理关系。因此，你可以抓住东西、躲避投掷物、避开障碍物。右顶叶，特别是右上小叶（就在顶下小叶上方），负责构建你的身体意象，即你对自己的身体在空间中的结构和活动有着鲜明的心理意识。请注意，尽管被称为意象，但身体意象不是一个纯粹的视觉结构，它也基于部分触觉和肌肉。毕竟，盲人也有非常好的身体意象。事实上，如果用一个电极电击你的右角回，你会有一种魂不附体的感觉。

现在我们来看一下左顶叶。左角回与人类独有的重要功能相关，例如计算、抽象概念，以及查找字词和隐喻等方面。另外，左缘上回会让人想到预演熟练动作的生动意象，例如，用针缝补、钉钉子或挥手告别，然后执行动作。因此，左角回损伤会妨碍阅读、写作和计算等抽象功能，而左缘上回损伤会阻碍协调熟练的动作。当我让你敬礼时，你想象出敬礼的视觉意象，在某种意义上，通过意象来指挥你的手臂运动。但是，如果你的左缘上回受损，你会困惑地盯着或者胡乱挥舞你的手。即使手部并没有麻痹或无力状况，你也很清楚地明白指令，但你的手部无法对你的意图做出反应。

额叶也有几种不同的重要功能。该区域中的一部分是运动皮质，也就是大脑中间沟壑前面的垂直带状皮质（见导读图 2），它负责发出简单的运动指令。其他部分也参与策划行动并长时间牢记指令以完成执行。额叶的另一个小部分用来记忆，记忆时间只需足够完成任务。这种能力被称为工作记忆或短时记忆。

到目前为止还不难理解。但是当你走进额叶的前面部分时，你就进入了大脑中最神秘的未知区域：前额叶（见导读图 2）。很奇怪，这个区域遭受巨大损伤时，人可以承受，也没有任何明显的神经或认知缺陷迹象。如果你与患者随意交流互动几分钟，你会发现她看起来完全正常。但如果你与她的亲人交谈，他们会说患者的性格已经变得像另外一个人了。“她已不再是她了，我甚至都不认识她了，她是最熟悉的陌生人。”你经常会从患者的配偶和挚友那里听到这些令人心碎的话。如果你继续与患者交流几个小时或者几天，你也会发现她的一些想法极其疯狂。

如果左前额叶受损，患者可能会远离社交，并明显表现出不愿意做任何事情。委婉地说，这叫作假抑郁症——“假”是因为，判定抑郁症的那些标准，如感觉阴郁状态、长期消极的思维模式，在对患者进行心理或神经检测时均未出现。相反，如果右前额叶受损，尽管患者看起来心情愉悦，但其实不然。前额叶损伤的患者的亲属尤其痛苦。这类患者似乎对自己的未来失去所有兴趣，也不会表现出任何道德上的愧疚。他可能会在葬礼上大笑或者在公共场合小便。最矛盾的是，他在大多数方面看起来都是正常的：语言、记忆力，甚至智商都没有受到影响，然而他已经失去了许多人性中最典型的特质：野心、同理心、远见、复杂人格、道德感和作为人类的尊严感。有趣的是，缺乏同理心、道德标准和自我约束在反社会分子中也很常见，神经学家安东尼奥·达马西奥指出，他们可能有一些额叶功能紊乱，只是在临床上未被发现。出于这些原因，前额皮质一直被认为是“人性所在地”。至于大脑中如此小的一块区域是如何协调复杂难懂的一系列功能问题的，我们仍不得而知。

是否有可能像欧文尝试的那样，分离出大脑的某一部分，使我们人类物种独一无二？答案是不太可能。似乎从未有一个大脑区域或结构被聪明的设计师重新植入大脑；在解剖学层面，我们大脑的每一部分在猿类大脑中都有一个类似的部分。然而，最近的研究已经确定有少数极其复杂的大脑区域，在功能（或认知）层面被认为是人类独有的。我在上文提到了三个区域：左颞叶的韦尼克区、前额皮质和每个顶叶的顶下小叶。其实，顶下小叶的分支，即缘上回和角回，从解剖学角度看在猿类脑中是不存在的（欧文听到这些一定很高兴）。人类这些区域的发展非常迅速，这表明在这些区域一定有重要的变化发生，临床观察也证实了这一点。

在这些区域中，有一种被称为镜像神经元的特殊神经细胞。这些神经细胞不仅在你执行动作的时候活跃起来，而且在你观察其他人执行相同动作的时候也会被激活。这听起来没什么，正因如此，其巨大作用很容易被忽略。这些细胞所做的是让你有效地感同身受，“读懂”他人意图——明白他人到底想做什么。你可以用自己的身体意象来模仿他人的行为。

例如，当你看到别人伸手去拿一杯水时，你的镜像神经元会自动在你的（通常是潜意识的）想象中模拟同样的动作。你的镜像神经元通常会抢先一步，让你在脑中演练别人将要做的动作，比如，她会把水举到嘴边喝一口。因此，你会自然而然地对他人的意图和动机形成一种设想——在这种情况下，她肯定是感到口渴，并采取措施解渴。你的设想可能是错的（她可能打算用水浇灭一团火，或者将水泼到一位粗鲁的求婚者身上），但通常来说，镜像神经元在猜测别人意图方面相当准确。就其本身而言，镜像神经元是自然赋予我们的最接近于心灵感应的东西。

这些能力（以及潜在的镜像神经元系统）在猿类中也可以找到，但只有在人类身上，它们似乎已经发展到能够模拟他人心智的某些方面，而不仅仅是他人的行为。不可避免的是，我们需要发展额外联系，以允许镜像神经元系统在复杂的社会环境中完成更加复杂的布局。破译这些联系的本质是当前大脑研究的主要目标之一，而不是仅说一句“这是镜像神经元完成的”。

理解镜像神经元及其功能的重要性不可低估。人类的社会学习、模仿、技能和态度的文化传播，甚至是我们称为“词”的那些拼凑在一起的声音群，这一切的核心可能就是镜像神经元。通过高度发展镜像神经元系统，进化过程有效地将文化转化为新的基因组。有了文化的武装，人类便可以适应恶劣的新环境，仅用一两代人的时间就弄清楚如何开发以前无法获得或有毒的食物来源，而不是通过数千代人的遗传进化来完成适应。

因此，文化成为进化压力的一个新兴重要来源，有助于帮助大脑选择更好的镜像神经元系统及与其相关的模仿学习。其结果就像滚雪球一样，越滚越大，最终在智人阶段达到顶峰。智人也是一种猿类，通过观察自己的心智反观整个宇宙。

第一章

幻肢：看不见的手

我喜欢，并且总是在做愚人的实验。

——查尔斯·达尔文

当我还是一名医科学生时，在轮转至神经内科期间，我检查了一位名叫米基的患者。在为她做常规的临床检查时，我需要用锋利的针尖戳她的脖子。照理来说，她应该会感到轻微的疼痛，但是我每戳一下，她就大笑起来，说非常痒。我意识到，这是一个终极悖论：以笑面对痛苦，正是人类自身境况的缩影。遗憾的是，我一直未能如愿研究米基的病情。

这件事发生之后不久，我决定研究人类的视觉和感知，这个决定在很大程度上受到了理查德·格雷戈里（Richard Gregory）的著作《眼睛和大脑》（*Eye and Brain*）的影响。我花了几年时间研究神经生理学和视觉感知，先是在剑桥大学三一学院，之后又与加州理工学院的杰克·佩蒂格鲁（Jack Pettigrew）合作。

然而，我从来没有忘记自己在轮转到神经内科后遇到的像米基这样的患者。神经学似乎还有很多问题没有得到解决。为什么米基在被针戳时会大笑？为什么在轻抚脑卒中患者的脚部外缘时，他的大脚趾会上翘？为什么颞叶癫痫患者相信他们见过上帝并会患上过度书写症（连续写作，无法控制自己的书写行为）？为什么智力正常、神志清楚的右顶叶受损患者觉得他们的左臂不属于自己？为什么一个视力正常、骨瘦如柴的厌食症患者在照镜子的时候会称自己看起来很胖？为了找到这些问题的答案，在专注于视觉研究多年之后，我重回自己最初的兴趣点：神经学。我研究了这个领域的许多未解之谜，最终决定专注于一个特殊的问题：幻肢。当时的我并不知道自己的研究能为证明人类大脑具有惊人的可塑性和适应性提供前所未有的证据。

一个多世纪前人们就知道，当患者因截肢而失去手臂时，他可能仍会明显地感觉到那只手臂的存在——失去的那只手臂就像幽灵一样纠缠着患者的身体，徘徊在之前手臂的位置。人们曾尝试从各种角度来解释这种令人困惑的现象，从弗洛伊德式的“梦是欲望的满足”的古怪场景，到对非物质灵魂的祈祷，不一而足。我对这些解释都不满意，因此，我决定从神经科学角度来研究这个问题。

我记得一位名叫维克托的患者，他的左臂肘部以下被截三周之后，他找到了我。我在他身上进行了近一个月的疯狂实验。我首先确认了他的神经系统没有任何问题：他的大脑完好无损、思维清晰。我有一种直觉，于是蒙住了他的眼睛，开始用棉签触碰他身体的各个部位，让他说出感受到了什么，以及是哪个部位感受到的。他的回答刚开始都很正确，直到我开始触碰他的左脸，匪夷所思的事情发生了。

他说：“医生，我感觉到了幻肢手臂。你在触碰我的大拇指。”

我用膝锤轻抚他的下颌。“现在呢？”我问道。

“我觉得有个尖锐的物体正从小指划到手掌心。”他答道。

通过重复这个过程，我发现他的脸上有一整张被截手臂的“地图”。这张幻肢地图清晰地描绘出了手指的形状，且出奇地精确、一致（见图 1.1）。有一次，我将湿棉签按在他的脸颊上，水滴像泪珠一样从他的脸上滑落。他能正常感觉到水滴从他的脸颊流下，但他称同样能够感觉到水滴从他的幻肢手臂流下。他甚至用右手食指在原来手臂的位置比画水滴蜿蜒流淌的轨迹。出于好奇，我让他把幻肢手臂抬起，向上指向天花板。让他吃惊的是，他感觉有水滴违背地心引力，沿着幻肢向上流淌。

维克托说他之前从未在脸上发现这只无形的手，当他知道后，他马上找到了一个方法来好好利用这只手：之前他的幻肢手臂频繁发痒，令他抓狂，现在他可以通过抓挠脸上的相应部位来缓解一下。

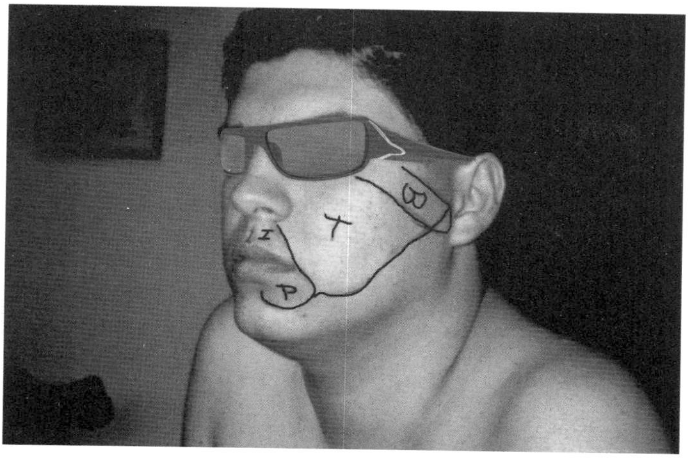

图 1.1 患者的左臂是幻肢。触碰他脸部的不同部位，会唤起幻肢不同部位的感觉：P 代表小指，T 代表拇指，B 代表大鱼际，I 代表食指。

为什么会出现这种情况？我意识到，答案就在大脑的解剖结构中。人体左侧的整个皮肤表面被映射到大脑皮质上一个被称为中央后回①的地方（见导读图 2），沿着大脑的右侧延伸。如此一来则可以形成一张地图，通常用覆盖在大脑表面的人形图（见图 1.2）来表示。尽管这张地图大部分是准确的，但仍有一部分与身体的实际布局不一致。例如，脸部本来应与颈部靠近，但在地图上却位于手部旁边。这为我的研究提供了线索。

想象一下手臂被截去以后会发生什么。手臂已经没有了，但大脑中仍然有手臂的地图。这张地图存在的意义就是“代表”手臂。手臂不在了，但大脑中的地图没有别的工作，那就只有继续坚持干。它夜以继日、每分每秒地一直作为手臂的代表工作着。幻肢现象，即血肉

① 中央后回是指位于大脑半球顶叶前端的纵向脑回。——译者注

肢体被切断之后，肢体的感觉却一直存在的现象，便能通过这张执着的地图得到初步的解释。

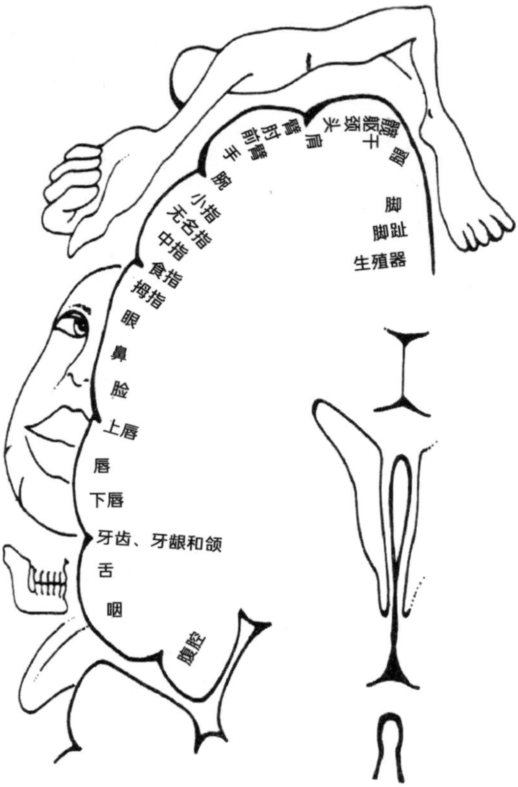

图 1.2　中央后回外皮表面的彭菲尔德地图。图中展现了一个从中央后回到大脑中部的冠状面（可以粗略地视作一个横截面）。艺术家们发挥奇思妙想，描绘了一个人覆盖在大脑表面，夸张地表现出某些身体部位（如脸部和手部）在中央后回上的映射，以及手部地图在脸部地图之上的事实。

那么，如何解释触摸脸部会使幻肢手臂有所知觉的怪异现象呢？大脑中仍残留着代表缺失的胳膊和手的地图，但它没有接收到任何实际的触摸信号。我们可以说，它在收听一个没有任何信号的频道，并且渴望收到感觉信号。接下来发生的事情有两种可能的解释。首先，从脸部皮肤到大脑中的脸部地图的感觉输入信号主动侵入缺失的手部对应的空白区域。来自脸部皮肤的神经纤维会投射到脸部皮质，长出数以千计的神经卷须，延伸进入手臂地图，建立强大的新突触。由于这种交叉连接，脸部的触摸信号不仅与往常一样激活脸部地图，还激活了大脑皮质中的手部地图，它高喊着“手！”，一路向上占领手部的区域。最终的结果是，每次患者的脸被触摸时，他都能感觉自己的幻肢手臂被触摸。

第二种可能是在截肢之前，脸部的感觉信号输入不仅被传递到脸部地图，而且部分被传递到手部地图。它们就像是预备役部队，随时准备投入战斗。但是这些异常连接通常是在无声的情况下进行的，也许是因为它们受到手本身的正常基线活动[①]的持续约束或抑制。然而，截肢揭开了这些沉默突触的面纱，所以接触脸部就会激活大脑中手部地图区域的细胞，这反过来会让患者体验到缺失的手臂受到碰触的感觉。

不管这两种理论中哪一种是正确的，我们都可以得到一条关键的信息。一直以来，一代又一代医学院的学生被告知的是，人的大脑在胎儿期和婴儿早期形成数万亿个神经连接，而成年人的大脑失去了形成新连接的能力。这种可塑性的缺乏，即重塑能力的缺乏，常被作为一个借口，向患者解释为什么他们在得脑卒中或遭受创伤性脑损伤后不能恢复到正常水平。我们的观察结果与这一理论完全相反。我们的结果首次证实，即使是成年人大脑中的基本感觉地图也能发生几厘

① 基线活动是指日常生活中的低强度活动，例如站立、缓慢行走和拿起重量轻的物体。——译者注

米距离的变化。随后，大脑成像技术也直观地证实了我们理论的正确性：维克托的大脑地图发生了意料之中的改变（见图 1.3）。

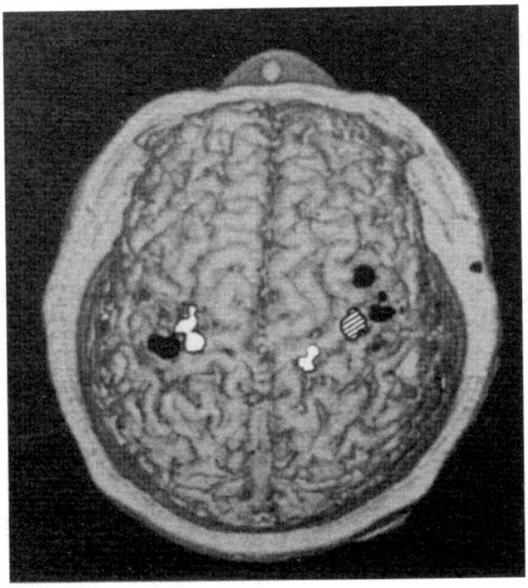

图 1.3 这是右臂被截肢者的脑磁图。斜线阴影区域是手，黑色区域是脸，白色区域是上臂。注意，与右手对应的区域（斜线阴影区域）在左半球缺失，但是该区域可通过触摸脸部或上臂被激活。

在我们发表相关论文后不久，许多团队证实了我们的观察结果，并对其进行了补充。意大利研究人员乔瓦尼·贝卢基（Giovanni Berlucchi）和萨尔瓦托雷·阿廖蒂（Salvatore Aglioti）发现，一名患者的一根手指被截后，患者脸上不出所料出现了一根手指的“地图”。另一位患者的三叉神经（面部神经）被切断，他的手掌上很快出现了一张脸部地图——两个案例正好相反。最后，另一位患者的脚被截肢后，幻肢足部可以感受到阴茎接收的感觉。（事实上，患者声称他的性高潮感受延伸至脚部，因此“比以前强烈得多”。）这是因为人体的大脑地图有一种奇怪的不连续性：生殖器地图正好在脚部地图的旁边。

我做的第二个关于幻肢的实验就更简单了。简而言之，我用普通的镜子制作了一个简易装置，让瘫痪的幻肢动起来，并且减少幻肢疼痛。要知道这个方法为什么会有效，就要先知道为什么有些患者能够“移动”他们的幻肢，而有些人却不能。

许多有幻肢症状的患者都有一种强烈的感觉——他们可以活动自己失去的肢体。他们会说“挥手告别”或“伸手接电话”之类的话。当然，他们不是在妄想，他们非常清楚他们不能真正做到这些事情，他们知道自己失去了手臂，但主观上他们有一种正在活动手臂的真实感受。这种感觉从何而来呢？

我猜想它可能来自大脑前部的运动指挥中心。你可能还记得我在导读部分提到小脑怎样通过伺服控制回路微调我们的行动。我没有提到的是，顶叶也通过本质相同的机制参与了这个伺服控制过程。简单来说，向肌肉输出的运动信号（实际上）被抄送输入顶叶，与来自肌肉、皮肤、关节和眼睛的感觉反馈信号进行比较。如果顶叶探测到预期运动和手部实际运动之间有任何不匹配，它们就会对下一轮运动信号进行修正调整。其实，你的伺服控制系统一直在勤勤恳恳地工作。例如，你可以把一个沉重的果汁壶放在早餐桌上，而不会将果汁洒出来或碰倒周围的餐具。现在想象一下，如果手臂被截肢，会发生什么事情。大脑前部的运动指挥中心处于“自动驾驶”状态，“不知道”手臂不见了，所以它们继续向缺失的手臂发送运动指令信号。同样，它们继续将这些信号抄送给顶叶。这些信号流入位于顶叶的身体意象中心，流至孤独地等待着信号输入的手部区域。这些抄送自运动指令的信号被大脑误解为幻肢实际上活动了。

现在你可能想知道，如果果真如此，那为什么当你想要移动手部且故意保持不动时，你不会产生同样强烈的幻肢活动的感觉。对于这个问题，我在几年之前做出了解释，后来因大脑成像研究而得到了证实。当你的手臂完好无损时，来自皮肤、肌肉、关节感受器的感觉反馈及眼睛的视觉反馈，一致证明你的手臂实际上并没有活动。尽管你的运动皮质正在向顶叶发送“活动”信号，但感官反馈提出了强有力的反对意见，因此，你不会有幻肢活动的真实感觉。然而，如果手臂缺失，你的肌肉、皮肤、关节和眼睛就无法提供这种有效的反对证据。没有感官反馈的反对意见，顶叶收到的最强信号便是手的运动指令。因此，你会体验到幻肢实际在运动的感觉。

认为幻肢可以活动已经足够奇怪了，但还有更奇怪的事情。许多患者的情况完全相反：他们的幻肢瘫痪不动了。“它动不了了，医生。”“它像是被水泥封住了。”其中一些患者的幻肢扭曲成一个怪异、极其痛苦的姿势。一位患者告诉我：“如果我能活动它，我就不会这么痛了。”

第一次遇到这样的情况时，我十分困惑。这说不通啊！他们虽然四肢有缺失，但他们大脑中的感觉-运动连接应该和被截肢前一样。于是我开始检查这些患者的病历，很快找到了我一直在寻找的线索。在被截肢之前，许多患者的手臂确实因周围神经受损而瘫痪——用来支配手臂的神经被从脊髓中扯出来，就像固定在墙上的电话线被猛地一拉。所以，在截肢前，患者有手臂，但手臂却毫无知觉，瘫痪了好几个月。我开始怀疑，这段真正的瘫痪期是否会导致一种“习得性瘫痪”状态，并造成以下现象。

在被截肢之前，每当运动皮质向手臂发出移动指令时，患者顶叶的感觉皮质都会收到来自肌肉、皮肤、关节和眼睛的负面反馈。整个反馈回路都不通了。通过加强或削弱连接神经元的突触，我们可以用经验来修正大脑，这一点已得到了广泛认同。这个修正的过程叫作学习。当大脑总是看到事件 B 紧随事件 A 发生时，这样的模式会不断强化，代表 A 的神经元和代表 B 的神经元之间的突触得到巩固。反之，如果 A 和 B 不再有明显的关系，代表 A 和 B 的神经元就会相应关闭它们之间的相互联系，以适应新的现实。

现在的情况是，运动皮质不断地向手臂发出运动指令，而顶叶则不断地认为这些指令对肌肉和感觉没有任何影响。运动指令与应该产生的感觉反馈之间有着强烈的相关性，而用来支持这种相关性的突触却成了“说谎者”。每一个新产生的无效运动信号都强化了这一趋势，因此突触变得越来越弱，最终奄奄一息。换句话说，这种瘫痪是由大脑习得的，并印入由患者身体意象形成的回路。手臂被截肢以后，习得的瘫痪也被带入幻肢，所以患者会感觉幻肢瘫痪不动了。

怎么能验证这样一个古怪的理论呢？我突然想到可以构建一个反光镜箱（见图 1.4）。我将竖直的镜子放在一个纸箱的中央，纸箱的顶部和前部都被去掉了。如果你站在箱子前面，双手放在镜子的两侧，从一个角度向下看，你会看到一只手在镜中的反射精确地叠加在另一只手的感觉位置上。换句话说，你会产生一种错觉，觉得看到了自己的两只手，然而事实上，你只是看到一只真实的手和一只由镜子反射出来的手。

如果你有两只正常、完整的手，利用反光镜箱感受这样的错觉会十分有趣。例如，你可以同步对称地移动两只手，假装你在指挥一支管弦乐队，然后突然用不同的方式移动手。尽管你知道那只是一种错觉，但当你这么做的时候，大脑中总会有些许震惊，因为两种反馈流突然之间匹配不上了：镜子后面真实的手给出了皮肤和肌肉反馈，但由镜面反射看到的手，即顶叶已确信是隐藏的那只手，却有着截然不同的视觉反馈。

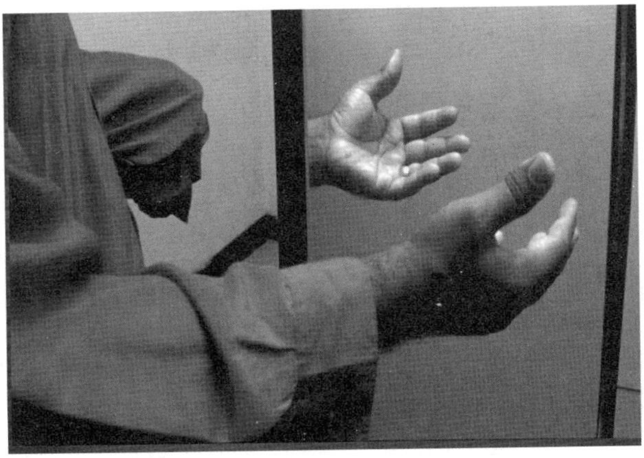

图 1.4 移动幻肢的反光镜箱。患者将瘫痪且疼痛的幻肢左臂“放置”在镜子后面，而将完整无损的右手放在镜子前面。如果他通过观察镜子右边来观察右手的反射，他会产生错觉，认为幻肢重新长出来了。真实移动的右手会让患者感觉幻肢在移动，并且是多年以来第一次有这样的感觉。这种锻炼减轻了许多患者的幻肢痉挛和其他幻肢疼痛症状。在临床试验中，镜像视觉反馈（MVF）对慢性局域疼痛综合征和脑卒中引起的瘫痪的治疗效果也优于传统治疗方法。

现在我们来看看反光镜箱对幻肢瘫痪患者有什么样的效果。第一位体验反光镜箱的患者是吉米，他的右臂完整无损，左臂是幻肢。他感觉幻肢像树脂浇注的人体模型一样，从残肢延伸出来。更糟的是，他的幻肢常常痉挛，令他十分痛苦，他的医生对此也束手无策。我向他展示了反光镜箱，并解释说我们将要做一个不寻常的尝试，但不能保证它有什么效果。吉米欣然表示愿意尝试。他把瘫痪的幻肢放在镜子左边，看了看箱子的右边，并小心地把右手放在那里，使它在镜中的影像与左边幻肢感觉的位置一致（重叠）。这立刻让他有一种惊人的视觉印象——幻肢重新长出来了。然后我让他一边看着镜子，一边完成双臂和双手的镜像对称动作。他大声喊道：“好像手臂插回去了一样！”现在，他不仅清楚地感觉到幻肢听从他的指挥，令他吃惊的是，多年来痛苦的幻肢痉挛症状也首次减轻了。镜像视觉反馈好像让他的大脑“忘记了”习得性瘫痪。

更值得注意的是，我们的一位患者罗恩将反光镜箱拿回了家，在空闲之余玩了3周后，他的幻肢连同疼痛感一起完全消失了。我们都很震惊。一个简单的反光镜箱竟能令幻肢消失。这是怎么做到的？目前还没有人证明这种机制，以下是我的猜测：没有关节或肌肉反馈，没有运动指令信号的副本，而反光镜箱输入的视觉反馈又不一致，当面对如此杂乱的感觉输入时，大脑放弃了，最后它说，“算了，根本就没有手臂”。大脑无奈地否定了手臂的存在。我经常跟我的同事们说，这是医学史上第一个成功的幻肢截断案例。当我第一次观察到幻肢因镜像视觉反馈消失时，我自己都不太相信。这种用镜子截断幻肢的想法似乎很奇怪，但其他研究团队已经成功地复制了该实验，尤其是海德堡大学神经科学家赫塔·弗洛尔（Herta Flor）。马里兰州的沃尔特·里德陆军医疗中心的杰克·曹（Jack Tsao）团队也证实了镜像视觉反馈能减轻幻肢疼痛。他们对24名患者（包括16名安慰剂对照[①]组患者）进行了安慰剂对照的临床研究。使用反光镜箱的8名患者的幻肢疼痛在3周后消失，而对照组患者（用树脂玻璃和视觉图像代替镜子）却没有任何改善。当对照组患者换为使用镜子时，结果与原实验组相同，他们的幻肢疼痛大幅减轻。

更重要的是，镜像视觉反馈现在正被应用于加快脑卒中后瘫痪患者的恢复治疗。1998年，我与我的博士后同事埃里克·阿尔特舒

---

① 安慰剂对照是指试验组用新药或者新疗法，对照组给予与试验药性状相同但不含有效成分的安慰剂。安慰剂是一种虚拟药物，其外观、剂型、大小、颜色、重量、气味和口味等各方面都与试验药尽可能保持一致，但不含有试验药物的有效成分。——译者注

勒（Eric Altschuler）首次在《柳叶刀》杂志上发表了关于这一现象的文章，但我们的样本量很小——只有 9 名患者。由克里斯蒂安·多勒（Christian Dohle）领导的德国研究团队近期在三盲控制组实验中，对 50 名脑卒中患者进行了镜像视觉反馈的尝试，结果显示大部分人恢复了感觉和运动功能。鉴于脑卒中的发病率是六分之一，镜像视觉反馈是一个重大的发现。

镜像视觉反馈开始越来越多地应用于临床治疗。其中就有一种奇怪的疼痛障碍，它的名称也很古怪——复杂性区域疼痛综合征Ⅱ型（CRPS-Ⅱ）。你可能觉得这个名称听起来很可怕，还有些让人摸不着头脑，但其实这只不过是语言的障眼法，不管你叫它什么，这种疼痛实际上很常见，大约 10% 的脑卒中患者会出现此病症。这种疾病也会发生在人体轻微损伤之后，这类情况似乎更广为人知，比如手掌骨折，这样的骨折不至于危及生命。刚开始会有疼痛，你可能会觉得手摔断了。通常情况下，疼痛会随着骨头的愈合而逐渐消失。但不幸的是，有些时候骨头愈合了疼痛也无法消失，甚至还会在愈合之后持续很长时间。最终，患者被慢性疼痛折磨得痛苦不堪。这种病没有治愈的方法，至少我在医学院上学时老师是这么教的。

这让我突然想到，也许可以用一种新的方法来解决这个问题。我们通常认为疼痛是单一的感觉，但从功能角度来看，至少存在两种疼痛。一种是急性疼痛，就像当你不小心把手放在滚烫的炉子上时，你会尖叫着猛地把手抽出来；另一种是慢性疼痛，这样的疼痛持续时间长，还会不定时持续发作，例如手指骨折以后一直隐隐作痛。虽然两者感觉上相同（都有疼痛的感觉），但它们有着不同的生物功能和进化起源。剧烈疼痛会让你立即将手从炉子上拿开，以防止进一步的组织损伤；慢性疼痛则提醒你固定住骨折的手不要动，以防止在愈合过程中再次受伤。

我开始思考，如果可以用习得性瘫痪解释幻肢不能活动的现象，也许 CRPS-Ⅱ就是“习得性疼痛”的一种形式。设想一位手部骨折的患者，在他恢复的过程中，每当他移动手的时候，疼痛就会出现。他的大脑持续观察到“如果发生 A 事件，就会发生 B 事件”的模式，其中 A 是移动手，B 是疼痛。因此，代表这两个事件的各种神经元之间的突触日益增强，持续数月。最终，任何试图移动手部的动作都会立刻引起剧烈疼痛。这种疼痛甚至可能蔓延至手臂，导致手臂不能活动。在某些情况下，手臂不仅动弹不得，而且会肿胀或发炎，甚至还会开始萎缩——这就是反射性交感神经营养不良综合征[①]。这一切都是因为感觉和身体之间的互动出了岔子，才出现这怪异的结果。

1996 年 10 月，在加州大学圣迭戈分校组织的“大脑的 10 年”研讨会上，我提议用反光镜箱来帮助缓解习得性疼痛，就像用它来减轻幻肢疼痛一样。患者可以在照镜子的时候尝试同步移动四肢，制造疼痛手臂在自由活动的假象，却不会感受到疼痛。通过这样反复练习，患者可能会“遗忘”习得性疼痛。几年后，两个研究团队对反光镜箱进行了测试，结果发现反光镜箱对大多数 CRPS-Ⅱ患者的治疗都有效。两项研究都是安慰剂对照组双盲实验。老实说，我十分惊讶。在那之后，又有另外两个双盲随机研究证实了该方法的显著效果。（15% 的脑卒中患者伴随有 CRPS-Ⅱ的其他相关病症，反光镜箱治疗法对他们也是有效的。）

---

① 又称肩－手综合征、祖德克萎缩（Sudeck’s atrophy），是由各种原因所致的神经损伤性综合征，临床表现包括疼痛、触痛、血管舒缩不稳定（潮红、血管缩窄）、肿胀、皮肤营养不良性改变等症状。——编者注

我要提到的最后一个关于幻肢的案例，比以上案例都更加不同寻常。我仍然使用之前的反光镜箱，但更上一层楼。我让患者查克看着镜子中完整肢体的反射，像以前重生幻肢的实验一样。但是这一次，我让他稳住手臂而不是移动手臂，我在他的视线与镜子反射之间放了一个缩小图像的凹透镜。从查克的角度看，他的幻肢尺寸现在好像只有“真实”尺寸的一半或三分之一。

查克惊讶地说：“太神奇了，医生。我的幻肢不仅看起来小了，感觉也变小了。你猜怎么着——疼痛也减轻了！减轻到原来疼痛强度的四分之一。”

这不由得让人想到一个有趣的问题，即用针刺真实手臂引起的真实疼痛感是否也会因为在视觉上缩小针或手臂而减弱。在我刚才描述的几个实验中，我们看到视觉因素（及其缺乏）在减轻幻肢疼痛和运动麻痹症状方面很有效。如果这种视觉介入的麻醉手段能被证明对完好无损的手起作用，这将是感觉和身体相互作用的另一个惊人例子。

可以这么说，我的这些发现与迈克·默策尼希（Mike Merzenich）和乔恩·卡斯（Jon Kaas）的动物研究，以及莱昂纳多·科恩（Leonardo Cohen）和保罗·巴赫伊丽塔（Paul Bach y Rita）的一些独创性临床研究结合在一起，开创了神经学的新纪元，尤其是在神经康复领域。它们让我们对大脑的看法发生了根本性的转变。20 世纪 80 年代流行的旧观点认为，大脑由许多专门的模块组成，这些模块从人类出生起就为执行特定的任务而存在。（解剖学教科书中展示大脑连接的方框和箭头图，误导了几代医学院学生。直至今天，一些教科书上仍然有这样陈旧过时的观点。）

但从20世纪90年代开始，这种静态的大脑视图逐渐被一种更加动态的画面取代。大脑中所谓的模块并不是孤立地完成工作的，它们之间有着大量的交互，远远超过之前的猜想。一个模块运行的变化，例如因损伤、成熟、习得和生活经验发生的变化，可能导致与它相连的许多其他模块的运行发生显著变化。令人惊讶的是，一个模块甚至可以接管另一个模块的功能。大脑的神经连接不是固定不变的（就像产前基因蓝图显示的那样），而是高度可塑的——不仅仅在婴幼儿和孩童时期，而是贯穿于每个人的一生。正如我们所见，即使是大脑中基本的"触摸"地图，也可以在相对较远的距离内进行修改，幻肢也可以用一面镜子"截断"。我们现在可以自信地说，大脑是一个可塑性非常强的生物系统，与外部世界处于动态平衡的状态。甚至大脑的基本连接也在不断更新，以应对不断变化的感官需求。如果再考虑到镜像神经元，那么我们可以推断，你的大脑也与其他大脑同步——类似于社交网络上的人们通过全球互联网不断改变和丰富彼此的人生。

尽管这个范例不同寻常，但抛开它在临床上的重要性不谈，你可能会好奇，幻肢和大脑的可塑性的故事与人类独特性有什么关系？终身可塑性是人类独有的吗？事实上，它不是。难道低等灵长类动物也有幻肢？是的，它们有。它们在截肢后会在大脑皮质形成新的映射吗？当然。那么可塑性对人类来说有什么特别意义呢？

答案是，终身可塑性（而不仅仅是基因决定一切）是人类独特性进化的核心角色之一。通过自然选择，我们的大脑进化出利用习得与文化来驱动我们的心理阶段转变的能力。我们可以称自己为"可塑人类"。尽管其他动物的大脑也表现出可塑性，但我们是唯一在大脑完善和进化过程中可塑性发挥核心作用的物种。我们将神经可塑性发展至如此高度，利用的主要方法之一叫幼态延续[①]——我们荒谬地延长婴儿期和青年期，这让我们在十多年的时间里既快速发育又高度依赖老一辈。人类的童年有助于奠定成人心智的基础，而可塑性是贯穿一生的主要力量。如果没有幼态延续和可塑性，我们将仍然是一丝不挂的草原猿类——没有火，没有工具，没有文字，没有传说，没有信仰，也没有梦想。这样的话，我们就真的只是猿类，我们不可能志存高远。

顺便说一句，我在还是医学院学生时遇到的那位患者米基，她疼痛时本应该尖叫，实际却大笑——尽管我从未直接研究过她，但我从未忘记她。米基的笑声引出一个有趣的问题：为什么人们会笑？笑，以及它如影随形的伙伴幽默，是所有文化中普遍存在的特征。有些猿被挠痒时会“笑”，但是我怀疑它们在看到一只胖猩猩踩到香蕉皮摔了个屁股蹲儿时却不会笑。珍·古道尔肯定也没有报道过黑猩猩会表演哑剧，或者出演电影《三个臭皮匠》(*Three Stooges*) 或《启斯东警察》(*Keystone Kops*)。人类为何会在进化过程中产生幽默？它是如何进化得来的？这仍然是个谜。但米基的案例给了我一条线索。

任何笑话或幽默事件都离不开一个特定的形式：你一步步地讲述一个故事，带领听众沿着一条充满期待的花园小路行进，然后引入一个意想不到的转折、一句妙语，要想理解它，就需要对前面的事件整体重新解释。但这还不够，如果科学家的实验得出了一个意想不到的数据，整个实验需要推翻重来，科学家是不会觉得有趣的。(相信我，我试过！) 预期失望是必要的，但还不够。另一个关键因素是新的解释必须是无关紧要的。我来举个例子。医学院院长沿着一条小路往前

---

① 幼态延续是指一个物种把幼年的甚至胎儿期的特征保留到幼年以后甚至成年期的现象。——译者注

走，途中他踩到香蕉皮滑倒了。如果他的头摔破了，鲜血直流，你会赶紧帮忙叫救护车。这时你不会笑。但如果他毫发无伤地站起来，把粘在价值不菲的裤子上的香蕉泥擦干净，你就会爆发一阵大笑。这就是所谓的闹剧。二者之间关键的区别在于，在第一种情况下，你需要迫切关注一个真实的危机；在第二种情况下，它是虚惊一场，你可以笑着告诉旁人不需要大费周折前来帮忙。这是自然界发出的“一切都好”的信号。只有新的解释无关紧要时，你才能幸灾乐祸。

那么又该如何解释米基的笑声呢？那时我还不知道原因，但是多年以后，我遇到了另一位名叫多萝西的患者，她也有类似“疼痛引发大笑”的病症。CT（计算机断层扫描术）显示，她大脑中的一条疼痛通路受损。尽管我们认为疼痛是单一的感觉，但实际上它有好几层。疼痛感最初传递至一个被称为脑岛的小结构中，它位于大脑外侧，被颞叶掩盖（见导读图 2）。之后，疼痛信息从脑岛传递到额叶的前扣带回。此时你感受到了真正的不适，感受到煎熬又可怕的疼痛及对危险的预知。如果像多萝西和米基那样切断疼痛通路，脑岛会继续提供疼痛的基本感觉信息，但不会引发预想的可怕和痛苦——前扣带回没有理解这个信息。事实上，它在说：“一切都很好。”因此，患者大笑有两个关键要素：一个是明显危急的信号，暗示警报（经脑岛确认）是重要的，另一个“一切都好”警报紧随其后（来自前扣带回的沉默）。所以患者会控制不住地大笑。

挠痒也是一样的。一个身材高大的成年人逼近一个孩子，显然，孩子从身量上来说处于劣势。她就像被一个如格伦德尔[①]般的巨人怪物压制住，任其摆布。灵长类动物的本能让她想逃跑，就像从鹰、美

① 格伦德尔是英国盎格鲁-撒克逊英雄叙事诗《贝奥武夫》中记述的一个巨人怪物。——译者注

洲虎和蟒蛇的威慑下逃出生天一样——这个比喻可能不太恰当。但之后，怪物变得温柔了。这降低了她对危险的预期。本可能是尖牙利爪在她肋骨上拼命地挖，结果却是手指有力活动，给她挠痒痒。孩子笑了。成年人的幽默很可能就是从挠痒痒演变而来的。

错误警报理论可以解释这场闹剧，很容易看出它如何进化成认知闹剧——换句话说，就是笑话。认知闹剧同样可以降低对危险的错误预期，这种错误预期可能导致资源浪费在想象的危险上。事实上，我们甚至可以说，幽默是一种有效的解毒剂，可以有效地帮助我们与终极危险做无谓斗争：就像有自我意识的人类时刻畏惧死亡。

最后，我们思考一下人类常见的问候动作：微笑。当一只猿接近另一只猿时，后者会默认靠近它的猿有潜在危险，所以它发出信号，露出犬齿，做出龇牙咧嘴的表情，表明它做好了战斗的准备。这一表情经过进一步发展，成为表达威胁的象征，是一种警告入侵者的攻击性表情。但是，如果接近的猿被认为是朋友，威胁的表达（露出的犬齿）就会半途消失。而这种做了一半的鬼脸（隐藏部分犬齿）就变成了安抚和友好的表达。潜在威胁（攻击）再次戛然而止，就像上文我们分析疼痛为什么会引发大笑时一样。难怪微笑和大笑有同样的主观感受，它们有着相同的逻辑，并可能有着相同的神经回路。当你的爱人对你微笑时，她实际上是半露着牙齿，提醒你她的兽性起源，这确实挺奇怪的。

因此，米基的故事可能有着埃德加·爱伦·坡小说的古怪开头，而我们运用夏洛克·福尔摩斯的方法诊断并解释米基的症状。我们的额外收获就是，从进化和生物学功能的角度，描述人类大脑中珍贵而又神秘的那部分内容。

第二章

认知：错觉是如何产生的

你虽然在看，却没有在观察。

——**夏洛克·福尔摩斯**

这一章我们讨论视觉。当然，眼睛与视觉不是人类独有的，这一点毋庸置疑。事实上，视觉能力是如此重要，以至于在生命的历史长河中，眼睛已经进化了许多次。章鱼的眼睛类似人类的眼睛，因为它与我们的共同祖先是距今 5 亿年的一种无眼水生生物，它类似蛞蝓或蜗牛。[1] 眼睛不为人类所独有，但视觉不是在眼睛里形成的，而是在大脑中。地球上没有其他任何生物能像人类一样观察事物。有些动物的视力比我们的强得多，你可能听说过这样的趣事：老鹰能从 50 英尺①外看到报纸上的字。当然，老鹰不识字。

本书是关于人类的独特性的，因此书中反复提到一个主题：我们独特的心智特征一定是从先前存在的大脑结构演化而来的。我们之所以从视觉感知开始探讨，一部分原因是我们对其复杂性的了解多于其他大脑功能区，另一部分原因是灵长类动物的视觉区域进化迅速，而人类又是其中的佼佼者。肉食动物和草食动物的视觉区域不超过 12 个，且没有色觉。人类的祖先也曾如此——那些小型夜行性食虫动物在爬上树梢的时候，丝毫没有意识到自己的后代有一天会继承甚至可能毁灭地球！然而，人类拥有 30 个视觉区域，而不是 12 个。一只羊凭借 12 个视觉区域就足以轻松地从捕食者口中逃出生天，为什么人类却进化出这么多视觉区域呢？

我们的夜行性食虫动物祖先进化为昼行性动物，之后进化为原猴和猴子，此时它们开始有了复杂的视觉运动能力，能够精准地抓握树枝、细枝和树叶。此外，它们的日常食物从夜行小昆虫变成红色、黄色和蓝色的水果，以及富含营养的绿色、棕色和黄色的叶子，这些都促进了复杂色觉系统的形成。随后，雌性灵长类动物开始利用色彩感

① 1 英尺≈0.3 米。——编者注

知的好处，它们每月都会发情——此时它们的臀部会肿胀变红，色彩鲜艳，看起来像成熟的果实（人类女性在进化过程中失去了这一特征）。接下来，我们的猿类祖先进化成完全用双脚直立行走的生物，比起肿胀的粉红色臀部，丰满的嘴唇变得更具吸引力。有人打趣道，人类的口交嗜好可能是返祖现象，回到了我们食果动物的祖先生活的时代。这一想法有些讽刺，如此一来，我们对莫奈和凡·高画作的喜爱，对罗密欧与朱丽叶的亲吻的欣赏，最终都可以追溯至古时对成熟的水果和臀部的向往。（这就是进化心理学有趣的地方：你可以提出奇怪的讽刺理论，无须考虑后果。）

人类的手指除了极其灵活，拇指还进化出一个独特的鞍状关节，使之能够与食指相对。这一特征帮助我们精确抓握。它看似微不足道，却在采摘小型水果、坚果，捕捉昆虫时十分有用。我们现在能穿针引线、手握斧头、计数，还能做出佛像的说法印[①]，靠的都是这一特征。早期灵长类动物就有了对精细独立的手指动作、可与其他手指相对的拇指，以及精准手眼协调能力的需求，也许正是物竞天择的压力，使得人类的大脑形成了大量复杂的视觉区域和视觉运动区域。倘若没有这些区域，你就不能飞吻、写字、计数、扔飞镖和抽烟。如果你是一位君主，你甚至无法挥舞权杖。

在过去的10年间，随着大脑额叶中一种新型神经元——典型神经元的发现，行为与感知之间的联系变得尤为显著。这种神经元与我在上一章中介绍的镜像神经元在某些方面相似。和镜像神经元一样，每个典型神经元在执行特定动作时都会被激活，例如伸手去抓一根树枝或一个苹果。然而不同的是，仅仅在看到树枝或苹果时，典型神经

① 在佛教中，佛像的手势也被称为“手印”。说法印是手印的一种，即拇指与食指（或中指）相捻，其余手指自然伸展。——编者注

元也会被激活。换句话说，它似乎将“抓握”这样的抽象特征转化为物体视觉形状这样的具体特征。感知与行动之间的差别在我们的日常语言中同样存在，而大脑显然不会关注这一点。

在灵长类动物的进化过程中，视觉感知和抓握动作之间的界限越来越模糊。同样，在人类的进化过程中，视觉感知与视觉想象之间的界限也越来越模糊。猴子、海豚或狗可能有能力识别某些基本的视觉符号，但只有人类能够赋予这些符号象征意义，并在大脑中摆弄这些符号，尝试新奇的排列组合。猿类可能会在脑中想象出一根香蕉或其族群雄性首领的样子，但只有人类能在脑海中对视觉符号进行重组，产生新的组合效果，例如长着翅膀的婴儿（天使）或一半马一半人的生物（半人马）。这样天马行空的想象与荒诞不经的新符号组合也许又反过来促进了另一种人类独有的特征——语言的形成。我们将在第六章中讲述语言的演变。

1988 年的一天，英国米德尔塞克斯郡一家医院的急诊室接诊了一名 60 岁的男子约翰。他曾是二战时期的战斗机飞行员，身体一直很健康，直到那一天，他的人生彻底改变。这天，他突然腹痛剧烈，并伴随呕吐。实习医师戴维・麦克菲对他进行问诊。疼痛始于肚脐附近，之后转移至右下腹。麦克菲医生认为这是阑尾炎的典型症状——阑尾炎是一种从身体右侧结肠伸出的小段残留阑尾引发的炎症。胎儿时期，阑尾先在肚脐下生长。随着肠道在体内发育延伸，阑尾被顺势推入右下腹。但我们的大脑记得它的最初位置，所以阑尾炎发作时疼痛最先从肚脐下方开始。很快炎症开始蔓延并覆盖腹壁，此时疼痛移至腹部右侧。

接着，麦克菲医生检查约翰是否有反跳痛，这是一种典型的临床体征。他用三根手指非常缓慢地按压约翰的右下腹壁，约翰此时并不感觉疼痛。而当麦克菲医生突然抬起手指时，约翰先是没有感觉，一小会儿后则感受到剧痛。疼痛延迟的原因是发炎的阑尾因惯性反弹至腹壁时稍有滞后。

最后，麦克菲医生按压约翰的左下腹，这同样让他感受到右下腹一阵剧痛，这也是阑尾的真实位置。疼痛原因是按压让肠道内气体从结肠左侧向右侧转移，致使阑尾轻微肿胀。结合这一明显体征以及约翰高烧、呕吐的症状，麦克菲医生确诊他患有阑尾炎。麦克菲医生马上安排了阑尾切除术，因为肿胀发炎的阑尾随时可能发生破裂穿孔而进入腹腔膜，引起腹膜炎，危及生命。约翰的手术进行得非常顺利，随后他被转移至康复病房进行恢复休养。

没想到，约翰真正的困扰才刚刚开始。[2] 他本应慢慢康复，却逐渐陷入一场噩梦：约翰腿部静脉中的一个小血块随血液流动，阻塞了他的一条脑动脉，引起了脑卒中。约翰的妻子进入病房时第一次发现了他的患病迹象，因为约翰认不出妻子的脸——想象一下二人当时有多惊愕！好在约翰还能听出妻子的声音，这是他知道自己在与谁交谈的唯一途径，可他却无法辨认出别人的脸——甚至是镜中自己的脸。

“我知道镜中人是我。我眨眼，他也眨眼；我动，他也动。很明显这是一面镜子。但是镜中的他又不像我。”约翰说道。

约翰反复强调自己的视力没有问题。

“我的视力很好，医生。我的头脑有些迷糊，但眼睛没有问题。”

更严重的是，约翰无法识别熟悉的物体。

看到胡萝卜时，他描述道：“这是一个长长的东西，末端有一簇……刷子？”

他通过物体的碎片信息进行推理，而不像我们大多数人能够立即识别出物体。看到山羊的图片时，他将其描述为“一种动物，可能是条狗”。约翰能够识别物体的类属，也就是能够区分动物和植物，却无法说出该物体究竟是什么。出现这些症状并不是由于他的智商不够或者词汇量匮乏。下面是约翰对胡萝卜的描述，我认为你也会赞同他的描述比我们大多数人的描述更加详细。

> 胡萝卜是一种世界各地的人广泛种植并食用的根茎类蔬菜。作为一年生的作物，胡萝卜由种子发芽，细长的叶子从根头长出。胡萝卜的根茎向下生长，与叶片相比体积较大。在土壤良好的情况下，胡萝卜可长至 12 英寸[①] 长。胡萝卜可以生吃，也可以熟吃，可在任何大小或生长状态下收获。胡萝卜的形状通常是细长圆锥体，颜色介于红色和黄色之间。

约翰不再能识别物体了，但他仍可以根据物体的空间范围、体积和移动情况进行分析。他能在医院里四处走动而不会撞到任何障碍物，甚至可以在别人的帮助下开车去较近的地方——鉴于他要面对的交通状况，这确实是一件了不起的事情。他能确定车辆的位置，并大致估测汽车的行驶速度，但他不能确定他开的是捷豹、沃尔沃还是一辆卡车。这恰恰证明，汽车品牌及车型并不影响实际驾驶。

回到家中，约翰看到墙上挂了几十年的圣保罗大教堂版画作品，他仍记得有人赠予他这件艺术品，却忘记了版画所描绘的内容。他能够照着原图画出令人赞叹的精美画作，每处细节都一样，甚至能还原

① 1 英寸＝2.54 厘米。——编者注

出画作的瑕疵！然而，即便他的画作逼真，他也仍然不能说明画作的内容。他观察物体十分细致，只是不知道自己在看什么——这也是为什么画作瑕疵对他来说不算“瑕疵”。

约翰在得脑卒中之前喜欢打理院子里的花草。这天，他走出家门，让妻子感到惊讶的一幕发生了：他拿起一把大剪刀开始修剪树篱，却总是将花朵剪掉。因为他根本分不清花朵与杂草。换言之，对约翰而言，修剪树篱就是将杂乱无章的地方修得规规整整，而不需要知道修剪的是什么。约翰的困扰很好地解释了视觉与感知的区别。

困扰约翰的除了不知自己所见为何物，还有其他小麻烦。例如，他有管状视野，常常“只见树木，不见森林”。咖啡放在整洁的桌子上，他能伸手顺势端起，而面对自助餐时，他却不知所措。当他发现自己错把蛋黄酱当成奶油倒进咖啡里时，他自己都吓了一跳。

我们对世界的感知看似容易，总觉得理所当然。吾看，吾见，吾知——这似乎是自然且必然的事情，正如水往低处流。只有在遇到约翰这样的患者时，我们才意识到感知是如此复杂。尽管我们所看到的世界是连贯统一的，但实际上这源于大脑皮质中 30 个（或更多）活跃的不同视觉区域，每个区域都有多种调节功能，且有细微的不同。这些视觉区域中，有很多是人类与其他哺乳动物共有的，而有些视觉区域则在某一阶段“分化”成灵长类动物特有的新区域。我们尚不清楚到底有多少视觉区域为人类所独有，但对比其他高级大脑区域，我们对视觉区域更加了解，如我们知道额叶与道德、同情和雄心有关。因此，全面理解视觉系统的工作方式，能够帮助我们深入了解大脑如何处理信息，以及那些人类大脑独有的信息处理方式。

几年前，我参加了戴维·阿滕伯勒（David Attenborough）在加州

拉霍亚大学水族馆举行的餐后演讲，这里离我工作的地方不远。一位相貌出众、留着海象胡子的男士坐在我身旁。四杯葡萄酒下肚后，他告诉我，他就职于圣迭戈创新科学研究所。我很想告诉他，创新科学是个矛盾的说法，但话还没说出口，他便打断了我。他询问了我的工作单位及目前研究的兴趣点。

“我最近在研究孤独症和联觉，同时我也研究视觉。”

“视觉？这有什么可研究的？”

“那你看到一样物品，比如椅子，你会想到什么呢？”

“我的眼睛里，确切地说是视网膜上有一张椅子的光学图像。图像沿着神经传至大脑视觉区域，所以我看到了椅子。当然，眼睛里的图像是颠倒的，所以在看到椅子之前，必须在大脑中将其再次倒转。”

他的回答反映了一种逻辑错误，叫作“微型人谬误”。如果视网膜上的图像被传送至大脑，投射到内部神经“屏幕”上，那你就需要头脑中的“微型人”看着图像做出解释，帮助你理解图像。但是微型人怎么会理解闪现在神经“屏幕”上的图像呢？在他的大脑中肯定有另一个微型人看着图像。这是一种无限循环，视觉、图像和微型人参与其中，却没有真正解决感知的问题。

想要理解感知，首先要摆脱这样的观念，即眼睛所看见的图像被传递至大脑中的“屏幕”上并显现出来。相反，你要理解，当眼睛看见的一束束光线转化为神经冲动时，将视觉信息视为图像不再有任何意义。我们必须想出一些符号性描述，来代表所看到的画面中的场景和物体。例如，屋子角落里有一把椅子，我想让某人了解椅子的外观，我可以带他去到角落并指给他看，让他亲眼看见。但这不是符号性描述。我还可以给他看一张椅子的照片或画作，但这仍不是符号性描述，因为它们具有外观相似性。但如果我将一张便条递给他，上面描述了椅子的外观，我们就进入了符号性描述的世界：纸上的墨迹与椅子没有外观相似性，而仅仅是用符号描述椅子的外观。

与之类似，大脑创造的也是符号性描述。它并不是重新创造原始图像，而是用全新术语来呈现图像的各种特征和不同方面——当然不是用墨水，而是用神经冲动独有的方式。这些符号编码有一部分在视网膜上创建，但大部分在大脑中创建。一旦到达大脑视觉区域的大量神经网络中，符号编码会包装、转化并结合在一起，最终帮助你识别出物体。当然，大部分的视觉加工在不知不觉中进行，没有进入你的意识知觉。这就是我们为什么会觉得看到物体是一件轻而易举的事，正如我的晚餐同伴所理解的那样。

通过指出这个无限循环的逻辑问题，我可以轻松反驳"微型人谬误"。但是否有直接证据来证明这是一种谬误呢？

首先，你所看到的不可能只是视网膜上的图像，因为视网膜图像保持不变时，你的感知完全可能会改变。如果感知仅传输至大脑内部的"屏幕"上并显示图像，这怎么可能呢？其次，反之亦然：视网膜图像改变时，你对物体的感知可能保持不变。最后，不考虑物体外观，感知需要时间，并且分阶段进行。

第一个原因最容易理解，也是许多视错觉产生的原因。一个著名的例子就是瑞士晶体学家路易斯·阿尔贝特·内克尔（Louis Albert Necker）偶然发现的内克尔立方体（见图 2.1）。一天，他正透过显微镜凝视一个透明立方体，突然立方体似乎发生了翻转！内克尔对此感到十分惊奇。立方体没有发生明显的移动，却在他的眼前改变了方位。是立方体本身在变化吗？为了弄清楚这一点，内克尔在小纸片上画了一个线框立方体，发现立方体同样会发生翻转。因此内克尔得出结论：变化的是自己的感知，而不是立方体。

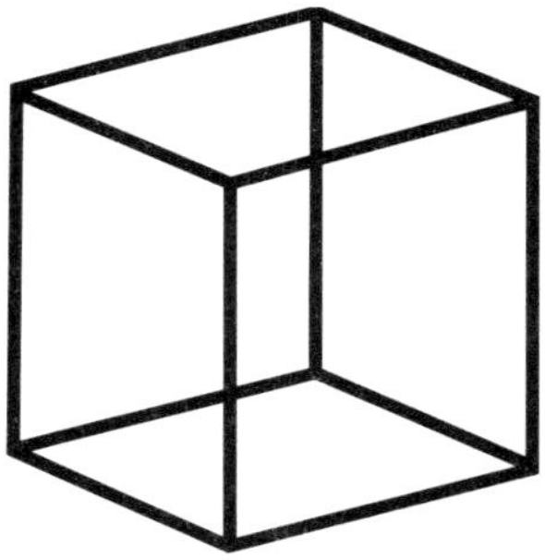

图 2.1 立方体的轮廓示意图：采用不同的方式观察时，立方体的方位会发生变化。

你可以自己尝试一番。即便之前试过多次，你也依然会觉得有趣。你会看到立方体在你眼前突然翻转，但你仅能自主控制这个过程的一部分。事实上，你可以改变对固定图像的感知，甚至可以将其彻底翻转。这足以证明，大脑中的感知不只是显示图像。即便是最简单的感知行为也需要大脑判断、理解。感知是一种积极形成的世界观，而不是对感官输入的被动反应。

另一个有力的例证是著名的艾姆斯房间错觉。试想有一个普通房间，与你现在所处的房间相似，延伸其中一个角落，这个角落的天花板会比其他地方高得多。现在，在任意墙面上挖一个小洞，从这个小洞看向房间内部，几乎从任何角度看，你看到的都是变形的梯形房间。令人吃惊的是，从一个特殊角度往里看，房间看起来完全正常！墙壁与地板、天花板之间都呈直角，窗户和地板砖大小均匀。对于这种错觉，通常的解释是，从这个特殊的角度往里看时，变形的房间投射在你视网膜上的图像与普通房间产生的图像是一样的，但只能说从几何光学的角度来说是一样的。但这肯定回避了问题实质。从这一特殊角度，你的视觉系统如何知道一个正常房间应该是什么样子的呢？

让我们换个思路，设想你正在透过小孔观察一个普通房间的内部。事实上，可以产生完全相同图像的艾姆斯房间能呈现的梯形形态是无限多的，但你可以稳定感知到一个正常房间的样子。你的感知不会在一百万种可能性之间来回摇摆，而是会立刻将注意力集中于正确的解释。感知能够做到这一点，唯一的方法就是引入某些关于世界的固有知识或隐藏假设，比如墙壁是平行的，地砖是方形的，等等，以排除错误房间的无限可能性。

因此，研究感知，就是探索这些假设和它们在大脑神经中的运作方式。与真实房间一般大小的艾姆斯房间很难建造，但多年来，心理学家巧妙地设计了数百种视错觉，以帮助我们探究那些驱动感知的假设。视错觉似乎违背常识，所以十分有趣。但视错觉对认知心理学家来说，就像橡胶燃烧的气味对工程师一样，有着难以抗拒的吸引力，令他们想要找到原因。生物学家彼得·梅达沃在一篇文章中就表达过这一观点。

有个最简单的视错觉例子，它最早由牛顿提出，后来被托马斯·杨（巧合的是，他也破译了埃及象形文字）证实。假如你在白色屏幕上分别投射红色和绿色的光圈，令它们重叠，你实际看到的圆圈就是黄色的。假如你有三台投影仪，分别投射红色、绿色和蓝色的光圈，只要你调整好每台投影仪的亮度，你就能得到五彩斑斓的颜色——事实上，只要按照恰当比例进行调整，你就能得到上百种不同颜色，甚至白色。人们第一次见到这一视错觉时都震惊得不敢相信。视错觉解释了视觉的基本原理：尽管你能区分数千种颜色，但你的眼睛中只有三种对色彩敏感的细胞，分别对红光、绿光和蓝光敏感。每一种细胞只对一个波长的光最敏感，而对其他波长反应欠佳。因此，你看到的任何色彩都会以不同程度激活对红色、绿色和蓝色敏感的细胞，更高层级的大脑机制将每种程度解释为不同颜色。例如，黄色在红色和绿色光谱中处于中间位置，所以它以同样的程度激活对红色和绿色敏感的细胞，而大脑已经习得或进化到足以了解这种颜色就是我们所说的黄色。通过彩色光解释色觉原理是视觉科学的伟大成就之一，这也为彩色印刷（节省地只用三种染料）和彩色电视机的发展铺平了道路。

我们如何利用视错觉找到感知的隐藏假设？我最喜欢的例子就是“形状源于阴影”（见图 2.2）。艺术家使用阴影来增强画作的层次感由来已久，但直到近期科学家才开始仔细研究阴影。1987 年，我通过电脑创建了若干个如图 2.2 所示的示意图——在灰色区域随机分布的数个圆盘。每个圆盘的色彩都是由白至黑均匀渐变的，背景则是介于黑白中间的灰色。这一实验的灵感部分来源于维多利亚时代的物理学家大卫·布儒斯特的观察。如果仔细看图 2.2 中的圆盘，你会觉得好像有一束光从右侧照过来，圆盘像是一组凸出的鸡蛋；再仔细看看，你会觉得有一束光从左侧照过来，圆盘像是一组凹槽。但不管你怎么努力尝试，你都不能同时看到鸡蛋和凹槽。为什么会这样呢？有一种可能性是大脑会默认选择最简单的解释，以同一种方式来观察所有圆盘。我还想到另一种可能性：视觉系统会假设只有单一光源照亮整个场景或其中的大块区域。严格来说，人工照明环境中可能有许多灯泡，这种单一光源假设并不一定准确，但在自然界中情况确实如此，因为我们的星系中只有一个太阳。如果有一天你抓住一个外星人，一定要给他看这张图，问问他的太阳系是否只有一个太阳。也许来自双子星系的生物会对视错觉免疫。

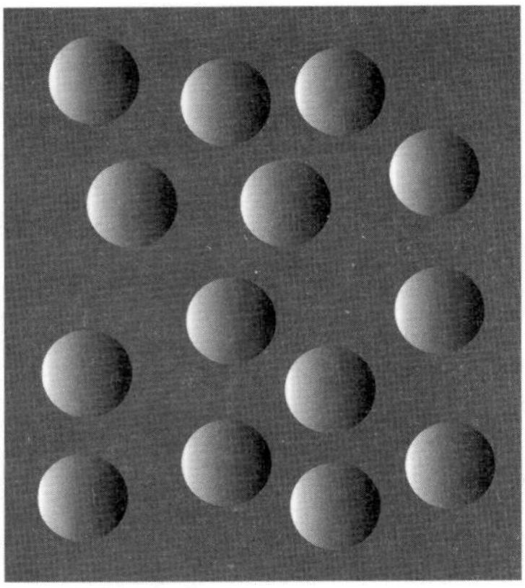

图 2.2 是鸡蛋还是凹槽？根据光源方向的不同（右侧或左侧），你可能会得到两种不同的答案，但你不可能同时看到鸡蛋和凹槽。

那么，哪种解释正确呢？大脑默认选择简单的诠释方式？还是因为单一光源呢？为了找到答案，我做了效果更明显的实验，创建了如图 2.3 所示的混合示意图，其中上行和下行有不同方向的阴影。在这张图中你会注意到，如果将上行看作鸡蛋，那么下行就是凹槽，反之亦然。你不可能将圆盘同时看作鸡蛋或凹槽。这证明，正确的解释是单一光源假设。

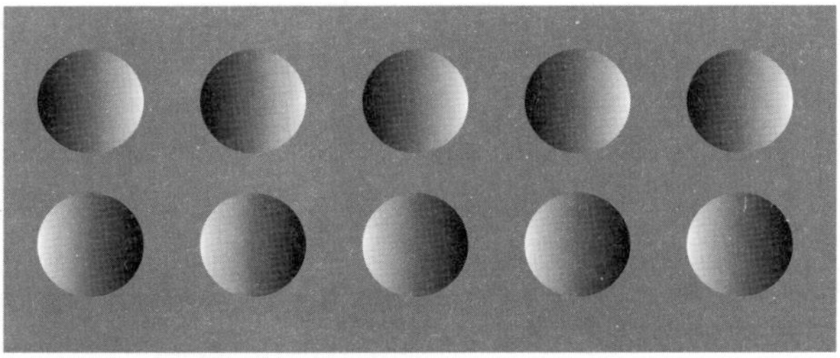

图 2.3 两行阴影圆盘示意图。将上行看作鸡蛋时，下行看起来是凹槽，反之亦然。不可能同时将两行看作鸡蛋或凹槽。这说明感知倾向于单一光源假设。

接下来进行进一步的研究。在图 2.4 中，圆盘中的阴影呈现垂直渐变而不是水平渐变。你可以注意到，上部颜色较浅的圆盘总是看上去像凸出的鸡蛋，而上部颜色较深的圆盘则是凹槽。我们可以得出结论，除了图 2.3 揭示的单一光源假设，还有另一个更有说服力的假设，那就是光源总是从上方投射下来。考虑到太阳在自然界中的位置，这是有道理的。当然，这一假设又不完全正确：太阳有时出现在地平线上。但从统计角度来看，这是正确的——太阳一定不会低于你所在的位置。如果将示意图旋转 180 度，你会发现所有凹凸处位置互换。而如果将示意图旋转 90 度，你将发现圆盘的凹凸情况如图 2.3 一样变得模棱两可，因为你没有固定地假设光是从左侧还是从右侧照过来的。

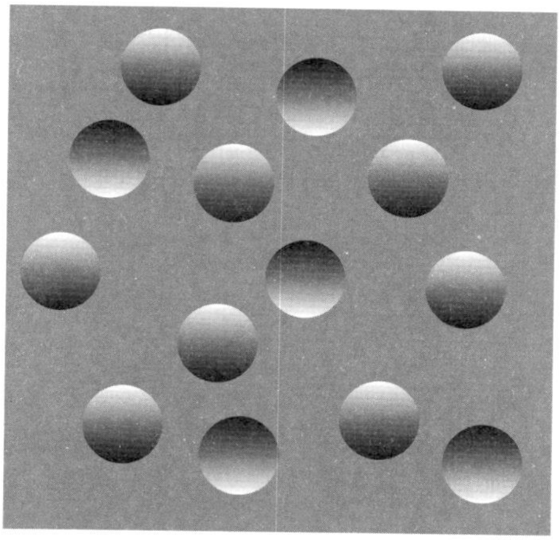

图 2.4 “单面煎蛋”示意图。一半圆盘（上部颜色较浅的）看起来是鸡蛋，另一半看起来是凹槽。这种错觉证明视觉系统自动假设光源来自上方。将此图旋转 180 度，鸡蛋和凹槽就会互换位置

现在我想让你尝试另一个实验。回到图 2.3，但这一次不要旋转示意图，而是将图保持竖直，将你的身体向右倾斜，右耳几乎碰到右

肩，头部与地面平行。此时你会看到什么呢？图像的凹凸情况不再模棱两可了。上行看上去是凸起的鸡蛋，下行看起来是凹槽。这是因为根据大脑和视网膜的观察，此时上行的上部颜色较浅，尽管实际上是图像右侧的颜色较浅。换言之，“光源在上方”的假设是以头部为中心，而不是以世界或身体为中心。这就好像大脑假设太阳粘在头顶，当你90度倾斜头部的时候，太阳仍然粘在头顶！为什么要进行这么荒唐的假设呢？因为从统计学角度讲，人类的头部大部分时间是与地面垂直的。我们的猿类祖先很少会歪着头四处张望。因此，你的视觉系统走了一条捷径；它假定“太阳粘在你的头顶”。视觉的目的不是让事物一直完美呈现，而是更快、更频繁地呈现，这样人类才能长期生存，繁衍生息。就进化本身而言，这是最重要的。当然，这条捷径会让你容易受到某些错误判断的影响，比如刚才倾斜头部时发生的状况，但这种情况在现实生活中很少发生，大脑也能侥幸偷个懒。以上对视错觉的解释阐明了我们如何感知世界：我们看到一系列相对简单的图像，提出几个浅显的问题，并在几分钟之内获得正确的见解。

视错觉是用黑箱方法对大脑进行研究的典型案例。黑箱这一比喻来自工程学。工程学专业的学生可能会用到一个密封的箱子，里面布满接头和灯泡。某些接头通电后灯泡会亮起来，但它们并不是直接或一对一的关系。教师留给学生的作业就是尝试连接或断开不同的接头，观察每种情况下哪些灯泡会亮，在不打开箱子的情况下，从这个试错过程中推导出箱子内的电路图。

在认知心理学中，我们经常遇到同样的基本问题。大脑如何处理某些视觉信息呢？为缩小答案的范围，我们只需尝试改变感官输入，并关注人们看到的或相信自己看到的事物。这种实验帮助我们发现视觉功能的原理，就像奥地利遗传学家格雷戈尔·孟德尔通过各种特征的杂交植物发现遗传规律一样，尽管他没办法知道使这些规律成立的分子及其遗传机制。在视觉方面，我认为最好的例子就是我们刚刚分析的托马斯·杨通过对彩色光线的研究，预测人类的眼睛中存在三种颜色感受器。

在研究感知和发现其潜在原理的过程中，人们迟早会提出疑问：如何从神经元的活动中得出这些原理？找到答案的唯一方法就是打开黑箱——直接对大脑进行试验。传统上有三种方法：神经学（研究脑损伤患者）、神经生理学（监测神经回路或单个细胞的活动）及脑成像。这些领域的专家相互鄙视，往往将自己的研究方法视为窥探大脑功能最重要的窗口，但近几十年来，专家们越发意识到，有必要联合起来研究这一问题。甚至连哲学家也加入了这场争论。他们中的一些人，例如帕特里夏·丘奇兰德（Patricia Churchland）和丹尼尔·丹尼特（Daniel Dennett）有着远见卓识，对研究陷入“死胡同”的大多数神经科学家来说，这些哲学家的远见卓识是宝贵的解药。

灵长类动物（包括人类）的大脑中的一大部分，包括枕叶、部分颞叶和顶叶，专门负责视觉功能。人类大脑中的约 30 个视觉区域，每个都包含一张完整或部分完整的视觉地图。如果你认为视觉结构很简单，你应该上网找一下戴维·范埃森（David Van Essen）描绘猴子视觉通路结构的解剖图，记住，人类的比这复杂得多。

特别需要注意的是，在视觉纤维从每个区域向前进入下一个层级更高的区域的过程中，有许多视觉纤维（比想象中多得多！）从每一阶段的视觉处理返回前一个阶段。传统的视觉概念是对图像进行逐阶段的顺序分析，而随着各阶段的进行，分析越来越复杂，过多的视觉纤维的返回最终使得分析无法进行下去。这种返回现象的作用尚不明确，但我猜想，在每个阶段的视觉处理中，只要大脑获得对感知“问题”的部分解决方案，例如确定一个物体的特征、地点和动作，这一部分解决方案就会立即反馈给前一阶段。当你看到“杂乱”的视觉图像时，例如“隐藏”场景，这种反复循环的过程有助于打破僵局并排除错误的答案。换句话说，这些反馈让你与图像玩一种“20个问题”游戏，让你能够迅速锁定正确答案。这就好像我们每个人一直在幻想，而我们所谓的感知只是选择与当前输入最匹配的一个幻觉。这么说当然有些言过其实，却很有道理。(在稍后章节我们将看到，这也许能够解释人类欣赏艺术品的原因。)

我们如何精确识别物体？这个问题仍有待研究。当你看到某人的脸时，神经元是如何识别它不是一把椅子的呢？椅子的属性是什么？在现代设计师的家具店里，椅子是一块中间微微凹下去的塑料。看来椅子的功能很重要——椅子可以让人们坐下来，不管它是否有四条腿，或是否有靠背。不知为何，神经系统对椅子的感知理解为“坐”这个动作。你在一生中会遇到数百万张脸，你如何能在看到某人的脸后立即认出这个人，并将其相应特征储存在你的记忆库中呢？

物体的某些明显特征大大有助于识别。例如，在图2.5（a）中有一个圆圈，中间有一条弯曲的线条，你可能会认为这是一只猪的臀部。在图2.5（b）中，一对竖线上分别有两个小圆，但只要我添加一些特征，比如爪子，你就会看到一只熊正在爬树。这些图像表明，某些非常简单的特征可以作为复杂对象的特征标签，但这仍不能回答一些基本问题，比如这些特征是如何被我们提取和识别的。我们为何会将弯曲的线条识别为弯曲的线条？当然，在图2.5（a）中，弯曲的线条只能是一条尾巴。如果弯曲的线条在圆圈外部，我们就不会看到猪的臀部。这就提出了物体识别的一个核心问题：视觉系统如何通过特征之间的关系来识别物体呢？我们对此知之甚少。

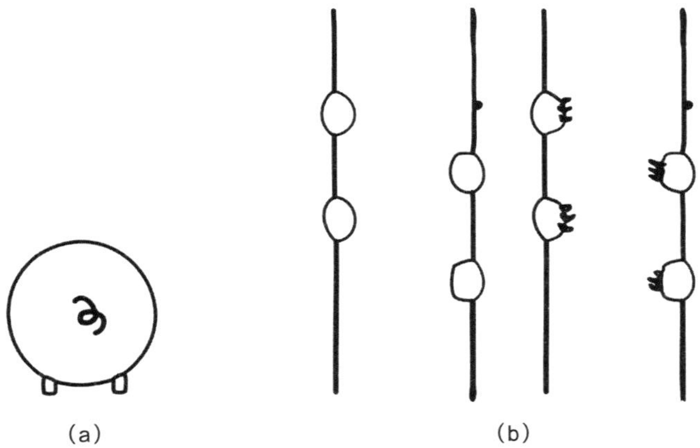

图 2.5 （a）一只猪的臀部；（b）一只熊。

这一问题对脸部来说更加显著。图 2.6（a）是一张脸的卡通图。横线和竖线等符号可以代替鼻子、眼睛和嘴巴，但前提是它们之间的位置关系是正确的。图 2.6（b）中的脸有着与图 2.6（a）中的脸相同的特征符号，但是它们的位置被打乱了，我们完全看不到脸——除非你是毕加索。因此，正确的位置排列至关重要。

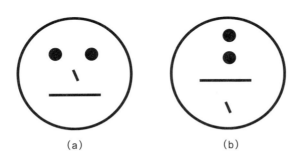

图 2.6 （a）一张脸的卡通图；（b）一张乱糟糟的脸。

这样的例子还有很多。哈佛大学的史蒂文·科斯林（Steven Kosslyn）指出，特征之间的关系，例如鼻子、眼睛、嘴巴有着正确的相对位置，会告诉你那是一张脸，而不是一头猪或一头驴；特征并不会告知你那是谁的脸。为了识别出人脸，你得切换一下，估算特征之间的相对大小和距离。这就好像你的大脑将所遇到的数千张脸平均分配，创建出人类脸部的通用模板。然后，当你遇到一张新面孔时，你将新面孔与模板进行比较，也就是说，你的神经元做了数学减法运算，用新面孔减去平均面孔，所得偏离平均面孔的差成为新面孔的特定模板。例如，与普通人的面部相比，理查德·尼克松的脸上有一个蒜头鼻和浓密的眉毛。事实上，你可以有意夸大这些偏差，画一幅人物漫画——一张比原版更像尼克松的漫画。我们将在后面的章节中看到这一点与某些艺术形式有何关联。

然而，我们必须记住，“夸张”“模板”“关系”这样的词会让我们产生一种错觉，以为我们已经对问题有了深入的了解，实际上这中间还隐藏着太多的未知。我们尚不知晓大脑中的神经元是如何执行这些操作的。不过，我所概述的这些观点可能对日后的研究有所帮助。例如，20 多年前神经科学家发现，猴子颞叶中的神经元对面孔有反应；当猴子看到一张熟悉的面孔时，一组神经元会被激活，比如猴子知道乔是猴群头领，拉娜是它的宠妻。1998 年，我发表过一篇关于艺术的文章，我在文章中提到了我的猜测：这些神经元可能有些自相矛盾，它们对夸张漫画的面孔比本来的面孔反应更加强烈。有趣的是，这一猜测已经在哈佛大学进行的一系列实验中得到证实。这些实验很重要，可以帮助我们将视觉和艺术的纯粹理论猜测转化为更加精确、可测试的视觉功能模型。

物体识别是个难题，对于其中涉及的过程和步骤，我已经进行了一些猜测。然而，"识别"一词并不能告诉我们什么，除非我们能够解释，基于脸部的记忆联想，物体或脸部如何唤起意义。神经元如何编码意义并唤起物体的语义关联？这个问题是神经科学界的圣杯，无论你的研究领域是记忆、感知、艺术还是意识。

同样，我们也不知道为什么高等灵长类动物有那么多不同的视觉区域，它们似乎起着不同的作用，如观察颜色、动作、形状，识别脸部，等等。每个视觉区域的工作模式完全不同，因此它们的神经网络的进化和发展也迥然不同。

颞中区（以下称为 MT 区域）是一个很好的例子，每个脑半球中都有这一小片皮质组织，主要负责观察动作。20 世纪 70 年代末，苏黎世有一位叫英格丽德的女士得了脑卒中，她的大脑两侧的 MT 区域受损，但其他大脑区域完好无损。英格丽德的视觉在很多方面都正常：她可以读报纸，能识别物体和人，但是她很难观察运动的物体。当一辆汽车飞驰而过时，英格丽德看到的是一连串静态快照，像在频闪闪光灯下拍出来的照片。她能看清楚车牌和车辆的颜色，却无法看到车辆移动。她很害怕过马路，因为她不知道汽车行驶速度有多快。在往玻璃杯里倒水时，水流对她来说就像静止的冰柱。英格丽德不知道应该在何时停止倒水，因为她看不到杯中的水是如何上升的，因此总是倒到水溢出来。英格丽德说自己与人交谈都像是在"打电话"，因为看不到对方嘴唇在动。对她来说，生活变成了一种奇怪的折磨。由此我们可以得出结论，MT 区域似乎与观察动作息息相关，而与其他视觉方面无关。还有其他四点证据也支持这一观点。

第一，你可以记录猴子 MT 区域的单个神经细胞。细胞在物体移动时发出信号，但它似乎对物体的颜色和形状不感兴趣。第二，你可以用微电极刺激猴子MT区域中的小簇细胞。电流接通后细胞被激活，猴子开始产生幻觉。我们之所以知道这一点，是因为猴子开始转动眼睛，追踪想象中的运动物体。第三，在人类志愿者身上，你可以通过功能性磁共振成像（fMRI）来观察MT区域的活动。功能性磁共振成像显示，当被试观察物体时，大脑中因血流变化而产生可以测量的磁场。在这种情况下，当你看到移动的物体时，MT区域会被点亮，但当你看到静态图片、色彩或打印文字时，该区域不会被点亮。第四，你可以使用一种叫作经颅磁刺激的设备来短暂击昏被试MT区域中的神经元，造成暂时性的大脑损伤。令人惊讶的是，被试像英格丽德一样短暂失去了观察动作的能力，而其他视觉能力从各方面看都完好无损。以上四点都证明了MT区域在大脑中负责观察动作，这似乎显得有点儿小题大做，但是在科学界，为证明一种观点而收集证据从来都有益无害。

同样，颞叶中有一个叫作V4的区域，专门处理色彩。当大脑两侧的V4区域受损时，整个世界就会失去色彩，看起来好像黑白电影。但患者的其他视觉功能完好无损：患者仍然能够感知动作、识别面孔、阅读等。和MT区域一样，通过单个神经元研究、功能成像和直接电刺激，你可以得到一系列证据，统统证明V4区域是大脑的“色彩中心”。

遗憾的是，与MT区域和V4区域不同，灵长类动物大脑的其他视觉区域在受到损伤、功能成像或电刺激时，并不能清晰地显示它们的功能。原因可能是这些区域并不是那么“专一”，或者它们的功能更容易被其他区域弥补（就像水绕过障碍物流淌一样），又或者是我们对单一功能的定义模糊（计算机科学家将这称为“不适定”）。虽然大脑的解剖结构之复杂令人无比困惑，但有一种简单的组织模式对视觉研究大有帮助，即视觉信息沿着（半）独立、平行的通路分流（见图 2.7）。

首先，让我们看一下视觉信息进入大脑皮质的两种通路。所谓的“旧通路”始于视网膜，经过中脑上丘，之后通过丘脑枕投射到顶叶（见图 2.7）。这条通路与视觉的空间方位有关，它说明物体在哪儿，而不是物体是什么。旧通路帮助我们利用眼睛和大脑确定物体方位并追踪物体。如果仓鼠的这条通路被损伤，它就会产生一种奇怪的隧道视觉[①]，只能看到并识别鼻子正前方的物体。

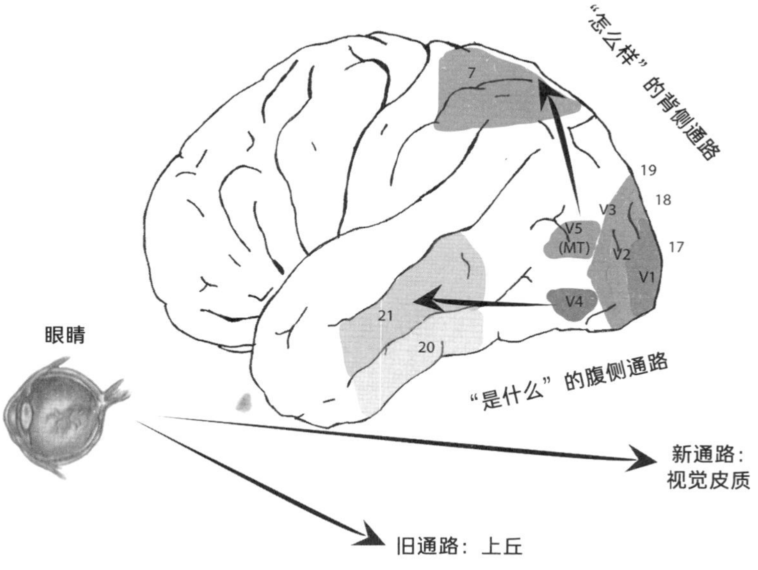

图 2.7 来自视网膜的视觉信息通过两种通路进入大脑。一种（称为旧通路）通过上丘传递，最终到达顶叶。另一种（称为新通路）通过外侧膝状体核（LGN）到达视觉皮质，之后再次分裂成“怎么样”和“是什么”通路。

① 隧道视觉是指失去了中心视觉的外围视觉，视野中只剩下了一个狭窄的圆形隧道式的区域。——译者注

新通路在人类和所有灵长类动物身上高度发达，使其能够进行复杂分析，识别繁杂场景和物体。新通路从视网膜投射至 V1 区域，这里也是人类首个且最大的皮质视觉地图，并从这里分成两个子通路：通路 1，我们通常称为“怎么样”通路；通路 2 是“是什么”通路。“怎么样”通路（有时称为“在哪里”通路）与视觉对象在空间范围内的关系有关，而“是什么”通路则与视觉对象本身内部的特征关系有关。因此，“怎么样”通路的功能在某种程度上与旧通路重叠，但它能调节更复杂的空间视觉——决定视觉场景的整体空间布局，而不仅仅是物体的位置。“怎么样”通路投射到顶叶，与运动系统有着密切的联系。当你躲避向你掷来的物体时，当你在房间里确定方位以避免碰磕时，当你小心翼翼地迈过树枝或深坑时，当你伸手去抓握东西或避开重击时，你靠的就是“怎么样”通路。这些行为大部分是无意识、高度自主的计算，就像机器人或僵尸副驾驶一样，只需听从指令，而不需要太多的指导或监控。

在讲解“是什么”通路之前，我想先提一下极具吸引力的盲视现象。20 世纪 70 年代末，拉里·维斯克兰茨（Larry Weizkrantz）在牛津镇发现了这一现象。一位名叫盖伊的患者左侧视觉皮质受到严重损伤——左侧视觉皮质是“怎么样”通路和“是什么”通路的起源点。因此，他的右眼完全失明，至少起初看上去是这样的。在测试盖伊视力完整性的过程中，维斯克兰茨让他伸手去触摸身体右方的小光点，盖伊声称自己什么都看不到，没有任何小光点，但维斯克兰茨让他无论如何都要尝试一下。令维斯克兰茨吃惊的是，盖伊正确地触碰了那个光点。盖伊说自己一直在猜测，当知道自己正确触碰了光点时，他也感到十分惊讶。但反复实验证明，这并不是巧合；尽管他对“光点在哪里”“看起来是什么样子”并没有视觉感受，但他每次都能找到目标光点。维斯克兰茨将这种综合征称为盲视，以强调其自相矛盾的本质。如果这不是超感知觉，我们该如何解释这种现象呢？一个人怎么能定位他看不见的物体？答案在于大脑中新旧通路之间的解剖学划分。盖伊穿过 V1 区域的新通路受到了损伤，但他的旧通路完好无损。光点的位置信息顺畅地传达到他的顶叶，顶叶继而引导手移动到正确位置。

对盲视的这一解释简单易懂，广为接受，但它引出了一个更有趣的问题：这难道意味着只有新通路才有视觉意识吗？当新通路受阻，就像盖伊的情况一样时，视觉意识就会消失。另一方面，旧通路显然执行了同样复杂的计算来引导手部动作，没有一丝意识潜入。这就是我将旧通路比作一个机器人或者僵尸的原因。为什么会这样呢？毕竟，它们是由神经元组成的两条平行通路，有着相同的外观，为什么只有一条通路与意识知觉相关呢？

至于原因，我先卖个关子。意识知觉是一个大问题，我们将在最后一章阐述。

现在我们看一下通路 2，即“是什么”通路。该通路主要与识别物体及物体之于你的意义有关。该通路从 V1 区域投射至梭状回（见图 3.6），再从那里投射到颞叶的其他部分。请注意，梭状回区域主要对物体进行机械分级：区分字母、区分物体、区分人，但不赋予物体任何意义。梭状回的作用类似于贝壳收藏家（贝壳学家）或蝴蝶收藏家（鳞翅目昆虫学家），他们为数百个标本分类、做标记，并赋予它们各不相同、互不干扰的概念，而无须关注其他任何有关信息。（这样说基本正确，但也不完全正确：意义的某些方面可能从较高层级中心反馈至梭状回区域。）

但是，当通路 2 经过梭状回投射到颞叶的其他部分时，它不仅唤起物体的名称，而且唤起与之相关的一系列记忆及事实——通常来说，这是物体的语义或含义。你不仅能够识别出乔的面孔是“乔”本人，而且记得关于他的各种事情：他娶了简为妻，他的幽默感很奇怪，他对猫过敏，他与你同属一个保龄球队。这一语义检索过程需要激活大部分颞叶，但似乎集中于少数“瓶颈”区，包括韦尼克语言区和顶下小叶。这些区域涉及一些人类独有的能力，比如命名、阅读、写作和计算。一旦在这些瓶颈区域中提取含义，信息便会传递到嵌在颞叶前方的杏仁核，以唤起你对所见物体（或人）的感觉。

除了通路 1 和通路 2 [3]，大脑还有另一条可供选择的反射性通路，对物体做出情感反应，我称之为通路 3。如果前两个是“怎么样”及“是什么”通路，那这条可称为“那又怎样”通路。在这条通路上，一些显著的生物学刺激，比如眼神、食物、面部表情及动作（例如某人的步态和手势）从梭状回穿过颞叶的颞上沟（STS）区域，然后直达杏仁核。[4] 换句话说，通路 3 绕过高层级物体感知，经过通路 2 所唤起的丰富联想半影区，迅速转至杏仁核，这里是大脑情感核心的入口——边缘系统。这条捷径的进化，可能是为了加快对高价值场景做出反应，无论这些是固有场景还是习得场景。

杏仁核与过去储存的记忆有关，协同边缘系统中的其他结构一起运作，以衡量你所见到的对象的情感意义：是朋友，是敌人，还是伴侣？是食物，还是水？危险吗？或者只是普通的东西？如果是微不足道的对象，比如一根木头、一团绒毛、在风中沙沙作响的树木，你将对它毫无感觉，很可能会忽略它。但如果是重要的对象，你会立刻有所察觉。如果感觉强烈，杏仁核的信号也会下传至下丘脑中，下丘脑不仅可以调节激素的释放，还会激活自主神经系统，让你采取适当行动，无论是进食（feed）、战斗（fight）、逃跑（flee）还是求爱（woo）。

（医学院的学生用四个“F”来帮助记忆。）这些自主反应包括强烈情感引发的所有生理迹象，如心率加快、呼吸急促和出汗。人类的杏仁核也与额叶相连，为四种“F”的原始情感添砖加瓦，因此你不仅会感受到愤怒、欲望和恐惧，还能有傲慢、骄傲、谨慎、钦佩、慷慨之类的情感。

现在让我们回到约翰的案例，也就是本章前面提到的脑卒中患者。基于我刚画的视觉系统的草图，我们能否解释他的一些症状呢？首先，约翰一定不是盲人。他几乎可以完美复刻圣保罗大教堂中的版画，尽管他不知道自己画的是什么。约翰的视觉处理过程的早期阶段是正常的，因此他的大脑可以提取线条和形状，甚至可以辨别它们之间的关系。但在“是什么”通路中的下一个至关重要的环节梭状回中，约翰的视觉信息被切断了。而视觉信息需要在梭状回触发识别、记忆与情感。这种疾病被称为失认症，这个术语是由西格蒙德·弗洛伊德发明的，意思是患者能看到，却不知道看到的是什么。（尽管约翰不能有意识地区分狮子和山羊，但我们可以看看他对狮子是否有恰当的情感反应，那将会很有趣，可惜研究人员并没有对此进行研究。约翰的大脑很可能选择性地保留了通路3。）

约翰仍然可以“看见”物体，可以伸手抓住物体，可以在房间中四处走动并避开障碍物，因为他的“怎么样”通路基本完好无损。事实上，任何看到他走来走去的人，都不会怀疑他的感知有严重错乱。还记得吗，他从医院回到家时，可以用大剪刀修剪树篱、拔除野草。可是他分不清楚野草与花朵，识别不出面孔或车型，也辨别不清沙拉酱和奶油。依据我刚才描绘的多种视觉通路解剖图，约翰的那些原本看起来怪异、让人难以理解的症状就讲得通了。

这并不意味着他的空间感完好无损。回想一下，他可以轻松拿起一个咖啡杯，却被堆满食物的自助餐桌搞糊涂了。这表明，他的一个视觉过程也中断了，研究人员称该过程为分割，即知道视觉场景的哪些片段能够组成单一物体。在“是什么”通路中，分割是识别物体的关键前提。例如，如果你在树干两侧分别看到一头牛的头部和两条后腿，你会自主感知整个动物——大脑的“眼睛”补全了剩下的画面。我们仍不清楚在视觉处理初期神经元是如何轻松完成这种连接的。就约翰而言，这一分割过程的某些方面可能也受到了影响。

此外，约翰缺乏色觉，这表明他的 V4 色觉区域受损，而 V4 区域不出意料地与脸部识别区域处于同样的脑区——梭状回。约翰的主要症状有部分原因在于特定的视觉功能受到损伤，但其他症状却不能以此来解释。研究人员要求约翰靠记忆画出花朵，他那奇怪的症状变得更明显了。在他绘制的图画上，他自信地标注了玫瑰、郁金香和鸢尾花。注意，这些花画得很好，但看起来并不像我们所了解的任何花。他好像对花有大概的概念，但记忆中没有真花的样子，所以他画出了“火星花”这种根本不存在的花。

约翰的妻子在他回家的几年后去世了，他便搬到一个收容所度过余生（他大约在本书出版前三年去世了）。他在世时能够照顾好自己，住在一个小房间里，一切都被安排得井井有条，便于他辨认。不幸的是，他的医生格林·汉弗莱斯（Glyn Humphreys）告诉我，约翰出门在外时仍会迷路，有一次甚至在花园里迷了路。尽管生活中存在这些障碍，但约翰还是表现出相当的毅力和勇气，一直保持着积极向上的状态，直至生命的最后一刻。

约翰的症状已经足够奇怪了，但在不久前，我遇到一位叫戴维的

患者，他的症状更加奇怪。他的问题不在于无法识别物体或面孔，而是不能对它们做出情感反应——这是一连串过程的最后一步，我们称之为感知。我在《脑中魅影》一书中讲过他的案例。戴维是我班上的一名学生，不幸遭遇车祸，昏迷了两个星期。从昏迷中醒来后，戴维在几个月内恢复效果惊人。他思维清晰，机敏而专注，能够理解别人对他说的话。他可以流利地说话、写字、读书，尽管说话有些含糊不清。与约翰不同，戴维能够轻松地识别物体和人。然而，他有一个严重的错觉。每当看到母亲时，他总是说："医生，这个女人长得跟我母亲一模一样，但她不是我的母亲——她是个冒牌货，假装是我的母亲。"

他对父亲也有类似的错觉，但对其他人却没有。戴维患有我们现在所说的卡普格拉综合征（或称妄想症），这种病以最初描述这种症状的医生的名字命名。戴维是我见过的第一位患有这种病的患者，让我不再怀疑这种病的存在。多年来，我学会了对怪异病症持谨慎态度。大部分病症是真实的，但有时你听说的一些病症只是神经学家或精神病学家虚荣心的产物，他们以自己的名字命名一种疾病，或者告诉别人他们第一个发现了该疾病，将其作为成名的一条捷径。

戴维的案例让我相信卡普格拉综合征的真实存在。是什么导致了这种奇怪错觉呢？在旧版精神病学教科书中可以找到一种解释，那就是弗洛伊德学说。其内容如下：戴维和所有男人一样，在他还是婴儿的时候，母亲对他有强烈的性吸引力，也就是所谓的俄狄浦斯情结。幸运的是，戴维成年后，他的大脑皮质比其原始情感结构更强势，并开始抑制这种对母亲的性冲动。然而，车祸令戴维的头部受到撞击，损伤了他的大脑皮质，从而消除了抑制，让他潜在的性冲动重新出现。突然间，戴维莫名其妙地发现母亲激发了自己的性欲。他唯一能将这一点“合理化”的方式就是假设她不是自己真正的母亲，因此戴维产生了错觉。

这一解释非常新颖独到，但是我不敢苟同。例如，我见到戴维后不久，遇到了另一位患者史蒂夫，他对自己的宠物贵妇犬也有同样的错觉！“这条狗看起来像我的爱犬飞飞，但它不是。它只是长得像飞飞而已。”弗洛伊德理论又该如何解释这一现象呢？那你得假定所有人的潜意识中都有潜在的兽性倾向，或者其他类似的荒谬倾向。

事实证明，解剖能给予我们正确的解释。（讽刺的是，弗洛伊德说过一句名言：“解剖是命运。”）如上所述，视觉信息首先被传递至梭状回，物体在那里被识别，包括面孔。梭状回的输出信息经过通路3传递至杏仁核，物体或面孔在那里得到情感监测，并产生适当的情感反应。那戴维的情况该如何解释呢？在我看来，车祸可能破坏了他通路3中的一部分纤维，将梭状回（部分经由颞上沟区域）连接至杏仁核，而这两个结构及通路2都完好无损。由于通路2（意义和语言）未受影响，故而戴维仍可以通过视觉识别母亲的脸，并记住关于她的一切。由于杏仁核和边缘系统的其余部分并未受到影响，他仍然可以像正常人一样感受开心与失落。但是感知与情感之间的联系被切断了，因此母亲的脸并不能唤起本该出现的温暖。换句话说，戴维能识别母亲的脸，却没有本该有的情感触动。戴维处理这个难题的唯一方法就是将其合理化，即推断她是冒牌货。[5] 这似乎是一种极端的合理化，但正如我们在最后一章将要看到的，大脑憎恶任何与事实不符的情况，有时唯一的出路就是产生荒谬而不靠谱的错觉。

神经学理论之所以优于弗洛伊德理论，是因为它可以进行实验测试。正如我们之前所见，当你看到能够触发情感的对象，比如一只老虎、爱人或母亲时，杏仁核就会发出信号，指示下丘脑为行动做好准备。这种“战斗或逃跑”反应并不是非黑即白的，而是介于二者之间的连续行为。轻微、适中或深刻的情感体验会分别引发轻微、适中或剧烈的自主反应。这种对情感体验的连续自主反应部分体现为微微出汗：在任何特定时刻，随着情绪激发水平的上升或下降，你的整个身体，包括手掌，会变得湿润或干燥。

对科学家来说这是个好消息，因为这意味着我们可以通过监控出汗程度测量你对所见事物的情感反应。只需要在皮肤上贴两个负电极，然后通过欧姆表来监测皮肤电反应（GSR），即皮肤电阻的瞬间波动。（皮肤电反应也被称为皮肤电传导反应，简称 SCR。）因此，当你看到性感美女海报或恐怖医学图片时，你的身体会出汗，皮肤阻力会下降，皮肤电反应值会上升。另一方面，如果你看到完全中性的物体，比如门把手或者不熟悉的面孔，你不会有皮肤电反应（尽管认同弗洛伊德学说的精神分析学家认为，门把手可能也会导致皮肤电反应）。

现在，你可能会有疑问，为什么我们要通过测量皮肤电反应这样一个复杂的过程来监测情感是否被激发？为什么不直接问一下人们他们对所见事物的感觉？答案是，在情感反应与口头表述之间，有许多复杂的处理层级，所以你得到的描述经常过于理智或者是被删减过的。例如，如果被试是未出柜的同性恋，那么当他看到脱衣舞男时，他可能会否认自己产生性兴奋，而他的皮肤电反应不会说谎，因为他无法控制。（皮肤电反应是用于测谎的生理信号之一。）这一测试完全可靠，能够判断被试的情感反应是否真实，而不是在说谎。信不信由你，所有正常人在看到母亲的照片时，都会有强烈的皮肤电反应——他们甚至不必是犹太人！[①]

① 对犹太人来说，母亲的地位高于一切。——译者注

基于这一推理，我们对戴维进行了皮肤电反应测试。当我们向他展示一些中性图片，比如桌子、椅子时，他的皮肤电反应并没有变化。当他看到陌生面孔时，由于没有强烈的熟悉感，他也没有皮肤电反应。到目前为止，没有什么异常状况。然而，当我们向他展示他母亲的照片时，他还是没有任何皮肤电反应。这种情况在正常人身上从未发生过。这一观察结果有力证实了我们的理论。

但如果这是真实原因，假设戴维在事故前就认识他的邮递员，为什么他不觉得邮递员是冒牌货呢？毕竟，视觉和情感之间的脱节应该同样适用于邮递员，而不仅仅是他的母亲。他不是应该出现同样的症状吗？答案是，在看到邮递员时，他的大脑并没有产生预期的情绪波动。母亲对他来说意义非凡，邮递员只是无关紧要的某个人。

另一个自相矛盾的地方是，当戴维的母亲在隔壁房间给他打电话时，他并没有这种冒牌的错觉。

"哦，妈妈，听到你的声音太好了。你好吗？"他说。

我的理论如何解释这一点呢？当他的母亲亲自出现而不是打电话给他时，戴维怎么会出现错觉呢？事实上，有一个简单的解释。在解剖学上，从大脑听力中心（听觉皮质）到杏仁核，有一条单独的路径。戴维的这条路径并没有损伤，所以母亲的声音能唤起该有的强烈且积极的情绪。此时不再需要错觉。

我们对戴维的研究结果发表在《伦敦皇家学会会志》（*Proceedings of the Royal Society of London*）上不久，我就收到一位来自佐治亚州、名叫特纳的患者的来信。他说自己在一次头部受伤后患上了卡普格拉综合征。他还说很喜欢我的理论，因为他现在明白了，自己并没有疯，也没有失去理智；对于自己的奇怪症状，有一个完全合乎逻辑的解释，现在他会努力克服困难。但他接着补充说，最困扰他的不是"冒牌者”错觉，而是他不再喜欢视觉场景，比如美丽的风景和花园，在事故之前，他很喜欢这些场景。特纳也不像以前一样喜欢艺术名作了。他知道这是由大脑中的联系脱节引起的，却没能重建自己对花朵和艺术作品的喜爱。我想知道，在欣赏艺术作品时，这些联系是否会对我们产生影响。通过研究这些联系，我们能否探索人类审美反应的神经基础？在第七章和第八章对艺术神经学的讲解中，我将回答这个问题。

这个奇怪的故事还有最后一个插曲。一天深夜，我正在熟睡，电话铃突然响了。我起来看了看表：已是凌晨4点。电话是一位律师从伦敦打来的，显然他没考虑时差。

“您是拉马钱德兰博士吗？”

“是的。”我半睡半醒地咕哝着。

“我叫沃森。我们有个病例，想参考一下您的意见。您有没有可能飞到伦敦检查一下患者？”

“他是什么情况？”我问道，尽量不让他听出我的厌烦情绪。

“我的当事人乔纳森先生出了车祸，”他说，“他昏迷了好几天。他苏醒之后，一切很正常，除了一点——他在说话时很难找到合适的表达词语。”

“嗯，听你这么说还好，脑损伤的患者通常会出现轻微的语言表达困难，这很常见，不管脑损伤的位置在哪儿都是这样的。”停顿了一会儿，我问道：“我能为你做些什么？”

“多布斯·乔纳森先生想要起诉撞他车的人，很明确事故是对方的责任，所以对方保险公司将赔偿乔纳森先生的汽车损坏费用。但是英国的法律体系非常保守。医生认为他身体正常——磁共振成像显示正常，他的身体也没有任何神经受损的症状或其他损伤。所以保险公司只针对汽车的损坏进行赔偿，不对他的健康状况进行赔偿。”

“这样啊。”

“拉马钱德兰博士，问题是乔纳森先生坚称自己患有卡普格拉综合征。他看着眼前的妻子，却觉得她像一个完全不认识的人。这对他造成了困扰，他想要起诉对方，要求赔偿 100 万美元，因为车祸对他造成了永久性的神经障碍。”

“请继续说。”

“事故发生不久后，有人在我的当事人咖啡桌上看到了您的书《脑中魅影》。他承认自己读过这本书，这时他才意识到自己可能患有卡普格拉综合征。但这种自我诊断并不能帮助他，症状还是维持原样。所以我们想要起诉对方，要求对方对乔纳森先生造成的这种永久性神经损伤赔偿 100 万美元。他担心有一天自己会和妻子离婚。

“拉马钱德兰博士，问题是对方律师声称我的当事人在读完您的书之后伪造了整件事。仔细想想，卡普格拉综合征的确很容易伪造。乔纳森先生和我想邀请您来伦敦，对他进行皮肤电反应测试，以向法庭证明他确实患有卡普格拉综合征，他没有装病。我知道您不可能伪造测试。”

律师已经做足了功课，但我并不打算飞到伦敦去做这个测试。

“沃森先生，这有什么问题吗？如果乔纳森先生每次看到他的妻子都觉得她是陌生人，总是发现她那么迷人，这是件好事，一点儿都不坏。男人都想像他这么幸运！”这个玩笑无聊透顶，只能说我当时还没完全从睡梦中清醒。

电话那头停顿了好久，之后挂断了电话。我再也没有收到他的消息。我的幽默感有时让人难以理解。

尽管我的话听起来有些轻率，但也没有离题万里。有一种众所周知的心理现象叫作“柯立芝效应”，以卡尔文·柯立芝总统的名字命名。它基于几十年前心理学家对老鼠进行的一项鲜为人知的实验。首先，笼子中有一只做了节育手术的雄性老鼠。实验人员把一只雌性老鼠放入笼子。雄性老鼠在与雌性老鼠完成几次交配后，疲惫不堪地瘫倒。至少看起来是这样的。如果此时你将另一只雌性老鼠放入笼子，有趣的现象发生了：雄性老鼠振作起来，又一次完成了交配，直到它再一次精疲力竭。再引入第三只雌性老鼠，原本有气无力的雄性老鼠重整旗鼓，直到再次筋疲力尽。这一邪恶的实验有力地证明了新鲜感对性吸引力和性表现有多重要。我想知道这一效应是否也适用于发情的雌性老鼠，但据我所知，还没有此类实验，可能因为多年来大多数心理学家都是男性。

据说，柯立芝总统和他的妻子在对俄克拉何马州进行访问期间收到了一个鸡舍的邀请，显然那也是他们的主要参观目的地之一。总统要先发表讲话，但由于柯立芝夫人已经听过很多次，所以她决定提前一个小时前往鸡舍。农场主带她参观了一圈。她很惊讶地发现，鸡舍里有几十只母鸡，但只有一只公鸡。她问农场主原因，他回答道：“它是一只好公鸡，整日整夜地为母鸡服务。”

“整夜？”柯立芝夫人惊叹道，“你能帮我个忙吗？总统到的时候，你将刚才对我说的话一字不差地转告给他。”

一个小时后，总统抵达鸡舍，农场主重复了这个故事。

总统问道：“告诉我，公鸡是整晚都和同一只母鸡在一起，还是和不同母鸡在一起？”

“当然是和不同母鸡在一起。”农场主答道。

“帮我个忙，”总统说，“转告第一夫人你刚才对我说的话。”

这个故事可能是虚构的，但它的确提出了一个有趣的问题。卡普格拉综合征患者永远不会对他的妻子感到厌倦吗？她对他来说永远迷人又充满新鲜感吗？如果这一综合征可以通过经颅磁刺激而被暂时唤起……那么有人要发大财了。

第三章

联觉：喧闹色彩与火辣美女

我的一生都在逃避平凡生活。这些小问题帮助了我。

——夏洛克·福尔摩斯

每当弗朗西斯卡闭上眼睛，触摸某种特殊的材料时，她便能感受到鲜活的情感：牛仔布令她感到极度悲伤，丝绸则是舒缓平静，橘子皮是震惊，蜡则让她尴尬。有时她甚至能体会到同种材质带来的细微情感差别，比如60号砂纸让她有负罪感，120号砂纸会让她有“说善意谎话的感觉”。

米拉贝尔每次看到数字时会感受到色彩，即使那些数字是用黑色墨水写的。当回忆一个电话号码时，她的脑海中会浮现一系列与数字相对应的颜色，然后她会通过颜色来推断出数字，之后逐个读出。记电话号码对她来说简直是小事一桩。

埃斯梅拉达听到钢琴演奏出升C小调时会看到蓝色。其他音符也能唤起不同的色彩，色彩本就丰富，所以不同的钢琴键对她来说就是不同的颜色编码，这令她记忆和演奏音阶变得轻而易举。

这些女士并没有疯，也没有精神紊乱。她们只是出现了联觉现象。除了她们，还有数百万正常人也有联觉现象，这是一种感觉、知觉和情感的超现实混合。联觉者（对产生联觉现象的人的称呼）以非凡方式体验平凡世界，似乎生活在现实与幻想之间的奇妙无人之地。他们品尝颜色、看到声音、听到形状或者触摸情感，又或是将几者结合起来。

1997年，当我和实验室的同事们第一次接触联觉现象时，我们不明所以。但在此后的几年里，联觉已被证明是一把意想不到的钥匙，能打开人类独特性之门。事实证明，这一奇怪现象不仅能够揭秘正常的感官处理过程，还可以带领我们走上一条蜿蜒的道路，去探索人类大脑中一些有趣的东西，比如抽象思维和隐喻。它可以解释人类大脑结构和遗传学特征，而这些特征可能是创造力和想象力的重要基础。

大约12年前，我踏上这段研究旅程，心中怀有四个目标。第一，要证明联觉是真实存在的，弗朗西斯卡她们不是在编瞎话。第二，提出一个理论，阐明联觉者大脑中到底发生着什么，使他们区别于非联觉者。第三，探索联觉的遗传学研究。第四，也是最重要的一点，探索一种可能性：我研究联觉不是出于单纯的好奇心，而是期望联觉会给我们提供有价值的线索，帮助我们理解人类心智中一些最神秘的方面，比如语言、创造力和抽象思维等能力。我们运用这些能力时轻而易举，所以我们总把它们视作理所当然的事情。最后，我希望还能有个额外的收获，那就是用联觉解释关于感受性①的古老哲学问题——解释经验和意识的不可言喻的原始品质。

总的来说，我们的研究取得了不错的进展。我们对以上四个问题都做出了一定程度的回答。更重要的是，我们激发了人们对这一现象前所未有的兴趣。现在，联觉产业诞生了，已经有十几本关于联觉的书出版了。

我们不知道联觉从何时起被认为是人类的一种特征，但有迹象表明牛顿也曾有联觉的感受。牛顿意识到声音的音调取决于它的波长，于是他发明了一种玩具，这是一种音乐键盘，在弹出不同音符时屏幕上会闪烁不同颜色。因此，每一首歌都伴随着缤纷的色彩。人们不禁要问，“声音－色彩”联觉是不是牛顿的灵感来源？是否因为他的大脑中各种感觉混合在一起，所以他才受到启发，揭示了光色的秘密？（牛顿证明白光是由不同颜色的光组成的，通过三棱镜时会发生色散现象，分解为不同颜色的光，每种颜色的光有着特定的波长。）

查尔斯·达尔文的堂兄弟弗朗西斯·高尔顿（Francis Galton）是

① “感受性”（quale，复数形式为 qualia）一词来自拉丁文 quālis，意为“关于某种性质的”“一物的性质”“具有某种性质之物”等。——译者注

维多利亚时代最有趣、最古怪的科学家之一，他在19世纪90年代首次进行系统的联觉研究。高尔顿在心理学，尤其是智力测试方面有着诸多有价值的贡献。可惜的是，他也是一位极端种族主义者；他助力开创优生学这种伪科学，目标是通过有选择地生育“提高”人类质量。高尔顿深信，穷人之所以贫穷，是因为基因低劣，必须禁止穷人过度繁殖，否则他们就会吞噬并污染像他这样的乡绅、富人的基因库。我不清楚为什么一个本来很聪明的人竟然会持有这样的观点，但我认为，他在潜意识中将自己的名誉和成功归功于天赋，而不承认机会与环境的作用。（讽刺的是，他没有孩子。）

高尔顿关于优生学的观点现在看起来滑稽可笑，然而他的天赋是不可否认的。1892年，高尔顿在《自然》（*Nature*）杂志上发表了一篇关于联觉的短文。这篇文章当时鲜为人知，但在大约一个世纪后激起了我的兴趣。尽管高尔顿不是第一个注意到联觉现象的人，但他是第一个系统记录并鼓励人们进一步探索联觉的人。他的论文关注两种最常见的联觉类型：声音唤起颜色型（听觉－视觉联觉）和印刷数字带有固有色彩型（字形－色彩联觉）。他指出，尽管一个特定数字对某位联觉者来说总是产生相同色彩，但数字－色彩联觉对不同联觉者来说是不一样的。换句话说，并不是所有联觉者都认为5是红色的或6是绿色的。对玛丽来说，5看起来总是蓝色的，6是洋红色的，7是黄绿色的。对苏珊来说，5是朱红色的，6是浅绿色的，4是黄色的。

如何解释这些现象呢？她们疯了吗？她们是因为童年经历而产生了生动联想吗？还是她们只是在用一种诗意的方式表达自己？当科学家们遇到诸如联觉之类的反常现象时，他们最初的反应通常是视而不见。我的很多同行也会有这样的态度，但这实际上情有可原。因为大多数异常现象，诸如汤匙弯曲、被外星人绑架、看到已去世的猫王，结果都是虚惊一场，所以对科学家来说，谨慎行事并不是一个坏主意。许多科学家将整个职业生涯，甚至是一生，都花在对奇怪事物的追寻上，比如聚合水（一种违背物理常规的形态离奇的水）、心灵感应或冷聚变。尽管我们早在一个多世纪以前就知道了联觉的存在，但科学家们却对它置之不理，充其量只会对它产生少许兴趣，因为它没有“意义”。对此我一点儿也不惊讶。

即使是现在，这种现象也常常被认为是假的。当我在交谈中随意提到联觉时，在场的人会马上结束这一话题。他们会说“所以你是研究迷幻药的？”或者“哇！真疯狂！”等不屑一顾的话。不幸的是，有些医生也觉得联觉是假的——医生的无知会对人们的健康造成很大的危害。我知道一个案例，案例中的联觉者被误诊为精神分裂症，并使用抗精神病药物来消除幻觉。幸运的是，她的父母主动查阅资料，读到了一篇关于联觉的文章。他们提醒医生关注这一点，女儿很快停了药。

有些人认为联觉是真实存在的现象，其中包括神经学家理查德·西托维克（Richard Cytowic）博士，他写过两本关于联觉的书：《联觉：感官的统一》（*Synesthesia: A Union of the Senses*，1989）和《品尝形状的人》（*The Man Who Tasted Shapes*，1993 年首次出版，2003 年修订）。西托维克是一位先驱，也是一位被权威忽视、在荒野里传道的先知。他提出的联觉解释理论比较模糊，因此并没有引起较大反响。他认为，联觉现象是一种进化返祖现象，是一种更原始的大脑状态，在这种状态下，感官还没有完全分离，它们在大脑的情感核心部位融合。

我并不认同这种观点。如果联觉者的大脑回到了一种更原始的状态，那么如何解释每位联觉者的经历既独特又具体呢？例如，为什么埃斯梅拉达看到的升 C 小调总是蓝色的？如果西托维克是正确的，感官相互融合，那就应该是一片模糊的混乱状态。

第二种解释认为联觉者只是在回忆童年的经历并进行联想。也许那时他们玩冰箱磁贴，写有数字 5 的磁贴是红色的，数字 6 是绿色的。也许他们清楚地记得这种联系，就像你记得玫瑰花香、马麦酱的味道和春天知更鸟的婉转歌声。当然，这个理论并不能解释为什么只有一部分人还保留着如此生动的感官记忆。当我看到数字或听到旋律时，我肯定不会看到颜色，我想你也看不到。当我看到一个冰块时，我可能会想到寒冷，但我肯定不会感到寒冷，无论我在童年时期有多少与冰雪有关的经历。当我抚摸一只猫时，我会说感觉温暖或毛茸茸的，但我肯定不会在触摸金属后说我感到嫉妒。

第三种解释是，联觉者倾向于使用模糊、风马牛不相及的语言或者隐喻，例如她们会说 C 大调是红色的，或鸡肉尝起来很尖锐。对她们来说，这样的表达就像你我说衬衫“花哨”（noisy）或奶酪“味道很冲”（sharp）[①] 一样正常。毕竟，奶酪摸起来是柔软的，你说它锋利是什么意思呢？利和钝是用来表达触觉的形容词，为什么你会毫不犹豫地用它们形容奶酪的味道呢？我们的日常用语充满联觉隐喻，例如火辣美女、味道平平、穿着有滋味。也许联觉者在这方面尤其有天赋呢？但这个假设存在一个严重的缺陷，即我们对隐喻在大脑中如何运作及呈现一无所知。“联觉只是隐喻”这一假设落入了一个常见的科学陷阱，即试图通过一种未知事物（隐喻）来解释另一种未知事物（联觉）。

① 此处原文的两个形容词是 noisy 和 sharp。noisy 的意思是“吵闹的”，原本是形容听觉感受，但在形容衣服时则是“花哨的”。sharp 常见的意思是“锋利的”，但也可以形容味道、气味等浓烈。——译者注

就我自己而言，我从另一个完全相反的角度看待联觉这个问题。我认为联觉是一个具体的感觉过程，我们可以找到它的神经基础，这种解释反过来可以解决更深层次的问题，如隐喻是如何在大脑中形成的，以及我们如何进化出接受隐喻的能力。这并不意味着隐喻只是联觉的一种形式，只有理解联觉的神经基础才有助于解释隐喻。所以，当我决定对联觉展开研究时，我的第一个目标就是确定这是不是真实的感觉经验。

1997 年，我与我实验室里的博士生埃德·哈伯德（Ed Hubbard）想寻找一些联觉者，开始我们的研究。但是怎么找呢？根据大多数公开调查的结果，联觉者出现的可能性从千分之一到万分之一不等。那年秋天，我给 300 多人的本科班上课，盼望着幸运之神会眷顾我们。我告诉全班同学："有些正常人称他们能看到声音，或者看到某些数字时总会唤起某种颜色。如果你们中有人有这样的经历，请举手。"

令人失望的是，没有一个人举手。但那天晚些时候，我和埃德正在办公室聊天，两个学生来敲门了。其中一个学生叫苏珊，她有一双引人注意的蓝色眼睛，将一缕金色头发挑染成红色，肚脐上钉了个银环，还带着一个巨大的滑板。她对我说："拉马钱德兰博士，我就是你课堂上提到的那类人之一。我没有举手是因为我不想让别人觉得我奇怪。我不知道有人也和我一样，甚至不知道这种情况还有个专门的名字。"

埃德和我看着彼此，又惊又喜。我们请另一个学生稍后再进来，并示意苏珊坐下。她把滑板靠在墙上，坐了下来。

"你有这种经历多久了？"我问道。

"嗯……我小时候就这样，但当时没太在意。后来我渐渐意识到这很奇怪，我从未和任何人说过……我不想让别人觉得我有病或者我是疯子。直到您今天在课上提到，我才知道这现象有个名字。你叫它联什么来着？还挺特别的。”

“叫联觉。”我回答道，“苏珊，我想请你详细地描述一下你的经历。我们的实验室对这方面很感兴趣。你到底经历了什么？”

“我看到某些数字时，总是看到特定的颜色。数字5总是暗红色的，3是蓝色的，7是鲜红色的，8是黄色的，9是黄绿色的。”

我连忙从桌子上抓起笔和纸，写了一个大大的数字7。

“你看到了什么？”

“嗯，并不完全是数字7。它看起来是红色的……我刚才告诉你了。”

“现在，我希望你仔细思考，然后回答我的问题。你真的看到红色了吗？还是数字7让你想到红色或将其视觉化成红色……像一个记忆表象那样。例如，当我听到‘灰姑娘’这个词，我会想到一个年轻的小姑娘，或者南瓜，或者马车。你也是这样吗？还是你真的能看到颜色？”

“很难说。这也是我经常问自己的问题。我想我是真的看到了。你写的数字对我来说明显是红色的。但我也能看到它实际上是黑色的——或者我应该这样说，我知道它是黑色的。所以在某种意义上，它是种记忆表象……我肯定是在脑海中看到它是红色的，但这么说也不完全准确，因为我觉得好像我眼睛看到的就是红色。博士，真的太难描述了。”

“苏珊，你做得很好。你是一位很好的观察者，你说的一切都很有价值。”

“有一件事我可以肯定，这和看到灰姑娘的照片或听到‘灰姑娘’

这个词就会想起南瓜不一样，我确实看到了颜色。”

我们教医学院学生的第一件事就是仔细询问病史，倾听病人的心声。在 90% 的情况下，你可以通过密切关注、体检和复杂的实验来证实你的猜想（并购买更多的保险），得出准确诊断。我想知道，这种诊断方式是否不仅适用于病人，也适用于联觉者。

我决定让苏珊做一些简单的测试，并回答一些问题。例如，是数字实际视觉外观唤起色彩，还是数字的概念——序列概念，或者数量概念？如果是后者，那么罗马数字也会唤起色彩吗？还是仅仅是阿拉伯数字？（我应该称它们为印度数字，它们是公元前 1000 年在印度发明的，之后通过阿拉伯人传到欧洲大陆。）

我在便笺簿上画了大写的罗马数字Ⅶ，拿给她看。

“你看到了什么？”

“我看到 7，但它看起来是黑色的，和红色完全不沾边。我一直知道这一点。罗马数字没有颜色。博士，这是不是证明跟记忆无关？因为我知道它是 7，但是它看上去仍然不是红色的。”

埃德和我意识到我们正在和一个非常聪明的学生打交道。我们开始认为联觉确实是一种真实的感觉想象，是由数字的视觉外观而非数字概念引起的。但我们掌握的证据还远远不够，因为我们无法排除她是否因为在上幼儿园的时候，每天都能看到冰箱上贴着的红色数字 7，才会变成现在这样。我想知道如果我给她看水果和蔬菜的黑白图片会有什么结果，这些图片能让人（对我们大部分人来说）产生强烈的记忆色彩联想。我画了一个胡萝卜，一个南瓜，一个香蕉，分别给她看。

“你看到了什么？”

“好吧，我没有看到颜色，我想你是在问这个。我知道胡萝卜是橙色的，也能想象它是橙色的，但是我并没有像看到数字 7 是红色的那样真实地看到它是橙色的。博士，这很难解释，但我可以试试：当我看到黑白色调的胡萝卜时，我知道它是橙色的，但是我可以想象它有着任何我想要的奇怪颜色，比如蓝色的胡萝卜。但是对数字 7 来说，我却很难做到；数字 7 一直是红色的，保持不变。我这么说你们能理解吗？”

“好的，现在我要你闭上眼睛，把手伸出来。”我告诉她。

她似乎被我的要求吓了一跳，但还是听从了我的指示。然后，我在她的掌心写下数字 7。

“我刚刚写的是什么？来，我再写一次。”

“是 7！”

“它有颜色吗？”

“不，肯定没有。好吧，让我换种说法，我一开始并没有看到红色，尽管我感觉到画的是数字 7。但是当我开始想象数字 7 时，它有点儿变红。”

“好的，苏珊。如果你听到我说‘7’会怎么样呢？来，我们试一下，7，7，7。”

“一开始不是红色的，但是之后我能感觉到红色……一旦我脑海中有了数字 7 的形状，我就能看到红色，但在那之前没有。”

我一时兴起，说道，“7，5，3，2，8。苏珊，你看到了什么？”

“天哪……好有趣，我看到一道彩虹！”

“什么意思？”

“嗯，我看到相应的颜色在我面前展开，就像彩虹一样，颜色同你大声读出的数字顺序一致。这是一道非常漂亮的彩虹。”

“还有一个问题，苏珊。还是数字 7 的图片。你看到的是数字有颜色，还是颜色在数字周围铺开？”

“数字有颜色。”

“那黑纸上的白色数字呢？这儿有一张。你看到了什么？”

“还是红色，比白纸上的黑色数字更鲜艳。不知道为什么。”

“那两位数呢？”我在便笺簿上写下 75，拿给她看。她的大脑会将颜色融合吗？还是看到一个全新的颜色？

“我看到每个数字都有各自的颜色。我自己也经常注意到这一点，除非数字离得很近。”

“好的，那我们试试。你看这个，数字 7 和数字 5 离得更近了。你看到了什么？”

“我仍然看到它们各自的颜色，但是它们似乎相互影响，颜色似乎变暗了。”

“如果我用别的颜色写下数字 7 呢？”我用绿色的笔写下数字 7，拿给她看。

“啊！看起来很丑，很不协调。我当然不会把真实颜色与心理颜色混在一起。我能同时看到这两种颜色，但是看起来很丑。”

苏珊的话让我想起我在旧报纸上读到的关于联觉的文章，色彩体验往往会激发联觉者的感情，不一致的颜色可能会让他们产生强烈的厌恶。当然，我们非联觉者在看到不同的色彩时也会有不同的情绪，例如蓝色让人平静，红色象征热情。我们和联觉者经历的会不会是同样的过程呢？也许出于某种奇怪的原因，这一过程在联觉者中被增强？凡·高和莫奈这样的艺术家长期以来对色彩和情感之间的联系着迷，这是否和联觉有关呢？

这时，犹豫的敲门声响起。我们这才意识到，差不多已经过了一个小时，另一位叫贝姬的女学生还在办公室外面等候。幸运的是，尽管等了那么久，她还是欣然与我们交流。我们让苏珊下周再过来，并邀请贝姬进来。事实证明，她也是联觉者。我们问了她和苏珊同样的问题。她的回答出奇地相似，只有一些细微的差别。

贝姬能看见带色彩的数字，但是颜色与苏珊不同。对贝姬来说，数字 7 是蓝色的，数字 5 是绿色的。与苏珊不同的是，她不仅对数字有联觉，她看到的字母也有生动的色彩。罗马数字和在手掌心写的数字没有颜色，这表明，同苏珊一样，颜色是由数字的视觉外观而不是数字概念驱动的。最后，当我们随机念出一串数字时，贝姬同苏珊一样看到了彩虹。

我立刻意识到，联觉现象是真实存在的。我所有的疑虑都烟消云散。苏珊和贝姬以前从未谋面，因此她们回答中的高度相似性不可能是巧合。(后来我们才知道，联觉者之间有很多差异，所以我们能发现两个非常相似的案例是非常幸运的。) 然而，即使她们让我信服，我们仍有很多研究要做，才能拿出有力的证据。众所周知，人们的口头描述和自查报告并不可靠。实验室中的实验对象往往容易受到暗示，可能会不自觉地反馈你想要听到的结果。此外，她们有时说话模棱两可、非常抽象。苏珊那些令人费解的话我该怎么解释呢？“我确实看到了红色，但我也知道它并不是红色——我想我一定是在脑海里看到红色。”

感觉本身就很主观，且无法形容。例如，看到瓢虫鲜红的外壳，你知道那是什么感觉，但是你无法向盲人，甚至无法向红绿色盲患者描述这种红色。就这一点而言，你永远无法真正了解别人内心对红色的感受是否与你一样。这使得研究他人的感知变得困难（说得委婉些）。科学依靠客观事实，而我们对他人的主观感官体验的任何“观察”必

然是间接或二手的。我想指出的是，主观印象和单一学科案例通常可以为设计正式实验提供强有力的线索。事实上，大多数神经学的重大发现最初都是基于单个案例（及主观报告）的简单临床测试，然后再在其他患者身上得到证实。

弗朗西斯卡是我们为开展联觉系统研究而寻找确凿证据的首批患者之一。这位 40 多岁、性格温和的女人一直在看精神科医生，因为她轻度抑郁。医生给她开了劳拉西泮和百忧解，但不知该如何解释她的联觉体验，于是把她介绍到我的实验室。她就是我之前提到的那个女人，她声称自己从孩提时代起，每当触摸不同材质的物品时，就会体验到生动情感。但我们怎么能够检验她表述的真实性呢？也许她只是一个高度情绪化的人，只是喜欢谈论各种物品在她身上触发的情绪。也许她只是“精神错乱”，想要获得关注或者觉得自己与众不同。

一天，弗朗西斯卡在《圣迭戈读者》(*San Diego Reader*）上看到我们发的广告，来到我的实验室。她像其他人一样与我的学生戴维·布朗（David Brang）喝茶寒暄，之后我用欧姆表来监测她的皮肤电反应。正如我在第二章讲过的，这一设备能够监测由情绪波动产生的瞬时微汗程度。人可能会用言语掩饰测试结果，甚至下意识欺骗别人，但皮肤电反应结果是瞬时的，而且被试不能控制。当我们监测正常被试的皮肤电反应时，发现他们在触摸不同材质的物品，比如灯芯绒和油布时，没有感受到任何情绪。但是弗朗西斯卡不同，不同材质让她有不同的情绪反应，如恐惧、焦虑和厌恶，她的身体会产生强烈的皮肤电反应信号。但当她触摸到令她感到温暖、放松的材质时，她的皮肤电阻并没有改变。由于皮肤电反应是不会说谎的，这就提供了强有力的证据，证明弗朗西斯卡说的是真话。

为了进一步证明弗朗西斯卡感受到了特殊情感，我们将实验升级。我们又一次把她带进实验室，将欧姆表装好，告诉她面前桌子上摆着的几件物品，她需要按照电脑屏幕上的指示触摸其中的一件，并按要求接触一定的时间。我们让她一个人待在房间里，因为我们在场的噪声会干扰她的皮肤电反应监测。在她不知情的情况下，我们在监测器后方安装了一个隐藏摄像机来记录她所有的面部表情。实验结束后，我们让学生评估员对她的面部表情及其含义进行评估，比如判断她是感到恐惧还是宁静。当然，我们确保评估者不知道实验目的，也不知道弗朗西斯卡每次触摸到的是什么物品。我们再一次发现，弗朗西斯卡对各种材质的主观评价与她自发的面部表情之间有着明确的相关性。因此，很明显，弗朗西斯卡经历过的情感是真实的。

米拉贝尔是位热情洋溢的黑发年轻女士，她意外听到了我和埃德·哈伯德在校园咖啡馆里的一次对话，咖啡馆离我的办公室很近。她挑了挑眉——我不知道这表示她感兴趣还是怀疑。

她在志愿成为被试之后来到实验室。跟苏珊和贝姬一样，每个出现在米拉贝尔眼前的数字都带有色彩。苏珊和贝姬已经让我们大概相信，她们对自己经历的描述准确而真实。但在米拉贝尔身上，我们想找到更加确凿的证据，证明她真的看到颜色（就像你看到苹果），而不是仅有模糊的心智色彩图（就像你在大脑中想象一个苹果）。看见与想象的界限在神经学中难以捉摸，也许联觉者能够帮助解释两者之间的差别。

我挥手示意她坐到办公室的椅子上，但是她不愿意。她在房间里四处看，看看桌面和地面上摆放的各种古董科学仪器和化石。她就像进了糖果店的小孩，在地板上爬来爬去，看着一堆巴西鱼化石。她的牛仔裤往下滑了一截，我尽量不去直视她腰部的文身。当米拉贝尔看到一块抛光的、有点像肱骨（上臂骨）的长骨化石时，她的眼睛亮了起来。我让她猜那是什么。她说是肋骨，或者胫骨和大腿骨。事实上，那是已经灭绝的更新世时期海象的阴茎骨。很明显，这块特别的骨头在它的主人还活着的时候从中间断裂了，并以一定的角度重新愈合，这一点可以从骨痂得到证实。骨折线上还有一个已经愈合的无情的牙印，表明骨折是由性行为或捕食性咬伤造成的。古生物学和神经学一样，都要进行细致入微的探查。我们本可以就此继续讨论两个小时，但我们没有时间了。我们得先研究米拉贝尔的联觉现象。

我们从一个简单的实验开始。我在黑色电脑屏幕上打出白色数字5，向米拉贝尔展示。不出所料，她看到的是亮红色。我们让她盯着屏幕中央的小白点（这叫固定点，它让眼神不会飘忽不定）。之后，渐渐地将数字从中心点移向远处，看看这是否会对她所唤起的色彩产生影响。米拉贝尔说，随着数字越来越远，红色逐渐变得不那么鲜艳了，最终变成一种低饱和度的淡粉色。远离中心点的数字颜色会变淡，这本身并不令人惊讶，但这告诉我们一些重要的信息——即使边缘的数字本身清晰可辨，颜色却变淡了。这个结果直接表明联觉不可能只是童年记忆或隐喻性联想。[1] 如果数字仅仅唤起记忆或色彩概念，那只要它保持清晰可辨，它在视野中的哪个位置又有什么关系呢？

之后，我们进行了第二项更加直接的测试，称为“弹出测试”，心理学家利用该测试来确定某种效应是不是知觉性的（或只是概念性的）。在图3.1中，你能看到一组斜线分散在许多垂线中。这些斜线就像你酸痛的拇指一样不容忽视——它们在你眼前“弹出来”。事实上，你不仅可以立即从这组线条中挑出它们，而且可以想象将它们单独拿出来，形成一个独立的平面或集群。如果你这样做，就可以很容易地看到，那些斜线整体形成了一个X形状。同样，在图3.2中，红点分散在绿点之间（如图中黑点分散在灰点之间）时，红点（图中是黑点）会十分显眼地“弹出”，整体形成一个三角形。

相比之下，请看图3.3。你可以看到很多字母T分散在字母L中，但与前两张图中的斜线和不同颜色的圆点不同，字母T不会跳到你眼前，大喊“我在这里！”。尽管字母L和字母T形状不同，你也不能轻松地将字母T挑出来，而是必须逐个查找。我们由此得出结论，只有某些“原始”或基本的知觉标记，例如色彩和线条方向，可以“鹤立鸡群”，很快被我们挑出来。更复杂的知觉标记（如字母和数字）则无法做到这一点，无论它们多么不同。

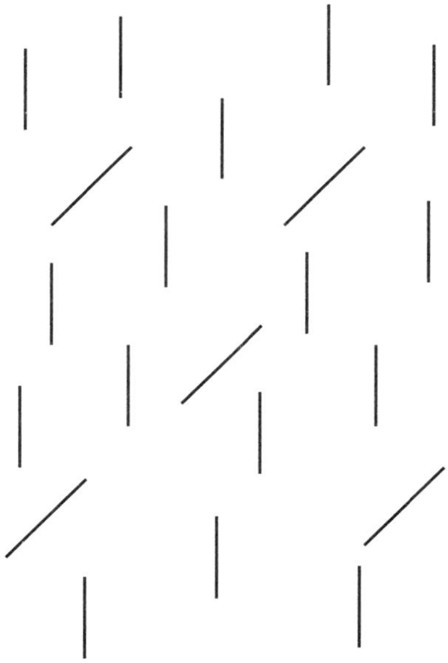

图3.1 斜线穿插在垂线中，视觉系统很容易发现它们并对其进行分组，从而与垂线区分开。只有早期视觉处理提取的基本特征才能实现这样的区分。（回想第二章，阴影中的三维形状也可以有这样的效果。）

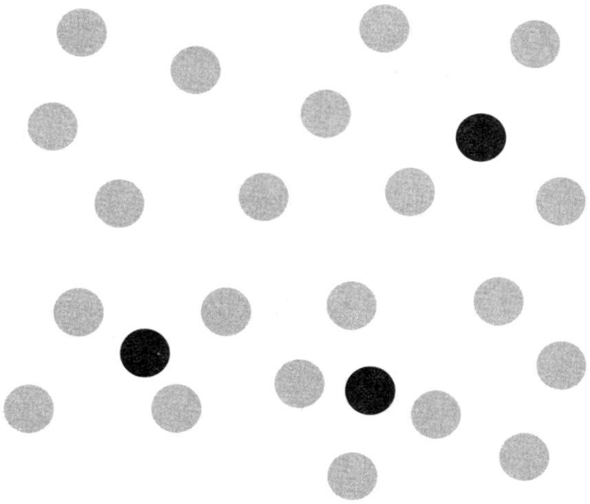

图 3.2 不同颜色或明暗程度不同的圆点能够被轻松区分。色彩是视觉处理早期出现的特征。

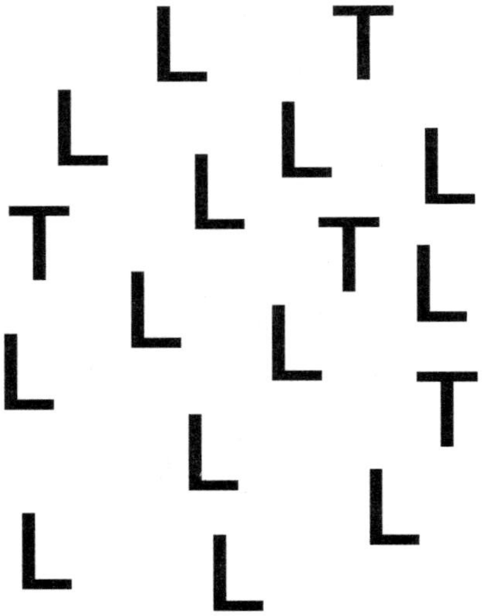

图 3.3 字母 T 散落在字母 L 之间，并不容易被找出来或进行分组，也许因为两者是由相同的低级知觉特征（横线和竖线）组成的，只是线条的排列不同（拐角或丁字形），这在视觉处理早期无法提取。

举一个极端的例子，如果我给你看一张纸，上面写满“love”这个英文单词，有少数“hate”夹杂其中，你很难迅速找到这些“hate”。你或许能按顺序一个一个筛选，但即使你找到了它们，它们仍然不能像斜线或黑点那样从背景中“弹出来”。这也是因为“love”和“hate”这类语言概念不能作为分组基础，无论它们长得有多么不同。

你对相似特征的事物进行分组和归类的能力是从进化中习得的，因为人类的祖先曾需要识别环境中的伪装并发现隐藏的东西。例如，如果一头狮子躲在斑驳的绿叶后方，你眼中看到并到达视网膜的原始图像不过是一堆被绿色间隔分开的淡黄色碎片。但是，这不是你所见的全部。你的大脑将黄褐色皮毛碎片编织在一起，以辨别整体形状，并激活“狮子”这一视觉类别，然后从那里直接抵达杏仁核！大脑将所有这些黄褐色碎片完全分离并孤立看待的可能性为零。这就是为什么如果树叶的背后是一张狮子的画作或照片，你也还是能“看见”狮子，即便颜色碎片其实是独立的、不相关的。你的大脑会自动将低级知觉特征归类，看看它们合在一起时是否重要，就像狮子那样。

认知心理学家经常利用这些效应来确定某一特定的视觉特征是否属于基本特征。如果这一特征能够“弹出”，易于“分组”，大脑一定能在早期视觉处理时提取它。如果弹出和分组效应是沉默或缺失的，那么大脑在呈现相关事物时一定有高阶感官的参与，或者对其进行了概念加工。字母 L 和字母 T 具有相同的基本特征（一条短横线和一条短竖线，以特定方式连接），而对我们的大脑来说，区分它们主要依靠语言和概念因素。

让我们回到米拉贝尔的案例。我们知道，真实色彩可以导致分组或弹出效应。那她“个人的”色彩会产生同样的效果吗？

为回答这个问题，我设计了与图 3.4 所示类似的实验：将少量数字 2 分散穿插在数字 5 中。数字 5 是数字 2 的镜像，它们由相同特征组成，即两条竖线和三条横线。当你看到这个图时，显然不会有弹出效应；你只能通过逐项筛查找到其中的数字 2。你也很难通过分组将所有数字 2 挑出来形成一个整体形状——大三角，因为它们很难与背景分离。尽管最后你可以从逻辑上推断出数字 2 构成三角形，但你并不能看到图 3.5 中的那样一个大三角（图 3.5 中的数字 2 是黑色的，5 是灰色的）。现在，如果我们向一位认为数字 2 是红色的、5 是绿色的联觉者展示图 3.4，会出现什么样的结果呢？如果看到颜色只是她一厢情愿，那她就像你我一样，不会立刻看到三角形。而如果联觉真是一种低级感官效应，那她可能会看到三角形，就像你我看到图 3.5 中的三角形一样。

在实验中，我们首先向 20 位正常学生展示与图 3.4 类似的图像，并告诉他们从中找到整体形状（由数字 2 组成）。有些数字整体形成一个三角形，另一些则形成一个圆形。我们在计算机上以随机顺序显示这些数字，每次大约半秒钟，时间太短以至无法仔细观察。在看到每个图像后，被试必须按下两个按钮中的一个，指出他们看到的是圆形还是三角形。不出所料，学生们的准确率约为 50%；换句话说，他们只是猜测，因为他们不能自主辨别形状。但如果我们把所有的数字 5 改为绿色的、数字 2 改为红色的（在图 3.5 中用灰色和黑色模拟），他们的准确率提高到 80%～90%。他们可以立即看到形状，无须费力观察。

当我们向米拉贝尔展示黑白示意图时，奇怪的事情发生了。与非联觉者不同，她能以 80%～90% 的准确率正确识别形状——好像这些数字已经带有不同颜色！联觉唤起的色彩与真实色彩一样有效，能够让她找到数字 2 并说出它们的整体形状。[2] 这个实验提供了不容置疑的证据，证明米拉贝尔的唤起色彩是真实感受。她不可能伪造这一切，也不可能是童年记忆结果所致，更不可能是已经提出的其他解释。

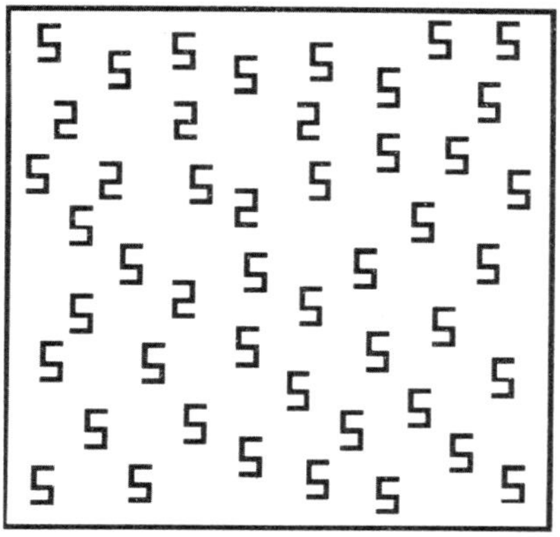

图 3.4 一些数字 2 混在数字 5 中。正常被试很难分辨出由数字 2 组成的图形，但低联觉者可以识别。杰米·沃德（Jamie Ward）和他的同事证实了这一结果。

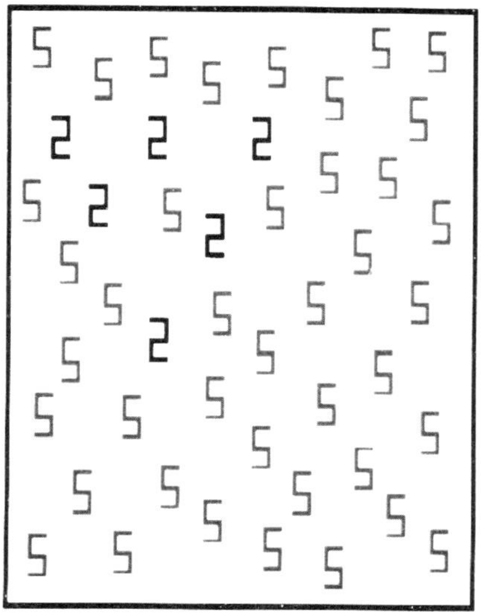

图 3.5 数字 2 和 5 在图中的排布与在图 3.4 中的排布相同，但是颜色深浅不同，正常人可以立刻看到三角形。低联觉者（“投射者”）看到的图 3.4 大概就是如此。

埃德和我意识到，自弗朗西斯·高尔顿以来，我们第一次通过实验（分组和弹出效应）得到了明确清晰的证据——这是几个世纪以来研究人员一直未能发现的证据，证明联觉确实是一种真实感官现象。事实上，我们的图示不仅可以用来区分真正的联觉者和伪装的联觉者，还可以用来找出隐藏联觉者，即那些没有意识到或不愿承认自己有联觉能力的人。

埃德和我坐在咖啡馆，讨论着我们的发现。在弗朗西斯卡和米拉贝尔的实验中，我们已经证实联觉的存在。下一个问题是，它为什么存在？是否因为大脑神经线路出现了故障？我们目前掌握的知识是否能够帮助我们找到答案呢？第一，我们知道最常见的联觉类型是数字－色彩联觉。第二，我们知道大脑主要色彩中心位于颞叶梭状回中一个叫作 V4 的区域。[V4 区域由伦敦大学学院神经美学教授萨米尔·泽基（Semir Zeki）发现，他也是灵长类动物视觉系统组织方面的权威专家。] 第三，我们知道大脑中相同部位可能有专门处理数字的区域。（我们知道这一点，因为大脑这一部分的微小损伤会导致患者失去计算能力。）我想，如果数字－色彩联觉恰好是由大脑之间数字和色彩中心偶然的“交叉连接”引起的，那岂不是得来全不费工夫？这似乎过于简单，显得不可能是真的——但为什么不可能呢？我建议看看脑图谱，看看这两个区域之间的距离到底有多近。

“也许我们可以问问蒂姆。”埃德答道。他指的是蒂姆·里卡德（Tim Rickard），是我们研究中心的同事。蒂姆利用功能性磁共振成像这样复杂的脑成像技术，来绘制大脑中负责视觉数字识别的区域。那天下午，埃德和我对比了 V4 区域和数字区域在人类大脑中的确切位置。我们惊奇地发现，在梭状回中，数字区域和 V4 区域紧挨着（见

图 3.6）。这是交叉连接假说的有力证据。最常见的联觉类型是数字–色彩联觉，而数字和色彩区域是大脑中的一对近邻，这只是一种巧合吗？

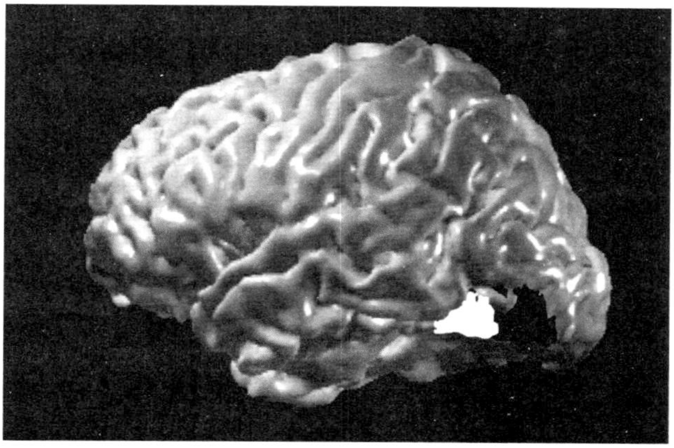

图 3.6 大脑的左半部分，用于显示梭状回的大概位置：黑色是数字区，白色是色彩区（大致区域）。

这乍一看像是 19 世纪的颅相学[①]，但也许这就是正确答案！自 19 世纪以来，关于颅相学的争论一直都十分激烈。颅相学的观点是不同功能在不同大脑区域中位置明确。与之相对的观点是整体论，认为功能是整个大脑的突现特征，而大脑的各个部位不断相互作用。事实证明，二者在某种程度上是有一定联系的，因为答案取决于所谈及的究竟是什么功能。说赌博或烹饪在大脑中有对应区域，这样的想法很荒唐（虽然可能一定意义上确实有），但说咳嗽反射或瞳孔对光的反射没

① 颅相学是脑功能定位学说，19 世纪初由法国解剖学家加尔和施普茨海姆共同创立。该学说依据头盖骨的外部结构来推断心理功能和特性。此学说属主观臆测，未被科学证实，但其出现对推动大脑机能定位的研究有积极作用。——译者注

有对应区域，同样愚蠢。但令人惊讶的是，即使是某些非定型的功能，例如看到颜色或数字（以形状或数字概念出现），实际上也都是由专门的大脑区域介导的。因脑卒中或事故而损伤了大脑中的某一小块区域后，即使是对工具、蔬菜或水果之类物体的高级知觉（它们接近于概念，而不是单纯的知觉），也会有选择地失去。

那么我们对大脑的区域化了解多少呢？有多少个专门区域，它们是如何安排的呢？就像公司首席执行官将不同任务委派给不同部门的不同员工，你的大脑将不同工作分配到不同区域。这个过程开始于视网膜神经信号传递到大脑后部的一个区域，在那里图像会根据不同的简单特征进行分类，比如颜色、运动、形状和深度。之后，关于不同特征的信息会被分配给颞叶和顶叶中的几个相距甚远的区域。例如，关于移动目标方向的信息分配到顶叶中的 V5 区域，色彩信息主要分配到颞叶的 V4 区域。

这种分工的原因不难推测。提取波长（色彩）信息所需的计算与提取运动信息所需的计算有很大不同。如果每个任务都有单独区域，那么完成这个任务会更加简单，保持不同的神经机制，从而实现简洁连接，方便计算。

将专门区域纳入不同的层次结构也是有意义的。有了层次结构，每一个“较高”级别执行更为复杂的任务。但是，就如同在同一家公司工作的员工，工作时会出现大量的反馈和相互干扰。例如，在 V4 区域中处理的色彩信息会被转到更高级别的色彩区域，该区域位于颞叶较远的位置，靠近角回。这些较高级别的区域负责的可能是更复杂的色彩处理过程。校园里随处可见的桉树叶，在黄昏和正午的时候看起来是一样的绿色，尽管在两种情况下，其反射光的波长组成有很大不同。（黄昏时分的光线是红色的，但你不会突然看到红绿色的树叶；它们看起来仍然是绿色的，因为较高级别的色彩区域会起到补偿作用。）

数值计算似乎也是分阶段进行的：早期阶段在梭状回进行，呈现数字的实际形状；后期阶段在角回进行，与数字概念相关，如序数（序列）和基数（数量）。当角回因脑卒中或肿瘤而受损时，患者仍然能够识别数字，但不能再进行除法或减法运算。（乘法运算之所以不受影响，是因为它是通过死记硬背习得的。）大脑的这个结构——梭状回和角回都负责处理色彩与数字，让我怀疑数字－色彩联觉正是由大脑的这些专门区域之间的相互干扰造成的。

但是，如果这种神经交叉连接是正确的解释，那它为什么会发生呢？高尔顿观察到联觉有遗传性，这一发现已被其他研究人员反复证实。因此，我们自然会问，联觉是否具有遗传基础。也许联觉者大脑中存在一种突变，这种突变会导致相邻大脑区域之间存在某些异常连接，而这些区域通常是彼此分离的。如果这种突变是无用甚至有害的，为什么自然选择没有将其淘汰呢？

另外，如果这种突变在每个人身上的表现不一样，它或许可以解释为什么一些联觉者“交叉连接”色彩和数字，而其他联觉者，例如我曾经遇到的埃斯梅拉达，会在听到音符时看到颜色。颞叶的听觉中枢靠近大脑区域，该区域接收来自 V4 区域和更高级色彩中心的色彩信号，所以神经交叉连接也能解释埃斯梅拉达的情况。我认为事情逐渐明朗起来。

事实上，我们看到的不同类型的联觉者为交叉连接提供了更多证据。也许突变基因在某些大脑区域和一些联觉者中的表达性比其他人要高。但突变基因如何引起交叉连接呢？我们知道，正常的大脑并不是生来就有清晰的边界区域。在胎儿体内，随着发育的进行，最初密集过度增殖的连接被删减。大量删减的原因之一，可能是要避免相邻大脑区域之间发生信号泄露，就像米开朗琪罗削掉多余的大理石，成就了雕塑大卫。这种删减在很大程度上受基因控制。联觉突变可能导致一些相邻大脑区域之间的连接删减不完全。最终的结果，就是交叉连接。

然而，重要的是我们要注意到，大脑不同区域之间结构上的交叉连接并不能完全解释联觉现象。如果能，那如何解释在使用诸如麦角二乙酰胺之类的迷幻药时经常出现的联觉现象？药物不会突然诱发新轴突连接，而且一旦连接，在药物失效后也不会神奇消失。因此，它一定是在某种程度上增强了先前存在的联系——这与联觉者可能比我们有更多这种连接并不矛盾。戴维·布朗和我还遇到了两位联觉者，当他们开始服用名为 5-羟色胺选择性重摄取抑制剂（SSRI）的抗抑郁药物时，他们会暂时失去联觉，该药品的家族成员包括著名的百忧解。虽然主观报告的真实性要打一个折扣，但他们确实为未来研究提供了有价值的线索。通过开始或停止服药，其中一位联觉者能够打开或关闭她的联觉。她厌恶抗抑郁药安非他酮，因为它剥夺了联觉所赋予她的感官魔力；没有联觉，世界单调乏味，毫无生气。

我一直在用“交叉连接”这个有些随意的词，但在我们明确知道细胞层面发生什么事之前，“交叉激活”这个更中性的术语可能会更合适。例如，我们知道大脑中相邻的区域经常会抑制彼此的活动。这种抑制有助于最大限度地减少串扰，并使区域彼此分隔开。如果有某种化学物质失衡，减少了这种抑制，比如抑制性神经递质阻断，或者不能产生这种抑制，那会怎样呢？在这种情况下，大脑中不会有任何额外的“线路”，而联觉者的线路是不会被阻断的。结果是一样的：产生联觉现象。我们知道，即使在一个正常大脑中，距离很远的区域之间也存在着大量的神经连接。它们的正常功能是未知的（像大多数大脑连接一样！），但仅通过加强这些连接或失去抑制就可能导致我所说的交叉激活。

根据交叉激活假说，我们现在可以开始猜测为什么弗朗西斯卡对普通材质有如此强烈的情绪反应。我们所有人的大脑中都有一个主要的触摸地图，叫作“初级躯体感觉皮质”，或 S1。我触碰你的肩膀时，你的皮肤上的触觉感受器探测到压力，并向你的 S1 发送信息。你感觉到了触碰。同样，当你触摸不同材质时，一个相邻的触摸地图 S2 被激活。你能感觉到不同材质的质感：木板的干燥纹理，肥皂的湿滑黏腻。这样的触觉基本上是外在的，来自你身体之外的世界。

大脑中的另一个区域，脑岛，可以映射身体的内部感觉。脑岛不断收到感觉信息流，它们来自心脏、肺、肝脏、骨骼、关节、韧带、筋膜和肌肉的感受器细胞，以及皮肤中感知热、冷、疼痛、触碰和痒的专门感受器细胞。脑岛用这些信息来呈现你对外部世界和周围环境的感觉。这种感觉从根本上说是内部的，是情绪状态的主要成分。作为情感生活中的核心角色，脑岛会向大脑的其他情感中心发送信号，并从这些情感中心接收信号，其中就包括杏仁核、自主神经系统（由下丘脑提供动力）和眶额皮质（参与了微妙的情感判断）。对正常人来说，当他们触摸到某些充满情感的物体时，这些回路就会被激活。比如，爱人的抚摸可能会让人产生复杂的狂热感、亲密感和愉悦感。相比之下，挤成一团的粪便可能会引发强烈的厌恶和反感。现在我们想想，如果将 S2、脑岛、杏仁核和眶额皮质之间的连接极度增强，会出现什么情况呢？你可能正好就能看到像发生在弗朗西斯卡身上的那种情况，即每当她触摸牛仔布、银器、丝绸或纸质品这些让我们大多数人不为所动的东西时，她都能感受到复杂情绪。

顺便说一句，弗朗西斯卡的母亲也有联觉。但除了情绪，她还能通过触觉感受到味觉。例如，触摸铁栅栏会让她觉得嘴里有强烈的咸味。这也说得通，因为脑岛也接收来自舌头的强烈味觉输入。

有了交叉激活的概念，我们似乎就能从神经学的角度解释数字－色彩联觉和材质联觉。[3]但当其他联觉者来到我的办公室时，我们意识到有更多联觉形式存在。对一些人来说，一周中的几天或一年中的几个月会出现不同的颜色：周一可能是绿色，周三可能是粉色，12 月是黄色。难怪许多科学家认为他们疯了。但是，如我之前所言，这些年来我学会了倾听患者的声音。这个特殊的例子让我意识到，周中的几天、月份和数字的唯一共同之处就是数字序列或序数的概念。所以这些联觉者不像贝姬和苏珊那样由数字的视觉外观唤起色彩，而是由数字序列的抽象概念唤起色彩。为什么会有这样的区别？要回答这个问题，我们必须回到大脑的结构。

当梭状回识别数字形状后，信息会被传递到角回，这是一个在顶叶中参与高级色彩处理的区域。某些类型的联觉可能涉及角回，这一观点与一种年代久远的临床观察一致，即这一结构参与交叉感官的组成。换句话说，角回是一个大节点，是触觉、听觉和视觉的信息枢纽，从而使高级感知的构建成为可能。例如，猫惬意地打呼噜，毛茸茸的（触觉），它发出咕噜咕噜声和喵喵的叫声（听觉），它有特定的外观（视觉），有着鱼腥味（嗅觉）——所有这些感觉都是由对猫的记忆或“猫”这个字的读音唤起的。难怪角回损伤患者即使能够识别事物，也失去了命名事物的能力（命名障碍）。他们不会计算也就说得通了，因为如果你仔细想想，计算也涉及交叉感官的整合：毕竟在幼儿园里，你学会了用手指数数。（事实上，如果触摸患者的手指并询问这是哪根手指，患者常常回答不出来。）所有这些临床证据都有力表明，角回是大脑中感觉聚合和整合的中心。所以，也许联觉也不是那么古怪，毕竟，神经回路中的缺陷也可能会让声音唤起色彩。

根据临床神经科医生的观点，角回，特别是左侧角回，可能参与处理数字、序列和计算。当这个区域因脑卒中而受到损伤时，患者能够识别数字，也能合理清晰地思考，但即使是最简单的计算对他来说也很困难。他不能计算出 12 减 7 得多少。我见过一些患者，他们不能告诉我 3 或 5 两个数字哪个更大。

现在我们看一下另一种完美的交叉连接的布局。角回参与色彩处理和数值序列计算，那么，有没有可能，联觉者的串扰发生在角回附近的两个较高层次的区域之间，而不是在梭状回的较低层次的区域？如果是这样，那就解释了为什么在一些联觉者身上，抽象数字表征或者一周中的几天、一年中的几个月激起的数字概念会呈现强烈色彩。换句话说，异常联觉基因在大脑的不同区域表达，就会产生不同类型的联觉现象，例如由数字概念驱动的较高级联觉，以及由视觉外观驱动的较低级联觉。鉴于大脑各区域之间也相互连接，也有可能数值序列的概念传回至梭状回，从而唤起色彩。

2003 年，我与来自索尔克生物研究所的埃德·哈伯德和杰夫·博因顿（Geoff Boynton）合作，利用大脑成像的方法来测试这些想法。实验历时 4 年，我们最终证明，在有字素 – 色彩联觉的联觉者大脑中，即使呈现的数字无色，颜色区域 V4 也会被点亮。这种交叉激活可能永远不会发生在你我身上。最近在荷兰进行的研究中，研究人员罗姆克·路易（Romke Rouw）和史蒂文·斯科尔特（Steven Scholte）发现，与一般人相比，有较低层次联觉的联觉者连接 V4 区域和字素区域的轴突（线路）要多得多。更值得注意的是，他们发现高联觉者的角回附近有更多纤维。这恰好能够证明我们所提出的猜测。在进行科学研究时，预测和后续证实很少能如此顺利。

到目前为止，我们所做的观察有力支持了交叉激活理论，并简要地解释了为什么会出现较高和较低层次的联觉现象。[4]但是，我们还可以问很多有趣的问题。例如，如果一个字母联觉者是双语者，并且知道两种语言的不同字母表，比如俄语和英语，会怎样呢？英语里的P和西里尔字母里的Π在某种程度上代表相同的音素（读音），但是看起来完全不一样。它们会唤起相同还是不同的色彩呢？字素是关键还是音素是关键呢？也许在低联觉者中是由视觉外观驱使，而在高联觉者中则是由声音驱使。那么大写字母和小写字母呢？或者用草书书写的字母呢？两个相邻的字素色彩是相互融合还是相互抵消呢？据我所知，这些问题都没有得到充分回答——这意味着联觉还有许多令人兴奋的研究等待我们探索。幸运的是，许多新研究人员加入了我们的行列，包括杰米·沃德、朱莉亚·西姆纳（Julia Simner）和贾森·马丁利（Jason Mattingley）。联觉研究正在蓬勃发展。

我们来看看最后一位患者的情况。在第二章中，我们注意到梭状回不仅能够识别字母那样的形状，还能识别面部。这样的话，联觉者是否会在不同面孔上看到不同色彩呢？我们最近遇到一位叫罗伯特的学生，他说自己的确有此经历。一般情况下他看到的是别人脸部周围有一圈光环，但当他喝醉时，光环的颜色会变得更加强烈，并散布至全脸。[5]为查明罗伯特所说是否属实，我们做了一个简单的实验。我让罗伯特盯着照片中另一位学生的鼻子看，并问他该学生脸部周围的光环是什么颜色的。罗伯特说是红色的。然后我在光环的不同位置快速闪现红色或绿色圆点。罗伯特的目光立刻追向绿色圆点，却很少追向红色圆点；事实上，他说根本没有看到红色圆点。这提供了令人信服的证据，证明罗伯特确实看到了光环——在红色背景上，绿色会很显眼，而红色则几乎觉察不到。

更神秘的是，罗伯特还患有阿斯佩格综合征，这是孤独症的一种高功能形式。这使他很难理解和“阅读”人们的情绪。他可以通过语境中的知识推论做到这一点，而并不是用我们大多数人的那种直觉领悟。对罗伯特来说，每种情绪都会唤起一种特定色彩，例如，愤怒是蓝色的，骄傲是红色的。所以他的父母很早就教会他使用色彩来对情绪进行分类，以弥补他的缺陷。有趣的是，当我们向他展示一张傲慢的面孔时，他说：“那是紫色的，因此是傲慢的。”（我们三人后来明白，紫色是由骄傲的红色和好斗的蓝色混合起来的颜色，将两者结合起来，就会得到傲慢。罗伯特以前没有发现这种联系。）罗伯特的整个主观色谱是否以某种系统的方式映射到他的社交情感“谱”上呢？如果是这样，我们能否让他作为研究对象来理解情感及其复杂的融合是如何在大脑中呈现的呢？比如骄傲和傲慢仅是基于周围社会环境来区分，还是它们具有不同的固定主观特征？根深蒂固的不安全感也是傲慢的一部分吗？难道所有的微妙情绪都是基于少数基本情绪，按照不同比例组合形成的吗？

回顾第二章，灵长类动物的色彩视觉本质上益处多多，而视觉经验的其他大多数组成部分却并非如此。正如我们所见，从神经学角度看，色彩－情感连接最初之所以能进化，是因为我们需要寻找成熟的果实和新枝嫩叶，后来是雌性需要用红肿的臀部吸引雄性。我猜想，这些结果是脑岛与大脑高级色彩区域之间的相互作用产生的。如果罗伯特脑中的同一连接异常增强——也许是被轻微扰乱，这就能解释为什么他能看到带有强烈感情的色彩。

现在我又对另一个问题很感兴趣。联觉和创造力之间的联系是什么？唯一的共同之处就是它们都很神秘。民众普遍认为联觉在艺术家、诗人、小说家等有创造力的人群中更为常见，这种说法是否属实？联觉能够解释创造力吗？瓦西里·康定斯基和杰克逊·波洛克是联觉者，弗拉基米尔·纳博科夫也是联觉者。也许艺术家中频频出现联觉者的原因深藏于他们的大脑结构之中。

纳博科夫对自己的联觉非常好奇，他曾在书中这样写道：

> ……绿色组字母中，有桤木叶 f，未熟的苹果 p 和开心果 t。暗绿色，结合紫色，是 w 的颜色。黄色字母包括各种 e 和 i，奶油色 d，亮金色 y，我只能用“带有橄榄光色的黄铜色”来描述 u。棕色组字母有浓郁橡胶色调的 g、苍白的 j 和像鞋带一样的褐色的 h。最后，红色组字母有 b，它的色调被画家们称为赭褐色，m 是一叠粉红色的法兰绒织物，今天我终于找到了能与字母 v 匹配的颜色，那就是梅尔茨和保罗所著的《色彩词典》(*Dictionary of Color*) 一书中的“玫瑰石英”色。[选自 1966 年出版的《说话，记忆：重温自传》(*Speak, Memory: An Autobiography Revisited*)]

他还指出，他的父母也都是联觉者。有趣的是，他的父亲认为字母 K 是黄色的，母亲认为字母 K 是红色的，他则认为是橙色的——黄色和红色的混合。从他的自传来看，我们不清楚他是将这种色彩混合看作巧合（几乎可以肯定是巧合），还是联觉的真正混合。

诗人和音乐家中的联觉者也很多。心理学家肖恩·戴（Sean Day）在他的网站上翻译了 1895 年德国的一篇文章中的一段话，其中提到了伟大的音乐家弗朗茨·李斯特：

1842年，在魏玛，李斯特第一次做指挥，他对管弦乐团说："先生们，如果可以的话，请给我来点儿蓝色！这调式需要蓝色！"或者"接近深紫罗兰色！不是这样的玫瑰色！"乐队起初认为李斯特只是开玩笑，后来他们习惯了这位伟大音乐家的话：只要有声调，他就能看到颜色。

法国诗人阿蒂尔·兰波也是联觉者，他写了一首名为《元音》的诗，开头是这样的：

A黑，E白，I红，O蓝：元音们，
有一天，我将诉说你们神秘的起源：
A，苍蝇身上毛茸茸的黑背心，
围绕着恶臭嗡嗡飞舞……

根据最近的一项调查，多达三分之一的诗人、小说家和艺术家声称自己有过联觉体验，尽管对这一比例比较保守的估计是六分之一。但这仅仅是因为艺术家有着丰富的想象力，倾向于用隐喻语言表达自己吗？或者他们只是大方地承认自己有过这样的经历？还是说他们只是单纯认为联觉让艺术家很有"魅力"而称自己是联觉者？如果联觉现象在艺术家身上出现的频率确实更高，又是为什么呢？

诗人和小说家的共同点就是他们特别善于使用隐喻，比如："这是东方，朱丽叶就是太阳！"这就好像他们的大脑比我们更容易在看似不相关的区域之间建立联系，比如太阳和美女。当你听到"朱丽叶是太阳"的表述时，你不会说："这是不是说她是一个巨大的火球？"如果要解释这个隐喻，你可以这样说："她像太阳一样温暖，像太阳一样滋养万物，像太阳一样灿烂，像太阳一样驱散黑暗。”你的大脑会立刻发现正确的连接，突出朱丽叶最显著的特点和迷人之处。换句话说，就像联觉在色彩与数字这样的无关知觉的实体之间建立任意联系一样，隐喻也在不相关概念领域之间建立非任意的联系。也许这不是巧合。

正如我们所见，解答这一谜题的关键是观察一些特定大脑区域中的高级概念。你想一下，没有什么比数字更抽象了。20 世纪中叶控制论运动的创始人沃伦·麦卡洛克（Warren McCulloch）曾提出这样一个问题：“什么是人类所知的数字？什么是知道数字的人？”但很明显，数字被整齐地安放在角回狭小有序的空间内。当角回受到损伤时，患者就不能进行简单的算术运算。

大脑损伤会让人失去命名工具的能力，却能命名水果和蔬菜；或者只能命名水果，不能命名工具；又或者只能命名水果，不能命名蔬菜。所有这些概念彼此靠近，储存于颞叶上部，但显然它们又彼此远离，以至轻度脑卒中可以损伤其一，而其他地方完好无损。你可能会认为水果和工具是知觉而不是概念，但实际上两种工具，比如锤子和锯子，在视觉上可能彼此不同，就像它们不同于香蕉，而其使用目的和用途的语义理解将它们统一成“工具”。

如果想法和概念以脑图谱形式存在，也许我们就能回答隐喻和创造力的问题。如果突变导致不同脑区之间形成过多的连接（或者，允许过度交叉泄露信息），然后根据该特征在大脑中表现的位置和范围，它可能就会导致联觉现象的发生，还会增强将看似不相关的概念、词语、图像和想法连接的能力。天才作家和诗人可能在词汇和语言领域有过度连接。天才画家和平面艺术家可能在高级视觉区域有过度连接。像“朱丽叶”和“太阳”这样的词可被视为一个语义旋涡的中心，或者丰富联想旋涡的中心。在天才语言大师脑中，过度连接意味着更多的旋涡，因此有着更多的重叠区域和随之而来的更多隐喻倾向。这可以解释为什么在有创造力的人群中，联觉发生率普遍较高。这些想法把我们带回了原点。与其说“联觉在艺术家中更普遍，因为他们擅长隐喻”，不如说“艺术家更擅长隐喻，因为他们是联觉者”。

如果听一下自己与其他人的对话，你会惊奇地发现日常对话中经常会蹦出隐喻。（“蹦出”——看到了吗？这就是隐喻。）事实上，隐喻不是单纯的修饰，隐喻的使用与我们发现隐藏的类比能力是所有创造性思维的基础。然而，我们对隐喻引起共鸣的原因，以及它们在大脑中的表现形式几乎一无所知。为什么“朱丽叶是太阳”比“朱丽叶是个热情洋溢的美丽女人”更令人印象深刻呢？仅仅是因为它的表达更简洁吗？还是因为一提到太阳我们就自主唤起一种发自内心的温暖、阳光的感觉，使描述变得更加生动，在某种意义上更加真实？也许隐喻让你在大脑中实现一种虚拟现实。（请记住，“温暖的”“灿烂的”也是隐喻，只有“美丽的”不是。）

这个问题没有简单的答案，但我们知道一些非常特定的大脑机制，甚至特定的大脑区域，可能是回答问题的关键，因为部分神经和精神疾病的患者会丧失使用隐喻的能力。例如，有迹象表明，顶叶左下方损伤患者除了在运用单词和数字时出现困难，往往也会失去解释隐喻的能力，变得非常没有想象力，仅能理解字面意思。这个还没有完全得到证实，但其证据也令人信服。

如果有人问“一针及时省九针”是什么意思，顶叶左下方损伤患者会说：“在衬衫上的洞变大之前，最好补一下。”即使明确告诉他这是一个谚语，他也完全忘记其隐喻意义。这让我不禁想问，角回原本是为调节交叉感觉联想和提取而进化的，但在人类身上，角回被用于建立各种联想，包括隐喻联想。隐喻似乎是自相矛盾的：一方面，隐喻在字面意义上并不真实；但另一方面，隐喻却有闪电般的冲击力，比单调的直白陈述更能直接、深入地揭示真相。

每每听到《麦克白》第五幕第五场中的不朽独白，我就会感到后背一凉。

熄灭吧，熄灭吧，瞬间的灯火！
人生只不过是行走着的影子，
一个在舞台上指手画脚的拙劣的伶人，登场片刻，
就在无声无息中悄然退下。
它是一个愚人所讲的故事，充满着喧哗和骚动，
却找不到一点意义。

我们不能从字面意义来理解麦克白所说的话。他不是真的在谈论蜡烛或是舞台艺术或是愚人，如果从字面上理解，这些台词真像是愚人的胡言乱语。然而，这些话却是一个人对生活做出的最深刻、最打动人心的评论。

另一方面，双关语基于表层联想。精神分裂症患者大脑错乱，他们对隐喻和谚语的理解很糟糕。然而，从坊间的临床案例来看，他们非常擅长双关语。这似乎是自相矛盾的，因为隐喻和双关语毕竟都是将看起来不相关的概念连接起来。那么，为什么精神分裂症患者不擅长隐喻，却擅长双关语呢？答案是，虽然这两者看起来相似，但双关语实际上是隐喻的对立面。隐喻是利用表层的相似性来揭示深层的隐藏联系，双关语则是利用表层的相似性来伪装成深层的联系——这就

是它的喜剧魅力所在。(僧侣们在圣诞节有什么乐趣？回答：修女。[①])也许就是先入为主“简单的”表层相似性从更深层面上消除或转移了关注。当我问一个精神分裂症患者“大象与人有什么共同点”时，他回答说“他们都有长鼻子”，他可能是在暗示男性的阴茎（或者指的是用来存放东西的箱子[②]）。

撇开双关语不谈，关于联觉和隐喻之间的联系，如果我的观点正确，那么为什么不是每个联觉者都有很高的艺术天赋，或者每个伟大的艺术家或诗人都是联觉者呢？原因可能是联觉只是让你更富有创造力，但这并不意味着其他因素（遗传和环境因素）没有参与到创造力的全面激发。尽管如此，我还是认为，联觉和创造性涉及的大脑机制是相似的，尽管并不完全相同，所以理解其一可能会帮助我们理解另外一个。

打个比方可能会帮助我们理解。有一种罕见的血液疾病，叫作镰状细胞贫血，这是一种由有缺陷的隐性基因引发的疾病，这种基因导致红细胞形状异常，呈现镰刀状，使其无法输送氧气。这可能是致命的。如果你的父母都有这种基因或者都有这种疾病（这种可能性很小），那么你就会患上这种疾病。然而，如果你只是继承来自一方的这种基因，你就不会患上这种疾病，但你仍然有可能把这种基因传给你的孩子。现在，尽管镰状细胞贫血在世界大多数地区极其罕见，自然选择有效地淘汰了它，但其在非洲某些地区的发病率高达10倍。为什么会这样？答案令人感到惊讶，镰状细胞的特性实际上能保护个体免受疟疾侵害。疟疾是由蚊子传播的寄生虫造成感染并破坏血细胞引起的疾病。这种保护使人群免遭疟疾的有利影响远远高于偶尔出现一人携

---

① 英文中修女为 nun，音同“none”(无)。——译者注

② 英文单词 trunk 有象鼻和箱子的意思。——译者注

有两个镰状细胞基因所造成的生殖方面的不利影响。因此，这种明显有缺陷的基因实际上正是进化选择的结果，只在疟疾流行的地理区域出现。

人类在精神分裂症和躁郁症方面有相对较高的发病率，有人也提出了类似论点。这些疾病没有被淘汰的原因可能是有一些导致疾病发作的基因是有利的——也许是提高创造力、智力或微妙的社会情感能力。因此，人类作为一个整体受益于这些基因库中的基因，而不利方面是相当一部分人因这些基因的组合而生病。

我们顺着这个逻辑往下走，联觉也可以是同样的道理。我们通过解剖学看到，提升大脑区域之间的交叉激活的基因可能非常有利，让我们成为极具创造性的物种。这些基因的异常变体或组合有产生联觉的良性副作用。我想强调一下为什么说是良性的：联觉并不像镰状细胞疾病和精神疾病那样有害，事实上，大多数联觉者似乎非常享受自己的“超能力”，即使可以治愈，他们也不愿接受治疗。这只能说，其一般机制可能是相同的。这一观点很重要，因为它清楚地表明联觉和隐喻不是同义词，但是它们之间有着深刻的联系，也许能让我们深入了解人类非凡的独特性。[6]

因此，联觉被认为是亚病理交叉感觉模式相互作用的有力证据，可以作为创造力的信号或标志。（感觉是一种感官能力，如嗅觉、触觉和听觉。“交叉感觉模式”指的是感官之间的信息共享，就像你的视觉和听觉一起告诉你，你现在正在看的这部外国电影配音很糟糕。）但科学是能够融会贯通的，它让我思考这样一个事实：在我们非联觉者的大脑中，也有很多完全依赖正常交叉感觉模式相互作用的地方，这并非任意的。所以在某种程度上，我们都是“联觉者”。例如，看图3.7 中的两个形状，左边那个看起来像油漆泼洒的印记，右边看起来像一块玻璃的参差不齐的碎片。现在我来问你，如果一定让你猜的话，哪个代表“嘭啪”？哪个代表“吱吱”？这个问题没有正确答案，但你很可能将泼洒的印记选为“嘭啪”，将玻璃碎片选为“吱吱”。最近，我在一个大教室里做了这个测试，其中98%的人做出了同样的选择。现在你可能会认为泼洒的印记与字母B（bouba的首字母，代表“嘭啪”）的外形类似，参差不齐的碎片与字母K（kiki的首字母，代表“吱吱”）的外形类似。如果你在印度或中国等非英语国家做这个实验，尽管书写系统完全不同，你仍会得到完全一样的结果。

为什么会这样呢？变形虫般形状的柔和曲线和起伏轮廓隐喻地模仿了“嘭啪”声音的柔和波动，就像大脑中听觉中枢所呈现的那样，嘴唇平滑圆润，放松地发出起伏的砰砰声。然而，“吱吱”的声音尖锐，发声时舌尖弯曲顶住上腭，模仿的是参差不齐的碎片的视觉形状。我们将在第六章中再讲这一例子，看看它是如何成为我们大脑中诸多神秘方面的关键，例如隐喻、语言和抽象思维的进化。[7]

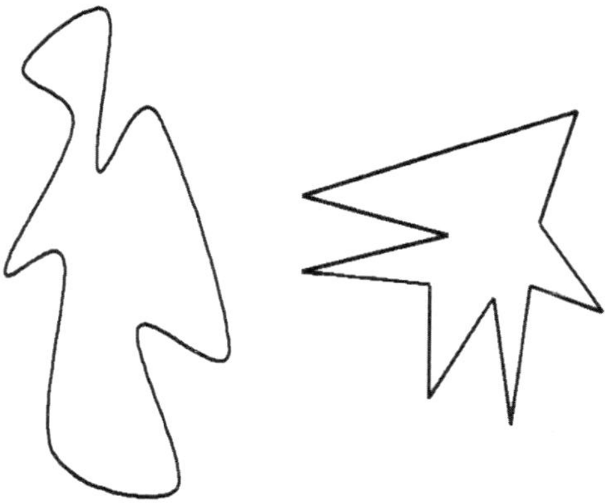

图 3.7 这两个形状哪个是“嘭啪”，哪个是“吱吱”？这两个形状最初是由海因茨·沃纳（Heinz Werner）提出的，用来探索听觉和视觉之间的相互作用。

到目前为止，我已经论证了联觉，特别是高级联觉形式的存在(包括抽象概念而不是具体的感官特征)，可以为理解一些只有人类才有的高级思维过程提供一些线索。[8] 我们能把这些想法应用到“最崇高”的心智特征——数学上吗？数学家经常谈到能够看到空间中的数字，漫游在抽象领域，发现隐藏关系，而其他人看不到，费马大定理或哥德巴赫猜想就是如此。数字和空间也是隐喻吗？

1997 年的一天，我喝下一杯雪利酒之后，突然灵光一现——至少我是这么认为的(我酒醉时的大部分“灵光”都是假警报)。高尔顿早期在《自然》上发表的论文中描述了第二种联觉，比数字－色彩联觉更有趣。他称其为“数字构形”，其他研究人员用短语“数字线”来表示。如果我让你在脑海中想象数字 1～10，你可能会说，你可以模糊地看到数字从左到右依次在脑海中排开，就像在小学数学课堂上学到的那样。但数字线联觉者却不同。他们能够生动形象地看到数字，数字不是从左到右依次排列，而是在一条蜿蜒曲折的线上，甚至可以折返，因此 36 可能比 38 更接近 23 (见图 3.8)。我们称其为“数字－空间”联觉，其中每个数字始终位于空间的特定位置。即使几个月后再次进行测试，每个人的数字线仍保持不变。

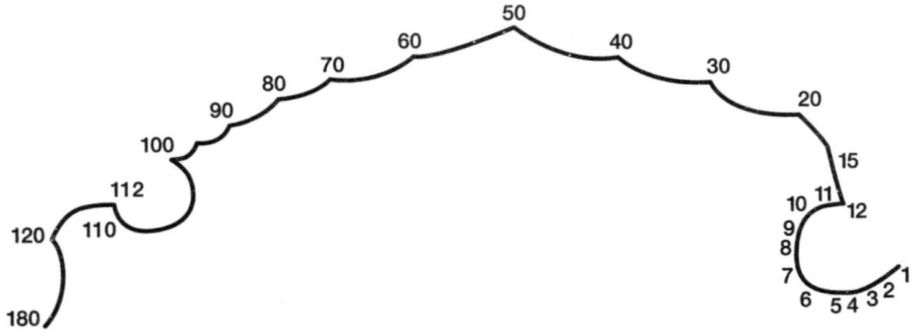

图 3.8 高尔顿的数字线。注意，12 比 6 更靠近 1。

就像所有心理学实验一样，我们需要用实验的方法来证明高尔顿的观察。我请来我的学生埃德·哈伯德和沙伊·阿祖莱帮我制定实验步骤。首先，我们决定看看所谓的“数字距离”效果在正常人中如何表现。（认知心理学家研究了所有可能影响学生志愿者的变量，但直到我们开始研究前，还没有研究者考虑过其与数字－空间联觉的相关性。）随便问一个人，5 和 7、12 和 50 两组数字中，哪个较大？上过小学的人都能答对。当开始计时，看看人们需要花多长时间来给出答案时，有趣的事情发生了。向人们展示数字与人们进行语言反应之间的延迟就是他们的反应时间。结果发现，两个数字之间的距离越大，反应时间越短；反之亦然。这表明大脑中确实存在某种数字线，你可以从视觉角度判断哪个数字更大。相距较远的数字很容易确定，而相距较近的数字则需要几毫秒的时间仔细检查。

我们意识到，可以利用这一规律来确定是否存在复杂的数字线现象。我们请一位数字－空间联觉者来比较几组数字，并查看她的反应时间是否与数字之间实际概念距离对应，或者是否可以反映她个人的数字线特殊的几何形状。2001 年，我们设法招募了一位名叫佩特拉的奥地利学生，她是一位数字－空间联觉者，她那高度复杂的数字线会折回原路，例如，36 在空间上比 18 更靠近 21。埃德和我非常兴奋。自 1867 年高尔顿发现数字－空间联觉以来，还没有任何关于此的研究，也没有任何确定其真实性或解释这种现象的研究。因此，我们意识到，任何新信息都有价值，至少我们可以让这个雪球滚起来了。

我们在佩特拉身上安装好装置，连接到一台机器上，通过询问“36 和 38 哪个更大？”或（在不同的尝试中）“36 和 23 哪个更大？”这样的问题测试她的反应时间。实验结果并不能完全说明问题，这在科学研究中时有发生。佩特拉的反应时间似乎部分依赖于数值距离，部分依赖于空间距离，这并不是我们希望看到的结果，但它表明，佩特拉大脑中的数字线并非从左到右线性排列。在她的大脑中，数字表征的某些方面显然是混乱的。

我们在 2003 年发表了关于联觉的文章，这启发了后续诸多研究。研究成果良莠不齐，但至少我们恢复了大家对这个老问题的兴趣，而这个老问题之前在很大程度上被专家们所忽视，并且我们提出了客观的验证方法。

沙伊·阿祖莱和我对两位新招募的数字–空间联觉者进行了第二个实验，以证明同样的观点。这次我们用了记忆测试的方法。我们要求每位联觉者记住若干组数字，每组包含 9 个数字（例如 13、6、8、18、22、10、15、2、24），数字随机显示在屏幕上的不同空间位置。这个实验得到了两种结果。在情况 A 中，9 个随机数字任意分布在二维屏幕上。在情况 B 中，每个数字被放置在联觉者个人曲折数字线上“应该”出现的地方，就像它被投射或“平展”到屏幕上。（首先，我们采访了每位被试，以确定其个人数字线的几何形状，并确定在其特殊的坐标系中哪些数字相互靠近。）在每种情况下，被试都要观察显示屏 30 秒以记住数字。几分钟后，他们要报告能记住的所有数字。结果令人惊讶：被试在 B 情况下记住的数字最准确。我们再次证明了这些人的个人数字线真实存在。如果它们不存在，或者如果它们的形状随时间而变化，那么在哪里放置数字又有什么关系呢？把数字放在每位联觉者个人数字线中“应该”出现的地方，显然对这个人记忆数字有所帮助——这是你在常人身上看不到的。

另外还有一项观察值得特别关注。一些数字–空间联觉者主动告诉我们，他们的个人数字线的形状严重影响了他们的计算能力。尤其是减法或除法（但不包括乘法，我说过了，乘法靠的是死记硬背）在穿过线上突出的尖锐扭结时比在相对笔直的部分要困难得多。另一方面，一些富有创造力的数学家告诉我，曲折的数字线让他们能够看到数字之间的隐藏关系，而这些数字是我们这些渺小凡人无法看到的。这一观察让我相信，数学专家和创造性数学家在谈及漫游数字空间时不仅仅是在隐喻。他们看到的关系对我们没有天赋的凡人来说并不明显。

至于这些复杂数字线是如何形成的，仍然很难解释。数字代表很多东西——11 个苹果、11 分钟、圣诞节的第 11 天，但它们的共同点是关于顺序和数量的半分离概念。这些都是非常抽象的特性，我们的大脑本身在处理数学问题时肯定没有选择的压力。对狩猎采集社会的研究显示，我们的史前祖先可能会给 10 以内的数字起名，只有 10 个，因为 10 是我们手指的数量，但是更加先进灵活的计数系统是历史悠久的文化产物；大脑不足以进化出一个“查找表”或者从零开始的数字模块。另一方面（没有双关之意），大脑对空间的表征几乎和心智能力一样古老。考虑到进化的机会主义本质，表示抽象数字概念（包括序列）最方便的方法可能是将它们映射到一个预先存在的视觉空间地图上。鉴于顶叶原本用于表征空间，数学运算也在那里进行，尤其是在角回中，这难道不奇怪吗？这可能是人类进化独特性的最好例证。

我们不妨大胆猜测，人类顶叶的空间映射区域存在进一步的专门化。左侧角回参与序数表征，右侧角回专门用于数量表征。在大脑中，绘制数字序列最简单的方法就是从左到右的一条直线。这反过来可能被映射到大脑右半球所表征的数量概念上。现在我们假设，在视觉空间上进行这种序列重定位的基因发生了突变，其结果是你在数字－空间联觉者身上看到的那种复杂数字线。如果让我继续猜测，我会说其他类型的序列，比如月份的排列或日期的排列，也是在左侧角回中进行的。如果这一推论正确，那么对于像周三是在周二之后还是之前这样的问题，由脑卒中导致该区域受到损伤的患者很难快速给出答案。我希望有一天能遇到这样的患者。

大约在我从事联觉研究三个月之后，我遇到一个奇怪的反转。我收到了一封来自本科学生斯皮克·贾汉（Spike Jahan）的邮件。我本以为是像往常一样的“请重新给我打分”的请求，但打开一看，他是一位数字－色彩联觉者，他读过我们的作品，想接受测试。到这里还没有什么奇怪的，但之后他突然扔出一个重磅炸弹：他是色盲。一位色盲联觉者！我的脑子开始飞速运转。如果他能体验色彩，那同我们经历的色彩有什么相似之处吗？联觉能揭示人类的终极奥秘——意识觉知吗？

色觉是显著存在的。尽管大多数人都能感受到数百万种微妙的不同色调，但事实证明，我们的眼睛只有接收三种颜色的光感受器，叫做视锥。正如我们在第二章中看到的，每个视锥都包含一种视觉色素，这种色素只对一种色彩最敏感，三种颜色分别是红色、绿色和蓝色。尽管每种类型的视锥都只对一个特定波长最敏感，但它也能感受到其他波长的光。例如，红视锥对红光反应强烈，对橙光反应较好，对黄光反应较弱，而对绿光或蓝光几乎没有反应。绿视锥对绿光的反应最好，对黄绿光反应差一些，对黄光反应更弱。因此，每种特定光的波长（可见光）都会一定程度地刺激红色、绿色和蓝色视锥。事实上，三种颜色的组合方式有数百万种可能，你的大脑会将每一种组合方式解释为不同的颜色。

色盲是一种先天性疾病，色盲患者缺失一种或多种色素。色盲患者的视力都很正常，但只能看到有限的颜色范围。根据视锥色素损失程度进行分类，患者可能是红绿色盲或蓝黄色盲。在极少数情况下，患者缺失两种色素，那么看到的就是纯粹的黑白色。

斯皮克是红绿色盲，他看到的颜色比我们大多数人看到的少得多。不过，真正奇怪的是，他经常看到一些在现实世界中从未见过的带有色彩的数字。他将这些颜色称为“奇怪、不真实的火星色”，这个称呼很有趣，而且相当合适。他只有看到数字时才能看到这些颜色。

通常人们会觉得这些言论有些疯狂，但在这个案例中，解释就摆在我面前。我意识到大脑地图的交叉激活理论为这种奇怪现象提供了一个很好的解释。记住，斯皮克的视锥感受器是有缺陷的，但问题完全在于他的眼睛。他的视网膜无法将整个范围的色彩信号传送至大脑，但很有可能他的大脑皮质的色彩处理区域，比如梭状回中的V4区域，完全正常。同时，他又是一位数字－色彩联觉者，因此，大脑正常处理数字形状，传至梭状回，通过交叉连接，在V4色彩区域产生交叉激活细胞。由于斯皮克从未在现实世界中体验过他缺失的颜色，所以他只能通过观察数字发现其中的不可思议。顺便说一句，这个发现也打破了联觉源于早期童年记忆联想的观点，比如童年时玩过彩色磁铁，因为一个人怎么可能“记住”他从未见过的颜色呢？毕竟，没有火星色的磁铁。

值得注意的是，非色盲联觉者也可以看到“火星色”。有些人将字母的颜色描述为由多种颜色同时“叠加在一起”，这使得它们不太符合标准的颜色分类法。这种现象可能源于与斯皮克相似的机制；这些颜色之所以看起来奇怪，是因为他的视觉通路连接奇怪，因此他无法简单描述。

看到彩虹里没有的颜色是什么感觉？来自另一维度的颜色是什么样的呢？想象一下，当你无法向别人描述你的感受时，你会有多么沮丧。你能为一个生来就失明的人解释看见蓝色的感觉吗？或者向印第安人描述马麦酱的味道，或者向英国人描述藏红花吗？这引出了一个古老的哲学难题：我们是否能够真正了解他人所感。许多学生问了一个看似幼稚的问题："我怎么知道你的红色不是我的蓝色？"联觉提醒我们，这个问题也许并不是那么幼稚。你可能还记得，这种意识体验难以形容的主观特性，术语叫作感受性。别人的感受性是否与我们相似，或不同，或不存在，这些问题和问有多少天使能在大头针上跳舞一样没有意义——但我仍抱有希望。几个世纪以来，哲学家们一直被这些问题困扰，但随着我们对联觉的进一步了解，这个谜题的大门终于打开了一道小小的缝隙。做科学研究就是这样：从简单清晰、易解决的问题开始，这些问题为回答终极大问题铺平了道路，比如"什么是感受性""什么是自我"，甚至"什么是意识"。

联觉可能给我们一些解答永恒奥秘的线索[9, 10]，因为它提供了一种选择激活某些视觉区域的方法，同时跳过或绕过了其他区域。通常，这样做是不可能的。所以，我们可以通过仅关注意识的一个方面来完善解释问题的方法，而不是问一些诸如"什么是意识"和"什么是自我"之类的模糊问题。我们自问，红色的意识觉知是否需要激活视觉皮质上全部30个区域或大部分区域呢？或者只是其中的一小部分区域？在信息传递到30个高级视觉区域之前，从视网膜到丘脑再到初级视觉皮质的整个活动是怎样的？这些活动是否也需要意识经验？或者你是否能够跳过这些活动直接激活V4区域，体验同样生动的红色？如果你见到一个红苹果，你通常会激活视觉的色彩（红色）和形式（苹果）区域。但是，如果你可以人为刺激色彩区域，而不刺激与形式有关的细胞呢？你会体验到空洞的红色飘浮在你面前，像一团无定型的外质或其他怪异的东西吗？我们还知道，有更多的神经投射从视觉处理的各个层次回到之前的区域，而不是向前。这些反向投射的作用完全未知。它们的活动是否影响对红色的意识觉知？当你看着一个红苹果的时候，如果你能用一种化学物质选择性地压制投射，你会失去意识吗？这些问题几乎是不可能完成的、纸上谈兵式的思想实验，而哲学家对此却津津乐道。或者说，这种实验的确可以完成，但也许需要毕生的时间。

那时我们就会明白，为什么猿类只关心成熟果实和红色臀部，而人类却永远仰望星空。

第四章

镜像神经元：塑造文明的模仿游戏

即使在独处的时候，我们也经常带着痛苦和快乐思考他人对我们的看法，或者他人对我们的认可和非难；而这一切都源于同情，这是社会本能的基本要素。

——查尔斯·达尔文

鱼儿刚出生就知道如何游泳，也知道如何在危急时刻飞速逃生。小鸭子出生后，很快就能跟随鸭妈妈在陆地上行走，或者在水中踏波而行。身上还挂着羊水的小马驹，只需花几分钟时间挣扎着站起来，随后就能加入马群。人类却并非如此。我们呱呱坠地后，需要24小时的照顾和监护。我们慢慢长大，而且需要经过漫长岁月才能够成年。很明显，我们必须从这种昂贵的投资中获得巨大收益，更不用说这是一种高风险的前期投资了，而我们确实获得了收益，这项收益正是文化。

在这一章中，我们将探讨一种特殊的脑细胞，称为镜像神经元。在人类成为能够塑造文化和在文化中生存的唯一物种的过程中，它发挥了关键作用。文化由大量复杂技能和知识组成，它们通过两种核心媒介——语言和模仿，在人与人之间传递。如果没有超常的模仿他人的能力，我们将一事无成。反过来，准确的模仿可能取决于人类“采纳他人观点”的独特能力，从视觉和隐喻的角度看都是如此，与猴子大脑中的神经元排布方式相比，人类神经元的排布更为复杂。从他人角度看待世界的能力，对于构建他人复杂想法和意图的心智模型以预测并操纵其行为至关重要。（“山姆以为我不知道玛莎伤害了他。”）这种能力，被称为心智理论[①]，为人类所独有。最后，语言本身的某些性质，即作为文化传播的重要媒介，可能有一部分是在模仿的基础上建立的。

达尔文的进化论是有史以来最重要的科学发现之一。然而，遗憾的是，该理论没有为来世提供任何解释。因此，它在科学领域引发了比任何其他话题都要激烈的辩论，以至美国的某些学区一直坚持在教

① 心智理论（theory of mind）是指个体理解自己与他人的心理状态，包括情绪意图、期望、思考和信念等，并借此信息预测和解释他人行为的一种能力。——译者注

科书中赋予智能设计“理论”（实际上只是创造论的遮羞布）同等地位。正如英国科学家和社会评论家理查德·道金斯（Richard Dawkins）反复指出的那样，这就相当于声明“太阳绕着地球转”。进化论被提出时，人们还没有发现DNA和生命的分子机制，那时古生物学家也才刚开始拼凑化石，我们的知识储备还远远不够，致使人们对进化论产生了直接的怀疑。这早已经成为历史了，但并不意味着我们已经得到了问题的最终解。如果一个科学家否认关于人类心智和大脑的进化还有许多重要问题没有得到解答，那他就太傲慢了。我首先要研究的将是以下内容。

1. 大约在30万年前，古人类大脑的体积已经和现代人类相差无几，甚至智力能力也与现代人类相当。然而，许多人类独有的特点，例如制作工具、生火、艺术创作、音乐创作，甚至成熟的语言，都是在大约75000年前才出现的。这是为什么呢？在漫长的潜育期，大脑在做什么？为什么这些潜在的能力花了这么长时间才得以开花，而且突然就结果了？鉴于物竞天择只能选择表现出来的能力，而不是潜在能力，这些潜在的能力最初是如何形成的呢？我应将其叫作“华莱士的问题”，以维多利亚时代的英国博物学家阿尔弗雷德·拉塞尔·华莱士命名，因为是他在讨论语言起源时首次提出了这个问题：

> 最低等的野蛮人词汇量不大，却能够发出各种不同的、清晰的声音，并能进行各种各样的变调，赋予它们抑扬顿挫的变化，甚至可以称得上变化无穷，而这些变调和抑扬顿挫的变化丝毫不逊于更高级的（欧洲）种族。工具在被人需要之前就已经得到发展。

2. 原始的奥杜韦工具（轻轻敲击几次岩芯就制作而成的形状不规

则的刀刃）出现于240万年前，很可能是由能人[①]制造的。能人的大脑大小介于黑猩猩和现代人之间。在这之后，又经过100万年的进化停滞期，出现了更美观的对称形工具，反映了生产技术的标准化。这就需要在制造工具时，将硬锤换成软的木质锤子，以确保得到的是光滑而非锯齿状的不规则刀刃。最后，大约在20万年前，出现了模式化的流水线式的工具——复杂的双面对称工具，并装上了刀柄。为什么人类心智进化会受到这些相对突然的技术爆发的影响？工具在塑造人类认知方面起了什么样的作用？

3. 为什么有突然的爆发期——贾雷德·戴蒙德（Jared Diamond）在他的《枪炮、病菌与钢铁》一书中，将6万年前人类心智成熟的时期称为"伟大的飞跃"。那时洞穴艺术频繁出现，人们开始制作服装、建造居所。为什么这样的飞跃只有到那时才出现，即使大脑早在100万年前就达到了现在的大小？这又是一个"华莱士的问题"。

4. 人类通常被称为"马基雅维利灵长类动物"，指的是我们拥有预测他人行为的能力，并且能够比他人棋高一着。为什么我们人类善于解读彼此的意图？是否如英国认知神经学家尼古拉斯·汉弗莱、乌塔·弗里思（Uta Frith）、马克·豪泽（Marc Hauser）和西蒙·巴伦－科恩（Simon Baron-Cohen）所提出的，我们有生成他人心智理论的专门的大脑模块或回路？这个回路在哪儿呢？它是什么时候进化出来的？它是否以某种基本形式同样存在于猴子和猿类中？如果是的话，是什么让我们的回路比它们的更复杂？

5. 语言是如何进化的？与幽默、艺术、舞蹈和音乐等其他人类特

---

① 能人（拉丁文学名为Homo habilis），是人科人属中的一个种。能人化石最早是1960年由玛丽·利基在坦桑尼亚奥杜瓦伊峡谷第一层中发现的，能人生存在大约180万年前，是介于南方古猿和猿人的中间类型。——译者注

征不同，语言对人类的生存价值显而易见：它能让我们交流思想和意图。但是，这种非凡能力究竟是如何形成的呢？这一点至少从达尔文时代开始，就一直困扰着生物学家、心理学家和哲学家。其中一个问题是，人类的发声器官比其他任何猿类都要复杂，但如果人类大脑中没有相应复杂的语言区域，单凭这些巧妙绝伦的发声器官也是无济于事的，两种机制有许多互相关联的部分，它们是如何协同进化的呢？跟随达尔文的脚步，我认为人类的发声器官与调节声音的非凡能力之所以能够得到进化，主要是因为早期灵长类动物（包括我们的古人类祖先）在求偶过程中需要发出情感呼唤和乐音。一旦进化，大脑，尤其是左脑，就可以开始学习语言。

但是，还有一个更大的谜题。是否像著名的麻省理工学院语言学家诺姆·乔姆斯基（Noam Chomsky）所说的那样，语言是由一个复杂且高度专门化的心理“语言器官”处理的，为人类所独有，并且是突然出现的呢？或者，是否多亏了更原始的手势交流系统，才能为有声语言的出现搭好框架？这个谜团得以解开主要归功于镜像神经元的发现。

我已在前面的几章中提到了镜像神经元，在第六章也会再次提及，而在本章提及的进化的背景下，让我们再进一步研究。猴子在执行一个特定动作时，其大脑额叶中的一些特定细胞会被激活。例如，第一个细胞在猴子拉动控制杆时被激活，第二个细胞在猴子抓花生时被激活，第三个细胞在猴子把花生放进嘴里时被激活，第四个细胞在猴子推东西时被激活。(记住，这些神经元是执行具体任务小回路中的一部分；单个神经元本身并不能执行移动一只手的动作，但它可以让你窥探回路的全貌。) 到目前为止，我们还没看到什么新鲜的内容。早在

几十年前，约翰斯·霍普金斯大学著名的神经科学家弗农·蒙卡斯尔（Vernon Mountcastle）就发现了这种运动－指令神经元。

20世纪90年代末，另一位神经科学家贾科莫·里佐拉蒂（Giacomo Rizzolatti）与他意大利帕尔玛大学的同事朱塞佩·迪佩莱格里诺（Giuseppe Di Pellegrino）、卢西亚诺·法迪加（Luciano Fadiga）和维托里奥·加莱塞（Vittorio Gallese）在研究这些运动－指令神经元时，注意到一些非常奇怪的现象。有些神经元不仅在猴子执行动作时被激活，在猴子看到另一只猴子执行相同动作时也会被激活！当听到里佐拉蒂在演讲中讲到这一点时，我差点儿从座位上跳起来。它们不仅仅是运动－指令神经元，它们还在采纳其他动物的视角。这些神经元（准确地说是它们所属的神经回路，从现在起我将用"神经元"这个词来表示回路）所有的意图和目的都是读懂另一只猴子的大脑，搞清楚它想做什么。这对灵长类动物这样高度群居的动物来说是必不可少的特征。

镜像神经元究竟是如何连接到一起，从而获得了这种预测的能力，我们目前尚不清楚。这就好像大脑高级区域正在读取它的输出，并说（实际上也是这么运作的）"同样的神经元在我大脑中被激活，就像我伸手去拿香蕉时一样，所以另一只猴子现在一定是想去拿香蕉"。这就好像镜像神经元是大自然自己创造的虚拟现实设备，可以模拟他人意图。

在猴子身上，这些镜像神经元能够预测其他猴子简单的目标导向行为。但在人类中，且仅在人类中，它们变得非常复杂，甚至可以解释复杂的意图。这种复杂性的增加是如何发生的，将在未来一段时间内引起激烈的争论。正如我们将在后文看到的，镜像神经元还能让你模仿他人的动作，从而能"传承"他人发明和打磨过的技艺。它们还能推动一个自我放大的反馈回路的发展，在某一点开始起作用，加速人类的大脑进化。

正如里佐拉蒂指出的那样，镜像神经元也可以让你模仿他人的唇部和舌部运动，这反过来可以作为语言的进化基础。一旦具备了读懂某人意图和模仿其发声的能力，你就能够打开语言进化的大门。你不再需要独特的“语言器官”，语言对你来说似乎不再神秘。这些论点丝毫没有否定人类大脑中有专门负责语言处理的区域这一观点。我在这里谈论的问题是，这些区域是如何进化的，而不是它们是否存在。这个谜题很重要的一部分是里佐拉蒂观察到镜像神经元主要存在的区域是猴子的腹侧运动前区，这里可能进化为著名的布罗卡区，一个与人类语言表达有关的大脑中心。

大脑中并不是只有一个区域涉及语言的处理，但左顶下小叶肯定是其中一个重要区域，它与表达词义有关。无巧不成书，猴子的这个区域也遍布镜像神经元。我们如何知道镜像神经元存在于人脑中呢？我们可以将猴子的头骨打开，花上几天或几周的时间用微电极进行探测，但用同样的方法研究人类似乎不太现实。

一位病感失认症患者给我们带来了一条意想不到的线索。这种奇怪的病症会让患者意识不到或否认他们的残疾。大部分大脑右半球卒中患者的左侧身体会完全瘫痪，正如你所料，他们对此经常抱怨，但大约有 1/20 的人强烈否认自己的瘫痪状态，尽管他们神志清醒、智力正常。例如，伍德罗·威尔逊总统在 1919 年因脑卒中而左半身瘫痪，但他坚称自己完全正常。尽管他的思维过程令人难以理解，但他不顾所有人的反对，仍然执意担任总统，制订详细的出行计划，并做出美国参与国际联盟等一系列重大决定。

1996 年，我和一些同事对病感失认症患者进行了一次小调查，发现了一些有趣的现象：有些患者不仅否认自己患有瘫痪，还否认另一名患者的瘫痪——我向你们保证，另一名患者确确实实不能动弹。否认自己瘫痪已经够奇怪了，否认另一位患者瘫痪就更是匪夷所思。我们认为，这种奇怪的现象可以用镜像神经元受到损伤来解释。这就好像每当你想对别人的动作做出判断时，你就得在自己大脑中进行相应动作的虚拟现实模拟。没有镜像神经元，你就无法做到这些。

人类存在镜像神经元的第二个证据来自对人类某些脑电波的研究。当人们用双手做意志性动作时，所谓的 μ 波就会完全消失。我和我的同事埃里克・阿尔特舒勒、杰米・皮内达（Jaime Pineda）发现，当一个人看着别人移动手时，自己也会发生 μ 波抑制，但当他看到一个无生命的物体在做类似移动时，比如一个球上下弹跳，则不会发生 μ 波抑制。我们在 1998 年的神经科学学会会议上提出，这种抑制是由里佐拉蒂发现的镜像神经元系统导致的。

在里佐拉蒂的发现之后，其他类型的镜像神经元也相继被发现。多伦多大学的研究人员记录了正在接受神经外科手术的患者前扣带回的细胞情况。长期以来，我们知道这一区域的神经元会对身体疼痛做出反应。假设这些神经元对皮肤中的疼痛感受器有反应，它们通常被称为感觉疼痛神经元。想象一下，当主治医生发现他的患者在看到另一位患者被刺时，所检测的感觉疼痛神经元的反应同自己被刺一样强烈，他会有多震惊。就好像神经元在同情别人。由塔尼亚・辛格（Tania Singer）对人类志愿者进行的神经影像学实验也支持了这一结论。我喜欢把这些细胞叫作“甘地神经元”，因为它们模糊了自我和他人之间的界限——这不仅仅是在隐喻，从字面意义上讲也是这样的，因为神经元无法区分二者。此后，由克里斯蒂安・凯泽斯（Christian Keysers）领导的研究小组利用脑成像技术在顶叶也发现了类似的触觉神经元。

想想这意味着什么。每当你看到别人在做事情时，你的大脑中用来做同样事情的神经元就会变得活跃——就好像你也在亲自做一样。如果你看到有人被针刺，你的痛觉神经元就会像你被针刺了一样被激活。这非常有趣，也引发了一些有意思的问题。是什么阻止你盲目地模仿你看到的每一个动作？是什么让你不会真切感受到别人的痛苦？

以运动镜像神经元为例，一种答案是，在不合适的时候，额叶可能会产生抑制回路，避免自动模仿。有趣的是，抑制不想要的行为或冲动的行为可能是自由意志进化的一个主要原因。你的左顶下小叶不断浮现出生动图像，在任何特定的情况下都展现行动的多重选择，而你的额叶皮质抑制除了某个特定图像的所有图像。因此，有人提出，“自由非意志”可能是一个比自由意志更好的术语。当这些额叶抑制回路受损，如患上额叶综合征，患者有时会不由自主地模仿别人的手势，这种症状称为模仿动作。我猜测，如果看到别人被戳，一些患者可能会真的感到疼痛，但据我所知，还从未有研究能证实这一点。即使是正常人，镜像神经系统的信息也会发生一定程度的泄露。查尔斯·达尔文指出，即使是成年人，当看到运动员准备投掷标枪时，也会不自主地弯曲膝盖，当看到有人用剪刀时，则会不自觉地咬紧或松开牙关。[1]

现在我们来看负责触摸与疼痛的感觉镜像神经元，为什么就算它们自主激活也不会让我们感受到所见之物？我突然想到，也许手部的皮肤和关节感受器发出的空信号（“我没有被触碰”）会阻止镜像神经元信号到达意识觉知。空信号和镜像神经元信号同时出现，高级大脑中心将其解释为“可以感同身受，但不是真正地感受他人的感觉”。更通俗地说，来自额叶抑制回路的信号、镜像神经元（额叶和顶叶）

的信号和来自感受器的空信号产生动态相互作用，让你与他人产生互动，同时又保持个性。

一开始，这一解释只是我的随意猜测，但后来我遇到了一位叫汉弗莱的患者。在第一次海湾战争中，汉弗莱失去了一只手，现在成为幻肢。就像其他患者一样，每次触摸他的脸，他都会感觉失去的手好像有了感觉。就这一点来说，他和我之前的患者没有区别。但随着镜像神经元的想法在我脑中萦绕不去，我决定尝试一个新的实验。我让他看着我轻抚我的学生朱莉的手，这时他惊讶地叫道，他不仅看到了，而且自己的幻肢还真正地感受到朱莉的手被抚摸。我认为，这是因为他的镜像神经元以正常方式被激活，但是手部不再能发出空信号来否定这一切。汉弗莱的镜像神经元活动完全进入意识体验中。想象一下：唯一能将你的意识与他人意识分开的可能是你的皮肤！看到发生在汉弗莱身上的这一现象后，我们又测试了其他三位患者，得到了同样的结果，我们称之为"习得超级共情"。令人惊讶的是，有一些患者仅仅通过看着他人接受按摩就感觉自己的幻肢不再疼痛了。这在临床上可能有所帮助，因为显而易见，我们不能按摩患者的幻肢。

这些意外的结果又引发了另一个有趣的问题。如果患者是臂丛神经（连接手臂和脊髓的神经）被麻醉，而不是截肢，那么当他仅是看着他人被触碰时，他麻醉的手会有被触碰的感觉吗？令人惊讶的是，答案是肯定的。这一结果意义非凡，因为它表明，要达到超级共情的效果，大脑不需要进行声势浩大的结构重组，将手臂麻醉就足够了。我和我的学生劳拉·凯斯做了这个实验。出现的图像又一次表明，大脑连接是动态的，而不是像教科书中呈现的静态图像。果然，大脑是由模块组成的，但这些模块不是固定的实体，它们通过与彼此、与身体、与环境，甚至与其他大脑间的强大互动而不断更新。

自从发现镜像神经元以来，出现了许多新问题。第一，镜像神经元功能是与生俱来的，还是后天习得的，或者两者兼而有之？第二，镜像神经元如何连接，它们如何执行功能？第三，它们为什么会进化（如果它们确实进化了）？第四，除了已知功能，它们还有其他功能吗？（我认为有。）

虽然我已经暗示了可能的答案，但还是让我进一步解释一下。对镜像神经元持怀疑态度的一种观点是，它们仅仅是联想学习的结果，就像狗每晚听到主人拿钥匙开门时，就会流着口水期待着晚餐一样。其论点是，每次猴子伸手抓花生时，不仅“抓花生”的指令神经元被激活，而且其视觉神经元也因猴子伸手触碰花生被激活。因为正如一直以来科学家们认为的那样，神经元“一起激活，相互连接”。最终，仅仅看到一个移动手的动作（自己或其他猴子的）便会触发指令神经元的反应。但如果事实果真如此，为什么只有一部分指令神经元被激活呢？为什么这个动作的指令神经元不全是镜像神经元呢？此外，别人伸手去拿花生的视觉效果与你自己伸手去拿花生的视觉效果非常不同。那么镜像神经元如何对观察地点进行适当校正呢？没有什么简单直接的联想模型可以解释这一点。最后，如果后天习得对构建镜像神经元起着重要作用呢？即便如此，这也不会让镜像神经元在理解大脑功能方面变得不重要。镜像神经元在做什么，它们如何工作，这些问题与它们是由基因决定还是由环境决定无关。

位于西雅图的华盛顿大学学习与脑科学研究所的认知心理学家安德鲁·梅尔佐夫（Andrew Meltzoff）的一项重要发现与这一讨论高度相关。他发现，新生儿看到母亲伸舌头，自己也常常会伸出舌头。我说的新生儿是指出生仅几个小时的婴儿。参与其中的神经回路一定是固定的，而不是基于联想学习。之后，婴儿在看到母亲微笑时自己也会微笑，但这也不是基于习得，因为婴儿看不到自己的脸。这一定是与生俱来的。

目前，还没有证据证明是否因为镜像神经元才出现了早期模仿行为，但我们完全可以这样认为。这种能力取决于母亲伸出舌头和微笑的视觉外观是否能映射到孩子自身的运动地图上，控制面部肌肉调整序列。2003 年，我在 BBC 电台的《睿思演讲》（Reith Lectures）节目中做过一次题为“新兴心智”的演讲，我提到地图之间的转换恰恰被认为是镜像神经元所为，如果这种能力是与生俱来的，那确实令人震惊。我认为这正是镜像神经元最具魅力之处。

有些人认为，基于模仿的镜像神经元的复杂计算能力在发育后期出现，而伸出舌头和第一次微笑仅仅是因为妈妈简单“触发”了婴儿的反射本能，猫看到狗的时候伸出爪子也是一样的。要证明这确实是镜像神经元的魅力，唯一的方法是看婴儿能否模仿不可能遇到过的非典型的动作，比如不对称的微笑、眨眼或者嘴部做出奇怪的形状。这些不是简单的反射本能可以做到的。这个方法可以一锤定音。

———

撇开镜像神经元是与生俱来的还是后天习得的这个问题，现在我们来仔细看看镜像神经元实际的功能是什么。许多功能在镜像神经元第一次被报道时就提出了，我想以这些早期推测为基础继续讨论。[2] 让我们列个清单，看看它们可能具备的功能。请记住，它们最初是为了其他功能而进化的，而不是在此列出的功能。这些次要功能可能只是意外收获，但这并不意味着它们没有什么用处。

首先，也是最明显的一点，镜像神经元让你知道别人的意图。当你看到朋友乔希的手伸向球时，你自己的触球神经元也随之被激活。通过运行乔希的虚拟现实模拟，你会立即得知他想触碰到球。类人猿身上可能也有这种接受心智理论的能力，但并不成熟，人类在这方面则表现尤为出色。

其次，除了允许我们从他人视角看待世界，镜像神经元已发生进一步进化，让我们能够采纳他人观念。我们口中的“我明白你的意思”或“试着从我的角度去看”这样的比喻，可能并不完全是巧合。这种从文字到概念的神奇变化是如何在进化过程中发生的（如果它确实发生了）十分重要，但要通过实验来验证这一命题并不容易。

作为采纳他人观点的必然结果，你也可以以别人看待你的方式来看待自己——这是自我意识的一个重要组成部分。我们在日常语言中也可以体会到这一点：当我们说某人有“自我意识”时，我们真正的意思是她意识到别人在关注她。“自怜”这个词也有类似的意思。我将在后文再次谈到这一观点。那时，我将提出他人意识和自我意识共同协力进化，引发人类特有的“你－我”相互作用。

镜像神经元的一个不太明显的功能是抽象概念——同样，人类对此特别擅长。在第三章联觉背景下讨论的“嘭啪－吱吱”实验能够很好地阐释这一点。回顾一下，超过 95% 的人认为“吱吱”是锯齿状，“嘭啪”像是油漆泼洒的印记。我给出的解释是，一方面锯齿状的尖锐变化模仿了“吱吱”声的音调变化，更不用说发出这个声音时舌头需要抵住上腭；另一方面，油漆泼洒的印记模仿的是“嘭啪”的声音轮廓和舌头的起伏。类似地，发出 shhhhhhhh（就像“嘘”）的声音时得到的可能是模糊的污迹斑斑的线，而 rrrrrrrrrrrr 是锯齿状线，ssssssssssss（就像“丝”）是细丝线——这表明不仅是锯齿状与“吱吱”声相似，而且是真正的交叉感觉模式。“嘭啪－吱吱”效应与镜像神经元之间的联系不是很明显，但有基本的相似性。镜像神经元的主要计算是将一个维度中的地图转入另一个维度，例如，将他人运动的视觉效果转入观察者大脑中的运动地图，其中包含肌肉运动的程序（包括舌部和唇部运动）。

这正是"嘭啪－吱吱"效应会发生的原因：你的大脑在连接视觉和听觉地图时表现出惊人的提取能力。这两种输入在各方面都完全不同，除了一点——它们具有参差不齐或弯曲的抽象特征。当你被问到如何匹配时，你的大脑会迅速集中于这个共同特征。我将这个过程称为"交叉感觉提取"。尽管表面上存在一些差别，但这种计算相似性的能力为更加复杂的提取过程做好了准备，而人类非常喜欢这种复杂的提取类型。镜像神经元的进化也许就是这种情况发生的原因。

像交叉感觉提取这样的神秘能力又是如何形成的呢？正如我在前一章中提到的，它可能先出现在原始树栖灵长类动物身上，让它们能够彼此沟通或抓住树枝。树枝和树干到达眼部的垂直视觉输入必须与来自关节和肌肉完全不同的输入及身体对空间位置的感觉相匹配——这种能力有利于正常神经元和镜像神经元的发展。为了在感觉和运动地图之间建立一致性所需要的重新调整，最初可能基于物种的遗传水平和个体的经验水平的反馈。而一旦建立一致性原则，新的输入便可以发生交叉感觉提取。例如，捡起视觉上感觉很小的物体会引发拇指和食指自发的运动；如果唇部噘起形成"o"的形状，模仿一个小孔（像是要吹气一样），会发出听起来很小的声音（单词）(例如，"小小的"、"微小的"或法语词"一点儿"之类的词)。这些小"声音"将通过耳朵进行反馈，与小物体联系在一起（我们将在第六章再介绍这些内容，这就解释了原始人类时期，词汇是如何演变而来的）。由此，视觉、触觉和听觉之间的三向共鸣产生，并逐渐强化，使得交叉感觉提取和其他更复杂的提取类型完全成熟。

如果这种解释正确，镜像神经元某些方面的功能确实可以通过习得获得，并建立在人类特有的基因上。当然，许多猴子及较低级脊椎动物可能也有镜像神经元，但神经元需要进化至特定的复杂性并与其他脑区达到一定的连接数量，才能参与人类擅长的抽象类型的活动。

大脑的哪些部分参与这种抽象类型的活动？我在讲述语言时曾暗示顶下小叶可能发挥关键作用，但让我们进一步看看。在低等哺乳动物中，顶下小叶不是很大，但在灵长类动物中变得十分明显。即使是灵长类动物，顶下小叶的大小也会有不同，它在类人猿中大得不成比例，而在人类中则最大。并且，只有在人类身上，我们才会看到顶下小叶的主要部分进一步分成两个：角回和缘上回，这表明在人类进化过程中，大脑的这个区域发生了重要变化。顶下小叶位于视觉（枕叶）、触觉（顶叶）和听觉（颞叶）的交叉点这一重要的战略性位置，接收所有的感觉信息。在基础层面，交叉感觉提取与解除障碍有关，以创建无感觉表征（正如“嘭啪－吱吱”效应所示）。有证据表明，当我们对三名左侧角回受损患者进行测试时，他们在“嘭啪－吱吱”任务中表现不佳。正如我之前指出的，这种将一个维度映射到另一个维度的能力是镜像神经元在发挥作用，而并非巧合的是，镜像神经元在顶下小叶附近大量存在。人类大脑中顶下小叶非常大，并产生分化，这是进化上的一个大飞跃。

顶下小叶的上半部分——缘上回，是人类独有的另一个结构。缘上回损伤会导致一种称为观念运动性失用症的疾病：患者不能根据医生的指令执行可熟练掌握的行动。在执行假装梳头任务时，失用症患者会举起他的手臂，看着它，然后绕着头挥动。在执行模仿敲钉子任务时，失用症患者会握紧拳头，猛击桌子。即使他的手没有瘫痪（他会不由自主地挠痒），而且知道“梳头”的意思（“这意味着我正在用梳子整理我的头发，医生。”），也会发生这种情况。他所缺少的是一种能力，即在执行行动前，先在头脑中想象出所需行动的画面，例如梳头。人们通常把这些功能与镜像神经元联系在一起，事实上，缘上回分布着镜像神经元。如果我们的猜测正确，那么人们会认为失用症患者很难理解和模仿他人的动作。虽然我们看到了一些这方面的线索，但仍需要仔细研究。

人们也想知道隐喻的进化起源。倘若交叉感觉提取机制建立在顶下小叶的视觉和触觉基础上（最初是用来抓树枝），这种机制可能为交叉感觉隐喻（如“刺痛的指责”“响亮的衬衫”）奠定了基础，并最终成为一般隐喻。我们最近的观察支持这一点，角回损伤的患者不仅在辨别“嘭啪－吱吱”时比较困难，也很难理解简单的谚语，他们从字面上去理解谚语，而无法体会背后的引申义。显然，这些观察需要采集更多的患者样本才能得到证实。我们很容易想象交叉感觉提取在“嘭啪－吱吱”辨别中的作用，但是鉴于大脑中似乎有无数个非常抽象的概念，你如何解释那些结合数个概念的隐喻呢？比如“这是东方，朱丽叶是太阳”。这个问题的答案令人惊讶，抽象概念的数量不是无限的，表示概念的单词数量也不是无限的。实际上，大多数说英语的人有大约 1 万的词汇量（如果你喜欢上网，你的词汇量可能会更少），但可能只有一定数量的隐喻得到理解。正如著名认知科学家和博学大师杰伦·拉尼尔（Jaron Lanier）向我指出的那样，朱丽叶可以是太阳，但说她是石头或橙汁盒毫无意义。请记住，那些反复出现并成为不朽的隐喻一定是恰当的、可以引起共鸣的。在打油诗中，滑稽拙劣的隐喻比比皆是。

镜像神经元在人类独特性方面还有另一个重要作用：它们允许我

们模仿。你已经知道婴儿能够简单地模仿伸舌头的动作，而当我们到了一定年龄，我们可以模仿非常复杂的动作技能，比如学妈妈挥动棒球杆或竖起大拇指。没有猿类能与人类的模仿天赋相媲美。不过，我想在这里指出一个有趣的现象，在这方面最接近我们的猿类并不是我们的近亲黑猩猩，而是红毛猩猩。红毛猩猩甚至可以开锁或用桨划船，只要它们看到有人这样做。它们也是类人猿中最适合树栖且最会抓握的动物，所以它们的大脑中可能分布着许多镜像神经元，让红毛猩猩宝宝能够观察妈妈，以习得如何在不用反复试错的情况下与树木打交道。如果婆罗洲一群孤立的红毛猩猩在人类造成的灾难环境中奇迹般地幸存下来，这些温顺的猿猴很可能会继承地球。

模仿似乎不是什么重要技能，毕竟，“模仿”某人是一个贬义词，这有些讽刺，因为大多数猿类其实并不擅长模仿。但正如我之前所说，模仿可能是人类进化的关键步骤，让我们能获得通过实例传递知识的能力。当我们迈出这一步的时候，人类突然从基于基因自然选择的达尔文进化论过渡到文化进化——这可能需要数百万年的时间。复杂技能最初通过试错习得（或者是偶然习得，就像某些原始人第一次看到灌木丛因熔岩着火一样），可以迅速地传给部落中的每一个成员，无论是年轻人还是老年人。包括梅林·唐纳德（Merlin Donald）在内的其他研究人员也提出了同样的观点，尽管这与镜像神经元无关。[3]

从严格基于基因的达尔文进化论的限制中解放出来，是人类进化过程中迈出的一大步。人类进化的一大谜题正是我们之前所说的“大飞跃”，即 6 万到 10 万年前，突然出现的一些人类独有的特征：生火、制作艺术品、搭建房舍、装饰身体、制造复杂工具及使用更加复杂的语言。人类学家通常认为，这种文化复杂性的高度发展一定是一系列

新的突变以同样复杂的方式影响大脑的结果，但这并不能解释为什么所有非凡能力都几乎在同一时间出现。

第一种可能的解释是，所谓的“大飞跃”只是一种统计上的错觉。事实上，这些特征的出现时间可能比实物证据所显示的时间要晚得多。当然，即使这些特征并不是在同一时间出现的，也不能解答疑问。因为就算它们出现的时间仅仅相隔 3 万年，与之前数百万年才能发生微小渐进的行为变化相比，也是弹指一瞬。第二种可能性是，新的大脑突变增加了我们的普遍智力，即智商测试中测试的抽象推理能力。这个想法或许正确，但并不是全部答案——甚至撇开了非常合理的批评，即智力是一种复杂的、多方面的能力，将其视为平均的单一普通能力是没有意义的。

这就剩下了第三种可能性，将我们带回镜像神经元。我认为大脑确实存在基因上的变化，但讽刺的是，这种变化通过增强我们相互学习的能力，使我们摆脱了基因的影响。这种独特能力将大脑从达尔文的枷锁中解放出来，使人类独有的发明得以迅速传播，比如制作贝壳项链、使用火、制造工具、建造房舍，甚至发明新的词汇。经过 60 亿年的进化，文化终于出现，文明的种子也终于得以播撒。这种可能性的优势在于，你不需要假设在同一时间出现了不同的突变，就可以解释我们的各种独特心智能力为什么会同时出现。相反，单一机制（例如模仿和理解他人意图）的日益复杂，可以解释人类和猿类之间巨大的行为差异。

我将用类比法来分析。想象一下，一位火星上的自然学家在过去的 50 万年一直观察人类的进化。她当然会对 5 万年前的“大飞跃”感到困惑，但她对公元前 500 年到现在发生的第二种飞跃更加困惑。由于某些创新，比如数学领域的创新，尤其是零、位值、数字符号

（出自公元前 1000 年的印度）和几何学（同一时期的希腊），以及最近的实验科学（伽利略），现代文明人的行为要比 1 万年至 5 万年前的人类行为复杂得多。

文化上的第二次飞跃甚至比第一次更引人注目。公元前 500 年到公元 500 年间的人类与直立人、早期智人的行为差别更大。我们的火星科学家可能会得出这样的结论：这可能是因为一组基因发生了新的突变。然而考虑到时间的规模，那是不可能的。这场革命是由一系列纯环境因素偶然同时发生引起的。（我们不要忘记印刷机的发明，它让通常只局限于精英阶层的知识得以广为传播和普及。）但是，如果我们承认这一点，那为什么同样的论点不适用于第一种大飞跃呢？也许那时的环境条件很有利，也有少数天才的偶然发明，他们可以利用之前存在的能力来快速习得和传播信息，即文化的基础。我就直说了，这种能力可能取决于复杂的镜像神经元系统。

需要注意的是，我不是说单凭镜像神经元就能解释大飞跃或文化的形成。我只是说它们发挥了关键作用。必须有人发现或发明某种东西，比如注意到两块石头碰在一起时会产生火花，这种东西才能得以传播。我的观点是，即使早期原始人类偶然发现了这些东西，倘若没有复杂的镜像神经元系统，他们也会失败。毕竟，猴子也有镜像神经元，但它们不是骄傲的文化承载者。它们的镜像神经元系统要么不够先进，要么没有与大脑其他结构充分连接，没能让文化得以迅速传播。此外，一旦传播机制到位，就会产生进化选择的压力，让人群中的一些人更具创造性。这是因为只有快速传播的创新才有价值。在某种程度上，我们可以说镜像神经元在早期人类进化中起到的作用，与如今互联网、维基百科和博客一样。瀑布一旦倾泻，人类就只能顺流前行了。

第五章

泄密的心：情绪与社交

你一定经常对精神疾病感到困惑。我最害怕的是，如果我得了精神疾病，你会不以为然；你理所当然地认为我被骗了。

——路德维希·维特根斯坦

“拉马钱德兰博士，我知道史蒂夫被困住了。也许只有你能想办法告诉我们的儿子，我们有多么爱他，或许你能拉他一把。”

医生们是否经常听到孤独症儿童的父母令人心碎的哀叹？这种毁灭性的发育障碍是由巴尔的摩的利奥·坎纳（Leo Kanner）和维也纳的汉斯·阿斯佩格（Hans Asperger）两位医生在20世纪40年代独立发现的。两位医生都不知道对方的情况，然而，巧合的是，他们给这一综合征取了同一个名字：孤独症。这个词来源于希腊语中的autos，意思是“自我”，完美诠释了这一病症，因为孤独症的显著特征就是完全脱离社交世界，并且明显不愿意或没有能力与人交流。

我们以史蒂夫为例。他6岁了，脸上有雀斑，头发是沙棕色的。他正坐在一张游戏桌旁画画，眉头微皱，全神贯注。他在画一些漂亮的动物。有一匹飞奔的马，栩栩如生，似乎要从纸上跳出来。你会忍不住走过去称赞他的才华，完全不会意识到他缺失了一些关键的能力。但当你试图和他交谈的时候，你会发现交谈根本无法进行，因为他完全不能进行正常对话中的双向互动。他拒绝眼神交流。你若是试图接触他，他便会极度焦虑。他会坐立不安，来回摇晃身体。所有与他进行有意沟通的尝试都是徒劳的。

在坎纳和阿斯佩格之后，医学文献有上百个案例研究，详细记录了孤独症各种看似不相关的症状特征。这些特征主要分为两大类：社会认知和感觉运动。对于第一类特征，我们有一个最重要的诊断症状：精神孤独，缺乏与世界的联系，特别是社交世界，以及无法参与正常的对话。与此相关的是缺乏与他人的情感共鸣。更令人惊讶的是，孤独症儿童并不会表现出任何明显想要玩耍的感觉，他们也不像正常的孩子在醒着的时候随心所欲地玩过家家。有人指出，人类是唯一能把奇思妙想和童真带到成年的动物。当父母看到他们患有孤独症的孩子对童年的魅力无动于衷，得多么伤心啊！然而，尽管孤独症儿童抗拒社交，但他们对无生命的环境很有兴趣，甚至常常到强迫的程度。这可能会导致孤独症儿童对某种事物情有独钟，甚至会执着于对我们大多数人来说微不足道的事情，比如记住通讯录中所有的电话号码。

现在我们来看看第二类特征：感觉运动。在感觉方面，孤独症儿童可能会对特定的感觉刺激感到非常痛苦。例如，某些声音可以让他们暴跳如雷。他们对新奇的事物和变化充满恐惧，对千篇一律、单调的事物则充满执念。感觉运动症状包括：身体来回摇晃（就像史蒂夫那样）；重复的手部动作，如拍打和掌掴自己，有时是精心安排的重复仪式。这些感觉运动症状并不像社交情感症状那样明确或具有破坏性，但它们同时出现的频率极高，所以它们之间一定有某种联系。如果我们不能解释其中的原因，那我们对孤独症成因的研究是不完整的。

我还要提到一个感觉运动症状，我认为它是揭开谜团的关键：许多孤独症儿童很难模拟或模仿他人行为。这一简单的观察让我想到了镜像神经元系统受到损伤时的表现。本章后面的内容记录了我对这一猜想的研究以及迄今所得出的结论。

不足为奇的是，关于孤独症的成因有几十种说法，可以大致分为心理解释和生理解释两类，其中生理解释强调大脑连接或神经化学的先天异常。伦敦大学学院的乌塔·弗里思和剑桥大学的西蒙·巴伦－科恩提出了一种巧妙的心理学解释，他们认为孤独症儿童在理解他人心智方面存在缺陷。心理动力学的观点则不太可信，因为它将孤独症归咎于错误的育儿方式，这种想法太荒谬了，我不会进一步阐述。

我在上一章讲到猿类时提到过“心智理论”这个术语。现在让我更详细地解释一下。它是一个在认知科学中广泛使用的术语，从哲学到灵长类动物学再到临床心理学都会用到。它指的是你理解他人状态的能力，即理解他人的行为方式，因为（你假设）他们拥有和你差不多的思想、情绪、想法和动机。换句话说，即使你不能真正感受他人的感受，你也可以用自己的心智理论自主地将意图、感知和信念投射到他人的心智中。这样，你就能够推断出他人的感受和意图，并预测和影响他人的行为。将这称为理论可能有些不准确，因为“理论”这个词通常指的是一种由陈述和预测组成的系统性描述，而不是指内在、直觉的心智能力。但这是我的研究领域所使用的术语，因此我也将采用这个词。人们常提及心智理论，而大多数人并不明白其中有多么复杂，或者坦率地说，是有多么神奇。它表面上看起来是那样自然、直接、容易，但正如我们在第二章中看到的，视觉能力实际上是一个非常复杂的过程，它涉及大面积的大脑区域网络。高度复杂的心智理论是人类大脑中最独特、最强大的能力之一。

我们的心智理论能力显然并不依赖于我们的普通智力，即用来推论、推理、结合事实等的理性智力，而是依赖一套专门的大脑机制，这种机制已经进化到可以赋予我们同等重要的社交智力。20 世纪 70 年代，心理学家尼古拉斯·汉弗莱和灵长类动物学家戴维·普雷马克（David Premack）首次提出社交认知可能有专门的脑回路，这一想法现在有大量的实验支持。所以弗里思关于孤独症和心智理论的预测十分有说服力：也许孤独症儿童在社会交往中的巨大障碍源于他们的心智理论回路有所损伤。这个观点无疑是正确的，但如果你仔细想想，孤独症儿童不能进行社会交往是因为他们的心智理论有缺陷，这只是简单地重复了一下孤独症儿童的症状。这是一个很好的开始，但我们真正需要做的是，识别大脑中哪一部分系统的已知功能出了问题，从而导致孤独症。

目前已经有许多针对孤独症儿童的大脑成像研究，其中一些是由埃里克·科奇斯尼（Eric Courchesne）开创的。研究人员注意到，孤独症儿童的大脑较大，脑室（脑中互相连通的腔）也很大。同一组研究人员还注意到，孤独症儿童的小脑也与普通人有显著区别。当我们对孤独症有了更深入的了解时，这些有趣的观察肯定会得到解释，但它们并不能解释这种疾病的症状。在由其他器质性疾病导致小脑受损的儿童中，你可以看到非常典型的症状，如意向性震颤（当患者试图触摸鼻子时，他的手开始疯狂地摆动）、眼震（急动性眼部运动）和共济失调（步态大摇大摆）。这些症状都不是孤独症的典型症状。相反，孤独症的典型症状（如缺乏同理心和社交能力）在小脑疾病中从未出现过。原因之一可能是，孤独症儿童小脑的变化可能是由异常基因导致的不相关的副作用，而这些异常基因的其他影响才是导致孤独症的真正原因。如果是这样，那么其他影响是什么呢？如果我们想了解孤独症，我们需要了解大脑中的候选神经结构，它的特定功能与孤独症特有的症状完全可以匹配。

线索来自镜像神经元。20 世纪 90 年代末，我和同行们意识到，这些神经元恰恰提供了我们正在寻找的候选神经机制。（如果有需要的话，你可以参考前面一章。）一言以蔽之，镜像神经元的发现意义非凡，因为它们本质上是大脑中读取心智的细胞网络。它们为神经科学家长期以来难以解释的某些高级能力提供了缺失的生理基础。让我们震惊的是，这些推测的镜像神经元功能，如同理心、意图解读、模仿、假装游戏①和语言学习，在孤独症患者中都有功能障碍。[1]（所有这些活

① 假装游戏（pretend play），又称象征性游戏。幼儿以代替物（自己的动作、语言、身体或其他物品）为中介，在假想的情景中表现和反映关于现实生活体验的游戏，是学前儿童典型的游戏形式。——译者注

动都需要站在对方的立场思考，即使对方是虚构的，例如玩假装游戏或喜欢虚拟人物。）你可以将已知镜像神经元的特征和孤独症的临床症状放在一起进行比较，两者几乎完全吻合。因此，认为孤独症主要是镜像神经元系统功能障碍的结果似乎是合理的。这一假说的优势在于可以用一个原因来解释许多看似无关的症状。

如此复杂的疾病背后竟然只有单一原因，这似乎有些站不住脚，但我们必须记住，多个结果不一定意味着有多个原因。以糖尿病为例，它有各种各样的症状：多尿（排尿过度）、多饮症（持续口渴）、多食症（食欲增加）、体重减轻、肾脏疾病、眼底变化、神经损伤、坏疽等等。尽管有这么多的症状，但其成因很简单：要么是缺乏胰岛素，要么是细胞表面的胰岛素受体减少。当然，这种疾病原本并不简单，其中有许多复杂的细节，有诸如环境、遗传和行为的影响。但总的来说，它取决于胰岛素或胰岛素受体。同样，总的来说，我们可以认为造成孤独症的原因是镜像神经元系统紊乱。

苏格兰的安德鲁·惠滕（Andrew Whitten）研究小组几乎与我们同时提出这个观点，但第一个实验证据来自我们同加州大学圣迭戈分校的埃里克·阿尔特舒勒与杰米·皮内达合作的实验室。我们需要一种无创方法，也就是不打开孩子的颅骨并插入电极，来监视镜像神经元的活动。幸运的是，我们发现可以借助脑电图（EEG）这一简单的方法做到这一点，即通过放置在头皮上的电极来获取脑电波。脑电图是人类发明的第一个大脑成像技术，早在CT和磁共振成像出现之前就存在了。20世纪初，脑电图技术被发明出来，自40年代以来一直在临床使用。大脑在清醒、睡眠、警觉、昏昏欲睡、做白日梦、专注等不同状态下会产生不同频率的脑电波。我在第四章提到了μ波，这是

一种特殊的脑电波，早在半个多世纪以前人们就发现，在人们进行意志行动时，μ 波会被抑制，即使是简单的开合手指运动也是一样。后来人们发现，当一个人看另一个人做同样的动作时，也会发生 μ 波抑制。因此，我们认为 μ 波抑制是一种简单、成本低廉的无创方式，可以用于监测镜像神经元活动。

我们对一个患有中等功能孤独症的孩子贾斯廷进行了一项试点实验，以查看该方法是否有效。(我们之所以没有选择让年幼的低功能孤独症儿童参加这项试点研究，是因为我们想确认我们所发现的正常与自闭性镜像神经元活动之间的任何差异不是由注意力问题、理解指令或精神发育迟滞等干扰原因引起的。) 我们是从一个孤独症儿童互助小组知道贾斯廷的，该小组旨在帮助当地的孤独症儿童。像史蒂夫一样，贾斯廷表现出许多孤独症的典型症状，但能够执行“看屏幕”之类的简单指令，并且愿意在头皮上放置电极。

就像正常孩子一样，贾斯廷在无所事事的时候，μ 波表现强劲，每当我们要求他做简单随意的动作时，μ 波就会被抑制。但值得注意的是，当他看着其他人做该动作时，μ 波并没有被抑制。这一发现为我们的假设提供了有力的证据。我们得出结论：贾斯廷的运动－指令系统完好无损，毕竟他可以开门、吃薯条、画画、爬楼梯等，但他的镜像神经元系统有缺陷。我们在神经科学学会 2000 年年会上介绍了这个单一主体的案例研究，在 2004 年我们又对另外 10 个孩子进行了跟踪研究，得出的结论是相同的。多年来，许多不同机构或组织通过使用各种技术，从多方面证实了这一观察结果。[2]

例如，阿尔托大学的里塔·哈里（Riitta Hari）带领的一组研究人员通过脑磁图技术证实了我们的猜想——脑磁图技术与脑电图之间的差别就像喷气式飞机与早期双翼飞机的差别。最近，圣迭哥州立大学的米歇尔·比利亚洛沃斯（Michele Villalobos）和她的同事通过功能性磁共振成像技术证明，孤独症患者的视觉皮质和前额叶镜像神经元区域之间的功能连接减少。

还有研究人员用经颅磁刺激（TMS）技术验证了我们的假设。从某种意义上说，经颅磁刺激与脑电图正好相反：经颅磁刺激不是被动地检测大脑发出的脑电波信号，而是通过在头皮上放置强力磁铁在大脑中产生电流。因此，通过经颅磁刺激技术，你可以在大脑中任何靠近头皮的区域人为地诱发神经活动。（遗憾的是，许多大脑区域都隐藏在大脑的深层褶皱中，但是很多其他区域，包括运动皮质，又恰好位于颅骨的下方，经颅磁刺激很容易“传递”它们的信息。）研究人员利用经颅磁刺激技术刺激运动皮质，之后记录被试在观看其他人执行动作时的肌电激活。当正常被试看到另一个人执行动作，比如右手捏一个网球时，被试右手的肌肉会在电颤记录中显示轻微的上升。尽管被试自己没有执行捏球的动作，但仅仅是观察动作就会导致肌肉准备动作微小却可测量的上升，如果被试执行动作，肌肉就会收缩。被试自己的运动系统自主模拟感知的动作，但同时它自主抑制了脊髓运动信号，不让动作执行——然而被抑制的运动命令中的一股微弱信号仍然设法漏出，传达到肌肉。这就是正常被试的情况。但孤独症患者在观看执行动作时，并没有显示出肌肉电流上升的迹象。他们的镜像神经元在此过程中毫无建树。这些研究结果同我们自己的结果一起，为证明这个假说的正确性提供了确凿证据。

镜像神经元假说能够解释孤独症患者的诸多古怪表现。例如，人们已经知道孤独症儿童经常很难理解谚语和隐喻。当要求孤独症儿童“控制一下自己时”，他们真的会抓住自己的身体。当要求他们解释

"会发光的不一定都是金子"的意思时，有些高功能孤独症患者会按照字面意思给出答案："意思是，这只是某种黄色金属——不一定是黄金。"尽管只有一小部分孤独症儿童会出现这种现象，但这种很难理解隐喻的现象尚待解释。

认知科学中有一个分支——具身认知，具身认知理论认为人的思维是由它与身体的相互联系以及人类感觉与运动过程的内在本质形成的。这种观点与我们所谓的经典观点形成了鲜明对比。经典观点在20世纪中后期主导认知科学，认为大脑本质上是一个恰好连接着身体的"通用计算机"。现在有很多人支持具身认知的观点，尽管这样说可能有些夸大具身认知的研究，但是确实出现了很多关于这一研究的专著。我可以举一个我和林赛·奥伯曼（Lindsay Oberman）以及彼得·温基尔曼（Piotr Winkielman）合作实验的具体例子。我们发现，如果你咬着一支铅笔（就像咬缰绳一样），露出8颗牙齿假笑，你将很难察觉另一个人的微笑（但可以察觉他在皱眉）。这是因为咬铅笔会激活许多与微笑相同的肌肉，这就会淹没大脑中的镜像神经元系统，造成行动和感知之间的混淆。（某些镜像神经元在你做面部表情和你观察另一个人脸上出现的相同表情时会被激活。）这一实验证明，行动和知觉在大脑中的联系比我们通常认为的要紧密得多。

这与孤独症和隐喻有什么关系呢？我们最近注意到，左缘上回损伤的失用症患者（他们无法模仿熟练的自主行为，如搅拌一杯茶或钉一颗钉子）也难以理解基于行动的隐喻，如"摘星星"。左缘上回也有镜像神经元，因此这一证据表明，人类的镜像神经元不仅参与解读熟练动作，还帮助理解动作隐喻和其他方面的具身认知。猴子也有镜像神经元，但是要理解隐喻，猴子的镜像神经元必须达到更高的复杂程度——只有人类才能达到的程度。

镜像神经元假说也为解释孤独症的语言障碍提供了新的视角。当婴儿第一次重复她所听到的声音或单词时，镜像神经元很可能参与其中。它可能需要内部转化：将声音模式映射到相应的运动模式，反之亦然。建立这样一个系统有两种方法。第一种方法是，一听到这个词，听觉皮层就会有音素（语音）的记忆痕迹。之后，婴儿尝试各种随机话语，并通过记忆痕迹的错误反馈，逐步细化输出以匹配记忆痕迹。（我们都是这样做的，内心哼唱最近听到的曲调，然后大声唱出来，逐步完善输出以配合内心哼唱。）第二种方法则是，将听到的声音转化成口头语言的神经网络是通过自然选择与生俱来的。在这两种情况下，最终的结果都是建立一个神经元系统，具有我们称为镜像神经元的性质。在没有机会得到反馈的情况下，如果孩子能够重复第一次听到的音素群，那就说明存在一个固有的转化机制。因此，建立这种独特机制有多种方式。但无论机制如何，我们的研究结果表明，在其初始建立时的缺陷可能会造成孤独症的基本缺陷。我们的 μ 波抑制实验结果也支持这一观点，同时也让我们能对一些看似无关的症状提供统一的解释。

最后，尽管镜像神经元最初是为了进化出反映他人行为和意图的内部模型，但在人类身上，它发生了进一步进化——转向内部表征（或重新表征）自己的思想。心智理论不仅可以帮助我们凭直觉了解朋友、陌生人和敌人的内心所想，对智人来说，它还可以显著提高我们对自己思维运作的洞察力。这种进化很可能发生在几千年前人类经历心智转变的时期，也可能是完善自我意识的前奏。如果镜像神经元系统是心智理论的基础，如果正常人的心智理论通过转向自身内部而变得更加强大，那么这就可以解释为什么孤独症患者觉得社交互动和强烈自我认同如此困难，也能够解释为什么这么多孤独症儿童历经许久才能在交谈中正确使用代词“我”和“你”：他们可能缺乏成熟的心智自我表征来理解这种区别。这个假设猜测，即使是那些能够正常说话的高功能孤独症患者（高级言语孤独症患者据说患有阿斯佩格综合征，它是孤独症谱系障碍中的一个亚型），也很难区分“自尊”“怜悯”“仁慈”“宽恕”“尴尬”等词，更不用说“自怜”了。没有充分的自我意识，“自怜”将毫无意义。这样的猜测从未被系统验证过，但我的学生劳拉·凯斯正在对此进行研究。在最后一章中，我们将回到关于自我表征和自我意识的问题，以及这些令人困惑的能力错乱现象。

下面我将做三点说明。首先，大脑的许多区域都发现了具有镜像神经元特质的小群细胞，并且它们应该属于一张大型互联回路的一部分——这个回路可以称为“镜像网络”。其次，正如我在前面提到的，我们必须注意不要把所有有关大脑的令人困惑的问题都归咎于镜像神经元。它们不是万能钥匙！尽管如此，镜像神经元似乎是人类超越猿类的关键因素，它们在各种心智功能习得中不断出现，远超我们最初认为的“猴子看，猴子做”的概念。最后，将某些认知能力归因于某些神经元（在这种情况下是镜像神经元）或大脑区域只是一个开始，我们仍然需要了解神经元如何运作。解剖学可以在很大程度上进行指导研究，并将问题化繁为简。尤其是解剖数据，可以缩小我们理论推测的范围，并帮助我们淘汰那些最初看上去很有说服力的假说。另外，“在同质网络中出现的心智能力”让你无所适从，而且与大脑中精细解剖结构的实验性证据背道而驰。猪和猿类也有学习能力，但只有人类有语言和自我反省的能力。

孤独症的治疗仍然困难重重，但镜像神经元功能障碍的发现开创

了一些新的治疗方法。例如，缺乏 μ 波抑制成为婴儿孤独症早期筛查的宝贵工具，在筛查出患儿后，目前可用的行为疗法可以在其他各种症状出现之前就得以应用。不幸的是，多数孤独症儿童在出现各种症状的第二年或第三年，父母和医生才发现。孤独症越早发现，治疗效果越好。

第二种治疗方法更引人关注，那就是利用生物反馈来进行治疗。在生物反馈疗法中，机器跟踪被试身体或大脑的生理信号，并通过某种外部显示表征在被试身上。目标是让被试专注于增强信号或者减弱信号，从而获得对它的某种有意控制。例如，生物反馈系统可以显示一个人的心率，它在显示屏上是一个跳动的、哔哔作响的点；大多数人通过练习，可以利用这种反馈来习得如何随意减缓心率。脑电波也可用于生物反馈。例如，斯坦福大学教授肖恩·麦基（Sean Mackey）让慢性疼痛病患者坐在脑成像扫描仪下，并向他们展示一张火焰的电脑动画图像。实际上，火焰在不同时刻的大小代表着每位患者前扣带回（一个参与疼痛感知的皮质区域）的神经活动，与患者感受疼痛的程度成正比。通过专注于火焰，大多数患者能够在一定程度上控制其规模，尽量使它保持在较小状态，并反过来减轻他们所经历的痛苦。同样的道理，我们可以监测孤独症儿童头皮上的 μ 波，并将其显示在患者面前的屏幕上，也许假装成一个简单思维控制的电子游戏，看看患者是否能学会抑制 μ 波。假设他的镜像神经元功能较弱或处于休眠状态而不是完全缺失，这种锻炼可能会提高他读懂他人意图的能力，使他向前迈出一步，从而可以加入周围无形的社交世界。在本书付印之时，我们的同行杰米·皮内达正在加州大学圣迭戈分校研究这一方法。

第三种治疗方法则是尝试使用某些药物——我和我的研究生林

赛·奥伯曼合著的一篇文章提到了这一点，文章发表在《科学美国人》（*Scientific American*）杂志上。有大量的传闻证据表明，摇头丸（派对上的兴奋药物）能增强共情力，可能是通过增加共情神经递质数量来实现的，而这种神经递质自然出现在高度社会化的灵长类动物的大脑中。这种信号发射器的缺陷会导致孤独症患者的症状吗？如果是这样的话，摇头丸（将其分子进行适当调整）能够改善孤独症患者一些令人困扰的症状吗？我们也知道催乳素和催产素，也就是所谓的附属激素，可以促进社交联系。也许这种联系也可以用于孤独症的治疗。如果将这些药物适当混合，在孤独症的早期就进行药物治疗，也许可以帮助患者减轻一些早期症状，从而将随后导致一系列孤独症症状的可能性降到最低。

说到催乳素和催产素，我们最近遇到一位孤独症儿童，他的大脑磁共振成像显示他接收鼻子发出气味信号的嗅球明显变小。鉴于嗅觉是哺乳动物社会行为调节的主要因素，我们想知道，嗅球功能障碍有没有可能是导致孤独症的一个重要原因？嗅球活动的减少会使催乳素和催产素减少，而催乳素和催产素减少又会减少共情和怜悯。当然，这完全是我的个人猜测，但在科学领域，想象往往是事实之母——至少在很多情况下，过早否定一个猜测不是明智之举。

最后一种修复孤独症患者休眠的镜像神经元的方法，是利用人类在舞蹈节奏中感受到的快乐，包括孤独症患者在内的所有人都能感受到这种快乐。尽管已经有孤独症儿童接受了这种运用节奏音乐的舞蹈疗法，但还没有人尝试直接利用镜像神经元系统的已知特性。例如，可以让几个模特舞者随着节奏舞动，让孩子同步模仿相同的舞步。让他们待在一个周围都是镜子的房间里，也可能会放大对镜像神经元系统的影响。这一观点似乎有些牵强，但是用疫苗来预防狂犬病或白喉的想法最初也像是无稽之谈。[3]

镜像神经元假说很好地解释了孤独症的典型特征：缺乏同理心，无法进行假装游戏、模仿，缺乏心智理论。[4]然而，它并不是一个完美无缺的解释，因为孤独症还有其他一些虽然不是最典型但也很常见的症状，而镜像神经元与这些症状之间没有任何明显的关系。举个例子，一些孤独症患者会来回摇晃身体，避免与他人进行目光接触，对某些声音表现出极度的敏感和厌恶，经常陷入触觉自我刺激，有时甚至打自己（这似乎是为了抑制这种超敏反应）。这些孤独症症状很普遍，它们也需要完整的解释。也许打自己是增强身体显著性的一种方式，从而帮助塑造自我并重申其存在。但是，我们能否用之前的理论解释这个观点呢？

20 世纪 90 年代初，我与我的博士后同事比尔·赫斯坦（Bill Hirstein）以及非营利组织"现在治疗孤独症"（Cure Autism Now）共同创始人波希亚·艾弗森（Portia Iversen）合作，对如何解释孤独症的其他症状思考良多。我们提出了"情绪图谱理论"（salience landscape theory，亦可译为"特征景观理论"）：当人在观察世界的时候，她面临着令人无所适从的感官超载。正如我们在第二章中看到的那样，当我们研究视觉皮质中"什么"通路的两个分支时，有关世界的信息首先在大脑的感觉区域进行区分，之后传递至杏仁核。作为通往大脑情感核心的门户，杏仁核对你所居住的世界进行情感监控，对你所看到的事物的情感重要性做出判断，并决定它是琐碎的、单调的，还是需要赋予情感的。如果是后者，则杏仁核会告知下丘脑激活自主神经系统，激活的程度与触发视觉的唤醒价值成比例，从些微有趣到极度恐怖，程度大小不一。因此，杏仁核能够创建你所在世界中的"情绪图谱”，图谱中的起起伏伏代表着情感重要性。

有时这一回路可能会陷入混乱。你对事物的自主反应表现为多汗、心率加快、肌肉紧张等，从而使你的身体准备行动。在极端情况下，这股生理唤醒会反馈到你的大脑，并提示杏仁核说：“哇，这比我想象的还要危险。我们需要更大程度的唤醒[①]才能摆脱这种情况！”结果就会导致恐慌发作。许多成年人都会经历恐慌发作，但是我们大多数人，在大部分时间里都没有被这种自主旋涡卷走的危险。

考虑到这一切，我们小组探讨了孤独症儿童的情绪图谱扭曲的可能性。一方面，这可能部分由于感觉皮质与杏仁核之间以及边缘结构与额叶之间的联系任意增强（或减少）。这种异常连接的结果是，每个琐碎的事件或微不足道的物体都会引发无法控制的自主神经风暴，这就能解释孤独症患者对同一性和惯例的偏好。另一方面，如果情感唤醒较简单，则孤独症儿童可能会异常重视某些不寻常的刺激，这能够解释他们奇怪的专注力，包括他们有时会有超常技能。相反，如果从感觉皮质到杏仁核的某些连接因为情绪图谱的扭曲而部分消除，则孤独症儿童可能会忽略一些东西，而大多数正常的孩子会发现这些东西极具吸引力，比如，眼睛。

为了验证情绪图谱假说，我们监测了37位孤独症儿童和25位正常儿童的皮肤电反应。正常儿童对某些类型的刺激表现出了预期的唤醒，但对其他类别的刺激则没有。例如，他们对父母的照片有皮肤电反应，对铅笔的照片则没有反应。另外，孤独症儿童表现出更普遍的高度自主唤醒，这种唤醒被最琐碎的物体和事件进一步放大，而一些

① 唤醒（arousal）是指个体受到刺激而产生的感知觉的反应，可分为生理唤醒与心理唤醒。——译者注

高度显著的刺激，比如眼睛，则对他们完全无效。

如果情绪图谱理论是正确的，那么孤独症患者大脑中的视觉通路3应该会发现异常。通路3不仅投射至杏仁核，而且穿过颞上沟，颞上沟及其邻近区域脑岛富含镜像神经元。在脑岛中，镜像神经元已被证明可以以共情的方式感知和表达某些情绪，比如厌恶就包括社会厌恶和道德厌恶。因此这些区域的损伤或其镜像神经元的缺乏，可能不仅扭曲了情绪图谱，还减少了共情、社交互动、模仿及假装游戏。

一个意外之喜是，情绪图谱理论也可以解释孤独症另外两个一直令人困惑的古怪表现。

其一，一些家长说孩子的孤独症症状因为一场高烧而暂时缓解。发烧通常是由某些细菌毒素作用于大脑底部下丘脑的温度调节机制引起的。同样，这也是通路3的一部分。我意识到，某些功能失调行为，比如发脾气，源于与下丘脑相邻的网络，这可能不是巧合。因此，发烧可能会产生一种“溢出”效应，恰好抑制了反馈回路上障碍物的活动，而反馈回路造成了那些自主唤醒风暴及发怒。这种解释的推测性很强，但总比没有好，如果得到证实，它可以提供另一种治疗孤独症的方向。例如，我们可以寻找一些安全、人为地抑制反馈回路的方法。受抑制的回路可能比故障的回路要好，特别是如果它能让史蒂夫这样的孩子与妈妈多一点儿互动，哪怕只是一点点。例如，我们可以给他注射变性的疟原虫，让他发烧，却不会对他造成伤害；反复注射这种热原（致使发烧的物质）可能有助于“重置”回路，并永久地缓解孤独症症状。

其二，孤独症儿童经常反复地打自己。这种行为被称为躯体自我刺激。根据情绪图谱理论，我们认为这种行为可以抑制儿童所遭受的过高的自主唤醒状态。事实上，我们的研究团队发现，这种自我刺激不仅有镇静作用，而且会导致皮肤电反应显著减少。这表明孤独症可能还有另一种治疗方法：可以用一个便携式设备来监测皮肤电反应，然后反馈到一个身体刺激设备，让孩子将设备穿在衣服里面。这样的设备在日常环境下是否实用还有待观察，我的博士后同事比尔·赫斯坦正在对其进行测试。

一些孤独症儿童的来回摇摆行为可能也有类似目的。我们知道，它可能刺激前庭系统（负责平衡感的系统），我们也知道与平衡相关的信息在某个点分离，沿着通路 3 传输，到达脑岛。因此，重复摇摆可能与“打自己”有相同的抑制作用。更进一步的推测是，它可能会帮助将自我锚定在身体中，为原本混乱的世界提供一致性，我将在后面进一步阐述这一点。

除了镜像神经元缺失这一可能性，还有其他因素能够解释孤独症患者看待世界的扭曲情绪图谱吗？有充分的证据表明，孤独症有遗传倾向。但鲜为人知的是，将近三分之一的孤独症儿童在婴儿期患有颞叶癫痫（TLE）。（如果我们将在临床中未发现的复杂部分性癫痫也纳入统计范围，这个比例可能会高得多。）成人颞叶癫痫表现为明显的情绪障碍，但他们的大脑已经完全发育成熟，所以似乎不会引起深层的认知扭曲。但关于颞叶癫痫对发育中的大脑有何影响，我们知之甚少。颞叶癫痫发作是由神经冲动反复任意穿过边缘系统引起的。如果它们在年轻人的大脑中频繁发生，通过称为“点燃”的突触增强过程，它们可能会导致杏仁核与高级视觉、听觉和体感皮质之间的联系增强（或消失），这种增强（或消失）有选择性、广泛且不加区分。这解释了由琐碎或单调景象及其他中性声音引起的频繁的假警报，反过来也解释了患者未能对社交显著信息做出反应的原因，这些都是孤独症的典型特征。

用更通俗的话来说，我们整体、具身的自我感觉似乎主要取决于大脑与身体其他部分之间类似回声的“反射”，其实也依赖于自己与他人之间的共情。高级感官区域和杏仁核之间联系的混乱，以及由此引发的情绪图谱的扭曲，可能会共同导致这种具身感（作为一个与众不同的、自主的自我锚定在一个身体中并嵌入社会的感觉）缺失。也许一些孩子的躯体自我刺激正是试图通过恢复和加强身体－大脑的互动来恢复他们的具身认知，同时不合逻辑地抑制放大的自主神经信号。这种互动的微妙平衡对于完整自我的正常发展至关重要，我们通常认为这是作为一个人的公理基础。也难怪，孤独症患者作为人的存在感受到了极大的影响，对他们造成了很深的困扰。

到目前为止，我们已经介绍了两种解释孤独症古怪症状的理论：镜像功能障碍假说和扭曲情绪图谱理论。这些理论的论据为看似无关的一系列孤独症症状提供了统一的解释。当然，这两个假说不一定相互排斥。其实，镜像神经系统和边缘系统之间有已知的联系。边缘感觉连接的扭曲可能引发镜像神经元系统的混乱。显然，我们需要做更多的实验来解决这些问题。无论潜在的机制是什么，我们的研究结果都有力地证明，孤独症儿童有一个功能失调的镜像神经元系统，这有助于解释孤独症的许多特征。这种功能障碍是由与大脑发育相关的基因引起的，还是由某些病毒基因引起的（这反过来又可能导致癫痫发作），或者由于别的原因，这一点还有待研究。同时，它也可能为将来的孤独症研究提供有用的观点，也许将来有一天我们会找到一种方法“让史蒂夫回来”。

孤独症提醒我们，人类特有的自我意识不是没有“来源和名字”的虚无缥缈的东西。尽管人类强烈倾向于维护隐私和独立性，但“自我”实际上是在人与他人及其所嵌入身体的相互作用中产生的。当从社会中抽离，从自己的身体中抽离时，自我意识将不复存在；至少在成熟自我的意义上，它定义了我们人类的存在。事实上，孤独症可以从根本上被认为是一种自我意识障碍，如果是这样，研究这种障碍会帮助我们理解意识的本质。

第六章

信息：人类语言与众不同

……有思想的人，一旦摆脱了传统偏见的盲目影响，就会探索人是从哪儿来的，这是他才能的最好证明；并将从他过去所取得的进步中获得一个合理的信念——相信他会成就一个更高尚的未来。

——托马斯·亨利·赫胥黎

1999年7月4日，那是一个周日，我接到约翰·哈姆迪（John Hamdi）的电话，他是我15年前在剑桥大学三一学院共事的同伴。后来我们一直没有联系，时隔这么久，能再次听到他的声音，我很是惊喜。我们互致问候，想起我们学生时代许多的冒险经历，我忍俊不禁。他现在在布里斯托尔，是一名整形外科教授。他注意到了我最近出版的一本书。

他说："我的父亲住在拉霍亚，他因滑雪事故造成头部受伤，之后得了脑卒中。他的右半身瘫痪了，我知道你最近在潜心做研究，但如果你能去看看他，我会非常感激。我想确保他能得到最好的治疗。我听说有一种新的康复治疗方法，就是用镜子来帮助瘫痪患者恢复手臂的功能。你知道这件事吗？"

一个星期后，约翰的父亲哈姆迪博士由他的妻子带着来到我的办公室。他于三年前退休，之前一直是加州大学圣迭戈分校的化学教授，且闻名世界。在我见到他大约6个月前，他颅骨骨折。在斯克里普斯诊所的急诊室里，医生诊断他是因大脑动脉血栓引起脑卒中，导致大脑左半球的供血受阻。由于大脑左半球控制着身体的右侧，所以哈姆迪博士的右臂和右腿都无法动弹了。然而，比瘫痪更令人担忧的是，他已经不能流利地讲话。即使是像"我要喝水"这样简单的请求，他都说得十分费力，旁人必须打起十二分精神，才能理解他在说什么。

帮助我为哈姆迪博士做检查的是贾森·亚历山大（Jason Alexander），他是在我们实验室轮值6个月的一名医学院学生。贾森和我看了哈姆迪博士的病历，并从哈姆迪夫人那里了解了他的病史。随后，我们对他做了例行的神经学检查，依次测试了他的运动功能、感觉功能、反射、颅神经，以及更高级的心智功能，如记忆、语言和智力。哈姆迪博士躺在床上，我拿起膝锤，敲打他左脚的外缘，用膝锤的尖端从小脚趾敲到脚底。哈姆迪博士的左脚没有任何反应，但是当我对他瘫痪的右脚重复这些动作时，他的大脚趾立刻向上翘起，其他的脚趾则呈扇形展开。这是巴宾斯基征（Babinski）的体征，可以说是神经学中最著名的体征。出现这样的体征，就能明确说明患者的锥体束受到了损伤，运动通路从运动皮质向下进入脊髓，传递意志行动的指令。

“为什么脚趾会翘起？”贾森问。

“不清楚，”我回答，“但有一种可能性是，他退化到了人类在进化历史中的早期阶段。低等哺乳动物会表现出脚趾的反射性回缩倾向，脚趾呈扇形展开或卷曲。但灵长类动物的锥体束变得特别明显，它们抑制了这种原始反射。灵长类动物的抓握反射更为复杂，并有脚趾向内卷曲的倾向，就像要抓紧树枝一样。这可能是避免从树上掉下来的一种条件反射。”

“听起来很牵强。”贾森有些怀疑。

“但当锥体束受损时，”我接着说，“抓握反射便消失，取而代之的是更原始的回缩反射，因为它不再受到抑制。这就是为什么你可以在婴儿身上看到回缩反射——他们的锥体束还没有发育成熟。”

瘫痪已经很糟糕了，但是哈姆迪博士更担心他的语言障碍。他患上了布罗卡失语症，这是一种语言缺陷，是以法国神经学家保罗·布罗卡（Paul Broca）的名字命名的，他在 1865 年首次提出了这种病症。这种语言缺陷通常是由左侧额叶区域（见图 6.1）受到损伤造成的，该区域位于大沟裂和垂直沟的前方，将顶叶和额叶分开。

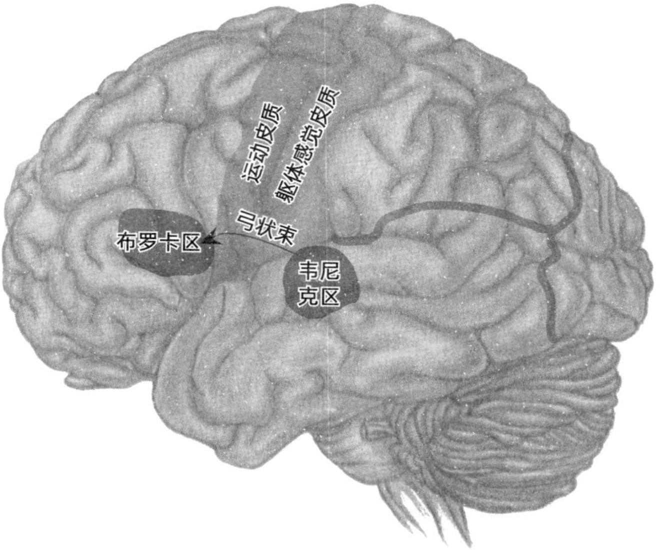

图 6.1 大脑中的两个主要语言区域是布罗卡区（位于前额叶）和韦尼克区（位于颞叶）。这两个区域由弓状束的纤维束连接。另一个语言区域是角回（图中没有标注），位于顶叶的底部，在颞叶、枕叶和顶叶的交叉处。

同大多数患有这种疾病的患者一样，哈姆迪博士能够表达他想表达的大意，但他讲话缓慢吃力，音调毫无起伏，经常需要停顿，几乎不讲究句法。他说的话也缺乏（尽管并非没有）连接词或转折词，如“和”“但是”“如果”，这些词本身并无任何意义，却能明确句子中不同部分之间的关系。

“哈姆迪博士，给我讲讲您这次的滑雪事故吧。”我说。

“嗯……杰克逊，怀俄明州，”他说道，“滑下来，嗯……摔跤，好吧，手套，连指手套，呃……杆子，呃……那个，呃……在医院血流了 3 天，然后，嗯……昏迷……10 天——去了夏普（纪念医院）……嗯……4 个月回来……嗯……过程缓慢，吃了药……6 种药。

吃了八九个月。”

“好的，请继续。”

“还有癫痫。”

“哦？出血是指哪里出血呢？”

哈姆迪博士指着他脖子的一侧。

“颈动脉吗？”

“是的。是的。但是……呃，呃，呃，这儿，这儿和这儿，这儿……”他说道，用左手指着右腿和右臂的多个部位。

“接着说，多告诉我们一些。”我说。

“嗯……很难受（指他的瘫痪），嗯……左边完全没问题。”

“您是右撇子还是左撇子？”

“右撇子。”

“您现在能用左手写字吗？”

“可以。”

“好，那就好。文字处理呢？”

“处理嗯……写字。”

“您写字的时候，很慢吗？”

“是。”

“就像您说话这样？”

“对。”

“别人说话很快的时候，您理解起来没有问题吧？”

“嗯，是。”

“您能理解？”

“对。”

“很好。”

“呃……但是……说话……呃……嗯……慢了。”

“好的，您觉得是自己说话慢了，还是自己思考慢了？”

“好。但是嗯……（指向头部）呃……词汇很美。嗯，说话……”

他的嘴唇张张合合。可能他的意思是，他的思想意识完好无损，但是他并不能流利地表达自己的想法。

“假如我问您一个问题，”我说，“玛丽和乔一共有18个苹果。”

“好的。”

“乔的苹果是玛丽的两倍。”

“嗯。”

“那玛丽有多少个苹果？乔有多少个苹果？”

“嗯……让我想想。天哪。”

“玛丽和乔一共有18个苹果……”

“6个，啊，12个！”他脱口而出。

“很好！”

哈姆迪博士有基本的数学概念，能够进行简单的算术运算，对于相对复杂的句子也能够很好地理解。我听说在事故发生前他是一位优秀的数学家。后来，我和贾森测试哈姆迪博士是否能进行包含符号的更复杂的代数运算，他竭尽全力，却失败了。这一点引起了我的特别关注，我开始思考，是否有可能布罗卡区不仅专门负责自然语言的句法或句式结构，而且掌控有正式规则的其他任意语言，如代数或计算机编程。尽管该区域已经进化为处理自然语言的区域，但它可能有发挥其他功能的潜力，只要那些语言与句法规则存在相似之处。

至于“句法”，又该如何理解？想要理解哈姆迪博士的主要问题，我们先看一个常规句子，比如“我把你给我的书借给玛丽了”。“你给我的书”是一个完整的名词短语，嵌在一个长句子中。这种嵌入过程，称为递归[①]。递归是由功能词及许多无意识的规则来帮助实现的——这些规则是所有语言都遵循的规则，无论这些语言表面上看起来多么不同。递归可以重复多次，让一个句子变得足够复杂，根据其需要，传达其想法。每一次递归，句子都会增加一个新的分支到它的短语结构中。例如，我们的例句可以扩展为“我在医院的时候把你给我的书借给了玛丽”，然后再扩展为“我在医院的时候把你给我的书借给了我在那里认识的叫玛丽的漂亮女人”，等等。短期记忆可以记住我们利用句法创造的句子。当然，如果我们将递归继续下去，就会变得有点儿傻，或觉得像个游戏，就像古老的英语童谣里唱的：

杰克建的房子里放着麦芽，
被老鼠吃了，
老鼠被猫吃了，
猫又被狗吓得半死，
狗被折了弯角的牛顶飞了，
而挤牛奶的是个无依无靠的姑娘，
被穿着破衣烂衫的杰克吻了。

在我们继续讨论语言之前，我们需要知道如何才能确定哈姆迪博士的问题实际上是一种语言障碍，而且是在抽象层面，而不是一般的原因。你可能会认为，脑卒中损伤了大脑皮质中控制唇部、舌头、上腭和其他执行语言功能所需小肌肉的区域，这样的想法非常合理。说话需要用到这些小肌肉，所以哈姆迪博士用词精简。他讲话像发电报

---

① 递归表示不断重复引用别人的话从而产生循环。——译者注

一样，断断续续，可能是为了节省精力。但是我做了一些简单的测试，并向贾森展示，以说明这不是真正的原因。

“哈姆迪博士，您能把您来医院的原因写在本子上吗？发生了什么事？”

哈姆迪博士理解我们的要求，然后用左手写了一大段关于他来到我们医院的情况。虽然字写得不好，但这一段文字还是说得通的。我们能够理解他所写的内容。值得注意的是，他写的文字也存在句法不通的问题，并且“和”“如果”“但是”之类的词使用得非常少。如果他的问题与语言肌肉有关，为什么他书写时也会和讲话时一样出现异常呢？毕竟，他的左手没有任何问题。

然后，我让哈姆迪博士唱生日歌，他毫不费力地唱起来。他不仅能把歌曲唱得很好，而且所有的单词都对，发音也准确。这与他说话形成了鲜明对比。他在说话时除了缺少重要的连词和短语结构，还会发错音，语调平平，没有正常讲话时的节奏和抑扬顿挫。如果他的问题是控制不好发声器官，他应该也不会唱歌。直到今天我们都不知道布罗卡失语症患者为什么会唱歌。一种可能是语言功能主要集中在大脑左半球，这些患者左半球受损，而唱歌是通过右半球的控制来完成的。

经过几分钟的测试，我们已经了解了很多。哈姆迪博士在表达方面的问题并不是由于他的嘴部和舌部肌肉瘫痪或无力造成的。他患上的是语言障碍，而不是言语障碍，这两者从根本上是不同的。鹦鹉会说话，你可能会说它有言语，但是它没有语言。

人类的语言如此复杂，有如此多的维度，能够唤起丰富的情感，人们可能会认为，几乎整个大脑，或者至少是大脑的很大一部分都与

语言有关。毕竟，即使是说出“玫瑰”这样一个词，也会让人唤起一系列的联想和情感：收到的第一支玫瑰，它的芬芳，梦想中的玫瑰园，玫瑰红的嘴唇和脸颊，刺，玫瑰色的眼镜等。这难道不意味着大脑中许多相隔甚远的区域必须合作才能生成玫瑰的概念吗？显然，这个词只是一个焦点，它的周边有一圈由联想、意义和记忆组成的光环。

这种解释可能有一定的道理，但是来自失语症患者（如哈姆迪博士）的证据表明，情况恰恰相反——大脑有专用于语言的神经回路。事实上，语言处理过程中的不同部分或阶段可能是由大脑的不同部位处理的，尽管我们应该把它们看作一个大型互联系统的一部分。我们习惯于把语言视为单一功能，但这只是一种错觉。视觉对我们来说也是一种单一的能力，然而正如第二章所述，视觉更多依赖于许多半独立区域。语言也是相似的。大致来说，一个句子有三个不同的组成部分，通常紧密地交织在一起。第一个组成部分是一些我们称为词汇的构建模块，它们表示对象、动作和事件。第二部分是句子所传达的实际意义（语义）。第三部分则是句法结构（也可以说是语法规则），这涉及虚词的使用和递归。句法结构生成了人类语言复杂的层次短语结构，其核心是能够清楚地表达有细微差别的意义和意图。

人类是唯一拥有真正语言的生物。虽然黑猩猩经训练能写出简单的句子，比如“给我水果”，却不能写复杂的句子，例如，“乔确实是猩猩首领，但他开始变得又老又懒，所以不用担心他可能会做什么，除非他看起来心情特别糟糕”。语言的无限灵活性和开放性是人类的标志之一。在普通的话语中，意义和句法结构紧密交织在一起，很难相信它们是截然不同的两种东西。你可以说出一个完全合乎语法的句子，但它可能毫无意义，就像语言学家诺姆·乔姆斯基所举的著名例子："无色的绿色想法狂怒地睡了。"相反，一个有意义的想法完全可以通过一个不符合语法规则的句子表达出来，就像哈姆迪博士告诉我们的那样："很难受，嗯……左边完全没问题。"

事实证明，大脑的不同部位专门负责语言的三个组成部分：词汇、语义和句法，但研究者之间的共识到此为止。这三个组成部分的专门化程度是一个备受争议的问题。语言比其他任何领域都更容易让学者产生分歧。我不太清楚个中缘由，但幸运的是这不是我的研究领域。无论如何，在大多数人看来，布罗卡区似乎主要与句法结构有关，所以哈姆迪博士无法说出充满假设和从属分句的长句子，在这方面他没比黑猩猩强多少。然而，他要表达自己的想法并不困难，只要将单词按大致正确的顺序连接在一起就好，就像人猿泰山一样。

人们认为布罗卡区专司句法结构，原因之一是观察到它有自己的"想法"，与传达的意义完全无关。就好像这片大脑皮质有一套自主的语法规则，这些规则是其大脑网络固有的。其中一些规则似乎有些随心所欲，显然是非功能性的，这就是为什么语言学家声称它独立于语义和意义，而不认为它是从大脑中其他部分进化而来的。乔姆斯基就持这样的极端观点，他甚至认为这些规则不是通过自然选择而进化的。

与语义相关的大脑区域位于大脑中部横向裂缝后部附近的左颞叶（见图 6.1）。这个区域被称为韦尼克区，似乎专门用于意义的表达。哈姆迪博士的韦尼克区显然完好无损，他仍然能够理解别人对他说的话，并且能够在谈话中传达出一些类似的意义。相反，韦尼克失语症（韦尼克区受损，但布罗卡区完好无损，从某种意义上说是布罗卡失语症的镜像）患者能够流利地说出详尽、流畅、语法完美的句子，但都是毫无意义的胡言乱语。至少官方是这么认为的，但后面我将证明这种说法并不完全正确。

一个多世纪以前，人们就了解了与语言相关的大脑主要区域的基本状况，但是至今仍然有许多未解之谜。其专门化程度如何？每个区域的神经回路是如何工作的？这些区域的自主程度如何？它们如何相互作用，从而生成流畅且有意义的句子？语言如何与思维互动？是语言让我们思考，还是思考让我们能够说话？没有无声的内心语言，我们能用复杂的方式思考吗？最后一个问题是，这种极其复杂、成分繁多的语言体系，在我们古人类祖先中就存在吗？

最后一个问题最令人困扰。我们人类的进化之旅始于原始的咆哮、咕哝和呻吟，我们的灵长类同类也能做到这些。7.5 万年到 15 万年前，人类的大脑装满了复杂的思想和语言技能。为什么会这样呢？显然，肯定有一个过渡阶段，但我们很难想象中等复杂程度的大脑结构生成的是何种语言，也很难想象该大脑结构在这一过程中起到了什么作用。过渡阶段肯定或多或少发挥了作用，否则它不可能在自然选择中脱颖而出，也不可能成为最终出现的更复杂语言功能的进化桥梁。

本章的主要目的，正是了解这座桥梁。我应该先声明，我所说的“语言”并不只是“交流”。我们经常将这两个词混为一谈，但实际上它们相差甚远。我们以黑长尾猴为例。黑长尾猴在提醒同伴周围有捕食者时，有三种警报模式：发现周围有豹子时，它们会奔向最近的树林；如果是蛇，它们会用两条腿站立起来，查看面前的草丛；如果是老鹰，它们则会抬头望向天空，在灌木丛中寻求庇护。我们很容易得出这样的结论：这些呼叫声就像词汇，或者至少是词汇的前身，而且猴子确实有一些原始词汇。但是，猴子真的知道有豹子吗？还是它们在警报响起时条件反射地冲向最近的一棵树？又或者，呼叫实际上只是意味着“攀爬”或“地面上有危险”，黑长尾猴的大脑也不会像人类大脑一样形成意义更丰富的豹子的概念。这个例子告诉我们，交流并不等同于语言。黑长尾猴的叫声只是特定情况下的普通警报，就像空袭警报或火警警报一样；它们和语言完全不同。

事实上，我们可以列举使人类语言与众不同的五个特征，这些特征与我们在黑长尾猴或海豚身上看到的交流方式截然不同。

1. 我们的词汇量巨大。一个 8 岁的孩子就能熟练掌握将近 600 个单词，这个数字远远超过词汇量第二大的生物黑长尾猴，而且超过两个数量级。有人可能会说，这只是程度上的问题，而不是质的飞跃；也许我们只是记忆力更好。

2. 只有人类才有专门存在于语境中的功能词。像“狗”“夜晚”“顽皮”这样的词有具体的含义，指的是真实的事物或事物的特征，而功能词的存在并不依赖于其语言功能。所以，即使像“如果张三是李四，那么王五也是”这样的句子是没有意义的，我们也能够理解句中的条件性质，因为我们理解“如果”和“那么”的习惯用法。

3. 人类可以“离线”地表达。也就是说，人类可以不仅着眼于现在，还能表达只存在于过去、未来或假设的现实中的事物或事件，比如“我昨天看到树上有一个苹果，我决定明天把它摘下来，但前提是它足够熟”。大多数动物都无法自发交流这样复杂的句子。（当然，学会手语的猿类可以在没有被指物体的情况下使用手势。例如，它们可以在饿的时候比画“香蕉”。）

4. 据我们所知，只有人类才能使用隐喻和类比。尽管我们尚处于一个灰色地带，思维和语言之间有着难以捉摸的界限。雄性猿类首领会通过向对手展示生殖器来进行恐吓和使其屈服，这是否类似于人类在侮辱别人时所说的带生殖器字眼的脏话呢？我对此十分好奇。但即便如此，这种有限的隐喻远远不能与双关语和诗歌相比，也不能跟泰戈尔将泰姬陵描述为“永恒面颊上的一滴泪珠”相提并论。这也是语言和思维之间的神秘界限。

5. 灵活的递归句法只存在于人类语言中。大多数语言学家将这一特征作为论据，论证人类的交流和动物的交流存在着质的区别，可能是因为递归句法更有规律，比起语言的其他更模糊的方面，可以让语言学家进行更严谨的分析。

总的来说，语言的这五个特征为人类所独有。其中，前四点常被归为原始母语，这是语言学家德里克·比克顿（Derek Bickerton）提出的术语。我们接下来会讲到，原始母语为一个系统的出现和高潮奠定了基础，这是一个高度复杂、各部分相互作用的完整系统，我们称之为真正的语言。

大脑研究中的两大主题似乎总是吸引着各种天才和狂人。一个是意识，另一个是语言如何进化。在19世纪，人们提出了许多关于语言起源的古怪想法，以至于巴黎语言学会正式下令，禁止发表所有与该主题相关的文章。该学会认为，由于缺乏进化中间体的证据，语言也没有化石可寻，整个研究注定会失败。更有可能的是，当时的语言学家受到语言固有复杂规则的深深吸引，以至于他们并不好奇这些规则是如何形成的。但这样的禁令和对研究的悲观预想对科学研究来说绝对有害无益。

许多认知神经科学家，包括我自己，都认为主流语言学家过分强调语言的结构。大多数语言学家指出，大脑的语法系统在很大程度上是自主和模块化的，他们回避了这些语法系统是如何与其他认知过程相互作用的问题。他们声称只对大脑语法回路的基本规则感兴趣，而不在意这些回路实际上是如何工作的。这种狭隘的关注消除了研究这种机制是如何与其他心智能力相互作用的动机，如语义（正统语言学家甚至不认为这是语言的一个方面！），也忽视了它如何从之前的大脑结构中进化而来的问题。

语言学家对进化问题所持的谨慎态度，即使不能得到赞扬，也是情有可原的。这么多相互关联的部分以如此协调的方式工作，很难搞清楚，甚至无法想象，语言是如何通过本质盲目的自然选择过程进化而来的。（我所说的“自然选择”，指的是偶然变异不断累积，从而增强了生物将基因传递给下一代的能力。）不难想象，一个单一特征，比如长颈鹿的长脖子，是这个相对简单的适应过程的产物。长颈鹿的祖先产生基因突变，脖子稍微长一点的长颈鹿更容易够到高处的树叶，使得它们能生存更久，或繁殖更多小长颈鹿，这使得有益的基因数量在后代中增加。结果就是，长颈鹿的颈部越来越长。

但是，如果是多个特征，且各个特征都依赖于其他特征而存在，它们又是如何协同进化的呢？那些自称要揭穿进化论谎言的人，以许多复杂、相互交织的生物系统为例，以支持他们所谓的智能设计，即生命极其复杂，只能通过神的干预或上帝之手来实现。例如，脊椎动物的眼睛如何通过自然选择而进化？晶状体和视网膜相互成就，如果缺少了一方，另一方就毫无用处。然而，根据自然选择的定义，自然选择机制没有预见性，所以它不可能因为要选择某一个特征就提前创造出另一个特征。

幸运的是，正如理查德·道金斯所指出的那样，自然界中有许多生物，它们眼睛的复杂程度各不相同。事实证明，从最简单的感光机制，即外层皮肤上的一层感光细胞，到我们如今的结构精巧的光学器官，存在着合乎逻辑的进化顺序。

语言也同样复杂，但是我们不知道语言进化过程的中间步骤是什么样子的。正如法国语言学家指出的那样，语言没有化石，也没有什么半人类生物可供我们研究。然而，这并没有阻止人们去猜测这种转变是如何发生的。总的来说，关于语言的进化，主要有四种观点。这些观点可能会让人有些困惑，那是因为未能明确定义“语言”的意义是狭义的句法意义，还是包括语义的广义的句法意义。我将从广义句法意义出发使用这个术语。

第一个观点是由与达尔文同时代的阿尔弗雷德·拉塞尔·华莱士提出的，他发现了自然选择的原理（但是他没有得到应得的荣誉，可能是因为他是威尔士人而不是英格兰人）。华莱士认为，自然选择在解释鳍如何变成脚，或者鳞片如何变成毛发方面是合理的，而语言太复杂，不可能以这种方式解释。他解决这个问题的方法很简单：语言是上帝赋予我们的。这个想法可能对也可能不对，但作为科学家，我们不能验证这一点，所以让我们继续往下看。

第二个观点是由现代语言科学之父诺姆·乔姆斯基提出的。他和华莱士一样，也被语言的巧妙和复杂所打动。同样，他也不认为语言的进化可以用自然选择来解释。

乔姆斯基的语言起源理论基于涌现原理。这个原理的意思是，整体有时远远超过部分的总和。盐就是一个很好的例子，它是一种可食用的白色晶体，是通过结合刺激性的有毒绿色气体氯气和有光泽的轻金属钠而产生的。这两种元素都不含盐，但它们可以结合成盐。如果两种基本物质之间简单的相互作用可以产生如此复杂、完全不可预测的新特性，那么谁又能预测，当我们把千亿个神经细胞放入人类狭小的颅腔空间时，会不会出现新的、不可预见的特性呢？也许语言就是其中一个特性。

我的一些同行认为乔姆斯基的观点相当荒唐，即使它是正确的。鉴于大脑科学的现状，我们也无法证实这一说法。根本没有办法验证。尽管乔姆斯基并没有提到上帝，但他的想法本质上与华莱士的想法相差无几。我不能肯定他是错的，但我不喜欢这个观点，原因很简单，一个人要是将一切都归功于奇迹，他就不能在科学界有所建树。我想要的是基于生物体的进化和大脑功能的已知原理，找到一个更具说服力的解释。

第三个观点是由美国已故杰出进化理论大师之一史蒂芬·杰伊·古尔德提出的。与大多数语言学家所宣称的相反，他认为语言并不是一种基于大脑模块的专门机制，也不是专门为其最明显的现实用途（交流）而进化形成的。相反，语言代表了一种更普遍机制的具体实施，这种机制是由其他原因进化而来的，而这个原因就是思维。在古尔德的理论中，语言植根于一个系统，这个系统让我们的祖先以一种更复杂的方式用心智表征这个世界，正如我们将在第九章看到的，这是一种在表征中表达自己的方式。直到后来，这个系统才被重新调整或扩展成一种交流方式。这种观点认为，思维是一种功能变异，即一种最初为某种功能而进化，之后为其他完全不同的功能（在这里指的是语言）的进化提供机会的机制。

我们需要记住的是，功能变异本身一定是由传统的自然选择进化而来的。如果不能认识到这一点，将产生许多混乱和争执。正如古尔德的批评者认为的那样，功能变异原理并不是自然选择的替代品，而是自然选择适用领域和适用范围的补充和扩展。例如，羽毛最初是由爬虫类的鳞片进化而来的，以满足保温的需求（就像哺乳动物的毛发一样），但之后它们又能在飞行中发挥作用。爬行动物进化出三骨多铰接下颌，从而能够吞食大型猎物，但这三块骨头中的两块发生功能变异，变成了改善听力的外骨骼。这两块骨头所处的位置正好能让你的中耳内进化出两小块扩声骨骼。没有一位工程师会想出这样一个毫无美感的解决方案，这解释了进化的机会主义本质。弗朗西斯·克里克就曾说，“上帝是黑客，不是工程师”。在本章末尾，我将详述这些关于颌骨转变为耳骨的观点。

另一个关于适应性进化的更通用的例子就是手指灵活性的进化。我们的祖先原本生活在树上，为了爬树，手指得到了进化，古人类又用手进行精细的操作和使用工具。如今，多亏了文化的力量，手指成为一种通用的机械装置，可以用来摇动摇篮、挥舞权杖、指示方向，甚至进行数学计算。但即使是天真的适应主义者或进化心理学家，也不会认为手指是因为被选用于指示方向和数数而进化的。

同样，古尔德认为，考虑到思维在适应世界时的重要性，思维可能是最先进化的，这为语言的出现做好了准备。我赞同古尔德的中心思想，即语言最初并不是为了交流而专门进化的。但我不认为思维是最先进化的，而语言（我指的是所有的语言，而不仅仅是乔姆斯基所说的涌现式的结果）只是一种副产品。原因之一是，古尔德的观点是在回避问题，而没有解决问题。因为我们对思维及其进化的了解比对语言的了解更少，因此认为语言是由思想进化而来，没有什么意义。就像我之前多次提到的，若你试图用一个谜团来解释另一个谜团，你不可能在科学上取得很大进展。

第四个观点是由哈佛大学著名语言学家史蒂芬·平克提出的，他认为语言是一种像咳嗽、打喷嚏或打哈欠一样根深蒂固的本能——与古尔德的观点截然相反。他并不认为语言和其他本能一样简单，而是认为它是一种高度特殊化的大脑机制，是一种人类独有的适应机制，是通过常规的自然选择机制进化而来的，是为了交流而存在的。因此，平克同意他的老师乔姆斯基的观点（我认为是正确的），认为语言是一种高度专门化的器官，但他不同意古尔德关于功能变异在其中起重要作用的观点。我认为平克的观点是有道理的，但我也认为他的观点过于笼统，不具实用性。这一观点实际上并不是错误的，但它不完整。这有点像说食物的消化必须基于热力学第一定律，这当然是对的，但热力学第一定律也适用于地球上其他所有系统。这一观点并不能告诉你消化过程的详细机制。考虑到任何复杂生物系统的进化（不管是听觉器官耳朵还是语言"器官"），我们不仅想知道它是不是通过自然选择完成的，也想知道它是如何开始的，又是如何进化到现在的复杂程度的。这对于长颈鹿的脖子这类直接的问题来说并不重要（尽管如此，人们也想知道基因是如何选择性地延长颈椎），但当你处理更复杂的适应性变化时，这一部分非常重要。

以上就是关于语言的四种不同观点或理论。我们可以抛弃前两个理论——不是因为我们确定它们是错误的，而是因为我们无法验证它们。剩下的两个理论孰对孰错，古尔德还是平克？我认为他们都不正确，尽管他们每个人都有自己的道理（所以如果你是古尔德和平克的粉丝，你可以说他们都对，但他们的论点都经不起进一步推敲）。

我想提出一种不同的框架来思考语言是如何进化的，我想融合两种理论中的一些内容，但又有我自己的创新。我称之为"联觉引导理论"。它不仅能为理解语言的起源提供有价值的线索，还能为其他许多人类独有的特征，如隐喻和抽象思维，提供宝贵的线索。我要特别说明的是，我认为语言和抽象思维的许多方面是通过功能变异进化而来的，其偶然结合产生了新的解决方案。请注意，这与认为语言是从一些通用机制（比如思维）进化而来的观点不同，也与平克所认为的语言是作为一种专门用于交流的机制进化而来的观点不同。

如果不考虑先天与后天的问题，任何关于语言进化的讨论都不完整。语言规则在多大程度上是与生俱来的？在多大程度上是在生命早期从世界中汲取的？关于语言进化的争论一直很激烈，而关于先天与后天的争论则是最激烈的。我这里只是简单提及，因为最近一些书的主题都与此相关。所有人都赞同人不是天生就掌握了词汇。同一个描述对象在不同的语言中可以有不同的名称，例如，“狗”在英语中是“dog”，在法语中是“chien”，在印地语中是“kutta”，在泰语中是“maaa”，而在泰米尔语中是“nai”，甚至连发音都不一样。但是，关于语言的规则，人们的观点却大相径庭——三种观点的支持者互不相让。

第一种观点认为，规则本身是完全固定的。接触成人言语仅仅是打开机制的开关。

第二种观点认为，语言规则是通过倾听提取的。经过训练的人工神经网络仅通过被动接触语言即可对单词进行分类，并推断句法规则，恰好可以证明这一观点。

虽然这两种观点抓住了语言习得的某些关键信息，但它们并不足以概括事情的全貌。毕竟，猿类、家猫和鬣蜥的颅骨里也有神经网络，但即使它们在人类的家庭中长大，也不会习得语言。在伊顿公学或剑桥大学接受教育的倭黑猩猩也没有掌握语言。

第三种观点认为，习得规则的能力与生俱来，但要习得实际的规则，则需要接触言语。这种能力是由一种尚未得到证实的“语言习得装置”赋予的，人类有这种“语言习得装置”，猿类却没有。

我赞成第三种观点，因为它与我的进化框架最相符，并且有两个互补的事实支撑。一方面，即使猿类被当作人类儿童对待，每天都接受手势训练，它们也无法习得真正的语言。虽然它们最终能够当即做出手势，表示它们需要某种东西，但它们的手势缺乏再生力（即将词汇组合在一起，生成任意复杂新词汇的能力）、功能词和递归。另一方面，想要阻止人类儿童习得语言几乎是不可能的。在世界上的一些地区，不同语言背景的人必须在一起做生意或工作，那里的儿童和成人开发了一种简化的叫作皮钦语的伪语言，这种语言词汇量有限、语法简单、缺乏灵活性。但是在皮钦语环境下长大的第一代孩子，却把它渐渐变成克里奥尔语，这是一种完整的语言，拥有真正的句法，具备了撰写小说、歌曲和诗歌所需要的所有灵活性和细微精妙之处。皮钦语在很多情况下都会演变为克里奥尔语，这一事实成为存在“语言习得装置”的有力证明。

这些都是至关重要，显然也很难解决的问题，遗憾的是，大众媒体常问的一些问题会将其简单化，比如“语言是先天还是后天习得的?”，或者“智商是由人的基因决定的还是由人所处的环境决定的?”。当两个过程呈线性相互作用且可以用算法方式追踪时，这样的问题是有意义的。例如，你可以问“我们的利润有多少来自投资，有多少来自销售”，但是，如果二者具有心智特征，不管它们是语言、智商还是创造力，它们之间的关系错综复杂且是非线性的，那么问题就不应该是哪一个贡献更大，而是它们如何相互作用创造出最终的结果。问语言是不是后天习得的，跟问食盐的咸味是从氯元素来的还是氯化钠来的一样愚蠢。

已故生物学家彼得·梅达沃提供了一个例证来说明这类表述是谬误，十分令人信服。一种称为苯丙酮尿症（phenylketonuria，PKU）的遗传性疾病是由一种罕见的异常基因引起的，这种基因导致体内的氨基酸苯丙氨酸无法代谢。当氨基酸开始在孩子的大脑中积累，他就会变得非常迟钝。治疗方法很简单。如果诊断得足够早，你所要做的就是不让孩子吃含有苯丙氨酸的食物，这样孩子长大后的智商就会完全正常。

现在假设两个极端条件。假设有这样一颗行星，在这颗行星上这种基因并不常见，苯丙氨酸就像氧气或水一样无处不在，对生命是不可或缺的。在这个星球上，苯丙酮尿症导致智力迟钝，继而导致人类智商的变化，会被完全归因于苯丙酮尿症基因。在这样的情况下你可能会说，智力迟钝是一种遗传病，或者智商是遗传决定的。现在假设有另一颗情况完全相反的行星，这颗行星上每个人都有苯丙酮尿症基因，但是苯丙氨酸很少。在这个星球上，你可能会说，是一种叫苯丙氨酸的毒素污染了环境，而智商的大部分变化是由环境引起的。这个例子表明，当两个变量之间的相互作用错综复杂时，简单地认为结果在多大程度上可以归因于二者之一是毫无意义的。如果一个基因与一个环境变量就已是如此，那么像人类智力这样复杂的包含多种因素的情况，则更加不能轻易下定论了，因为不仅基因与环境相互作用，基因之间也会相互作用。

具有讽刺意味的是，智商推崇者，如阿瑟·詹森（Arthur Jensen）、威廉·肖克利（William Shockley）、理查德·赫恩斯坦（Richard Herrnstein）和查尔斯·默里（Charles Murray），利用智商（有时也称为“一般智力”或小“g”）本身的遗传可能性，证明智力是一种可衡量的单一特征。这就好比说，因为寿命在很大程度上是可以遗传的，总体健康状况可以用单一数字，也就是年龄来表示。任何相信“总体健康状况”具有单一特征的医学生，都不会在医学院里取得任何进展，也不会被允许成为一名医生，这是毫无疑问的。然而，心理学和政治运动都建立在同样荒谬的信念之上，即相信单一、可测量的一般智力。它们除了让人目瞪口呆，丝毫没有其他贡献。

回到语言的话题，我的立场现在应该很清楚了：我两者都不同意，我不支持任何一方。因此，尽管我一直在说“语言是如何进化”的，但是这一章并不是关于此内容的，而是关于语言能力或者说快速习得语言的能力是如何进化的。这种能力是由进化过程中所选择的基因控制的。在本章接下来的部分我们要讨论的是，为什么这些基因被选择？这种高度复杂的能力是如何进化的？它是模块化的吗？这一切是如何开始的？我们如何从猿类祖先的咕哝和嚎叫进化到莎士比亚超然的抒情诗？

回想一下简单的“嘭啪－吱吱”实验。它是不是理解 10 万至 20 万年前非洲热带草原上一群原始人类如何进化的关键呢？由于描述同一事物的词汇在不同语言中完全不同，人们很容易认为特定事物的词汇选择是完全任意的。实际上，语言学家普遍持有这一观点。也许有一天晚上，最早的原始人类围坐在部落的火堆旁说道：“好吧，我们都叫这东西鸟。现在让我们一起来念，n-i-a-o，鸟。好，我们再来一遍，n-i-a-o，鸟。”

当然，这个故事很愚蠢。但如果最初的词汇不是这样产生的，那它们是如何产生的呢？答案来自我们的“嘭啪－吱吱”实验，它清楚地表明，物体的视觉形状与特定的声音（或者至少是响声）之间存在着一种内在、非任意的对应关系。这种预先存在的能力是固有的。这种能力可能非常弱小，但足以启动这一进程。这个想法听起来很像如今信誉扫地的语言“拟声说”起源。但二者并不相同。“拟声说”是指基于对一种声音进行模仿而产生词语，例如“嘭”和“咯咯”指的是特定的声音，或者孩子把猫叫作“喵喵”。拟声理论认为，与物体相关的声音可以成为指代物体本身的简单标志。但我所支持的联觉理论却是不同的。“嘭啪”的柔和视觉效果不会发出圆形的声音，甚至根本不会发出任何声音。相反，它的视觉轮廓类似于抽象层面上起伏的声音轮廓。拟声理论认为，单词和声音之间的联系是任意的，仅通过重复联想产生。而联觉理论认为，这种联系并非任意的，而是基于更抽象的心智层面上两者之间真正的相似性。

其中的证据是什么呢？人类学家布伦特·伯林（Brent Berlin）指出，秘鲁北部的万比萨部落有 30 多种鸟的名称，对应丛林中 30 多种鸟，而亚马孙河流域的 30 多种鱼也有 30 多种名称。如果你把这 60 多个名称打乱，然后给来自完全不同社会语言背景的人看，比如给一位来自中国的农民看，让他把这些名称分成两组，一组是鸟类，一组是鱼类，你会惊讶地发现，尽管他的语言和南美语言没有丝毫的相似之处，但他成功地完成了这项任务。我认为这是“嘭啪 – 吱吱”效应的一种表现形式，换句话说，就是音 – 形转化。[1]

这还不是全部。在第四章中，我介绍了镜像神经元对语言进化的贡献。现在，在本章剩余部分，我们可以更加深入地研究这个问题。为理解接下来的内容，让我们回到额叶皮质的布罗卡区。该区域包含的地图，或者说运动程序，能够将信号传送到舌部、唇部、上腭和喉部的各种肌肉中，以产生言语。这个区域也富含镜像神经元，为口腔发声、听声音和观察唇部动作（这一点是最不重要的）提供连接，这并非巧合。

正如在音 – 形地图（“嘭啪 – 吱吱”效应）之间存在非任意的对应关系和交叉激活现象一样，在视觉 – 听觉地图和布罗卡区的运动地图之间，或许也存在着类似的对应关系，即一种内在的转化机制。如果这听起来有些隐晦，那么想想“微小的”“一丁点儿”“极小的”这样的词，我们在发声时嘴部、唇部和咽部实际上也变小了，好像是在视觉上形成一种呼应。而在说“巨大的”“庞大的”这样的词时，嘴部实际上是在张大。一个不太明显的例子是“fudge”（乳脂软糖）、“trudge”（长途跋涉）、“sludge”（淤泥）、“smudge”（污迹）之类的英文单词，发声时舌部长抵上腭，之后突然释放，就好像模仿鞋子长时间粘在泥土上，之后突然松开。这里用到的还是那个内在的转化机制，将视觉和听觉转化为由肌肉控制的声音。

另一个不太容易让人注意到的问题是手势与唇部、舌部动作之间的联系。正如在第四章中提到的，达尔文注意到，当你用剪刀裁剪时，你可能会无意识地咬紧牙关。由于负责嘴部和手部的大脑皮质区域彼此相邻，也许真有一个信号从手部溢出到嘴部。就像联觉一样，大脑地图之间似乎有一个内在的交叉激活装置，只是在这种情况下它位于两个运动地图之间，而不是在感觉地图之间。我们需要一个新的名字，所以让我们称它为“联带运动”（意为同步的活动）。

联带运动可能在将早期手势语言（或原始语言）转化为口头语言的过程中起了关键的作用。我们知道，灵长类动物情绪化的咆哮和尖叫主要由大脑右半球控制，特别是边缘系统（大脑的情绪核心）的部分，称为前扣带回。如果一个手势与面部表情相呼应，而这个生物同时在表达情感，那么最终的结果就是我们所说的语言。简而言之，古人类有一个内在的、预先存在的机制，可以自主地将手势转化成单词。这让我们更容易理解原始的手势语言是如何进化为语言的，但是许多传统的心理语言学家觉得这种观点没有说服力。

举一个具体的例子，例如短语“到这里来吧”。注意，要表达这个意思时，你会举起手，手心朝上，手指朝自己弯曲，就像要用手指触碰手掌的下半部分。令人惊讶的是，你的舌部也会做一个非常相似的动作，它向后卷曲，触碰上腭，发出“这里”或“这儿”的声音——这就是联带运动的例子。我们在发“go”（“去”）这个音时，嘴唇向外噘，而发“come”（“来”）这个音时，嘴唇合拢。（在印度达罗毗荼语系中的泰米尔语中，“走”的发音是“po”，这是一种与英语完全无关的语言。）

显然，无论石器时代的原始语言是什么，它都已经被修饰、改变了无数次，所以如今我们有各种各样的语言，如英语、日语、茨瓦纳语和切罗基语。毕竟，语言发展之快令人难以置信；有时候，仅仅两百年的时间就足以改变一种语言，以至一个年轻人几乎无法与他的曾曾祖母交流。从这个意义上说，一旦在人类的心智和文化中出现了全面的语言能力，最初的联带运动对应关系可能会丢失，或混合在一起无法识别。但在我看来，联带运动播下了词汇最早的种子，为词汇的形成奠定了基础，在此基础上，后来的复杂语言得以建立。

联带运动与其他类似的属性，如模仿他人动作及提取视觉和听觉（“嘭啪－吱吱”）之间的共性，可能都依赖于计算，这类似于镜像神经元所为：穿过大脑地图以连接概念。这种联系再次提醒我们它们在原始语言进化中的潜在作用。对正统的认知心理学家来说，这一假设似乎只是一种推测，但它为探索语言真实的神经机制打开了一扇机会之窗——事实上，也是我们迄今为止唯一的机会。这是一个很大的进步。我们将在本章后面部分继续讨论。

我们还要问，手势一开始是如何进化的？[2] 至少对“来”或“去”这样的动词来说，它们可能来自仪式化动作，而这些动作曾用于执行操作。例如，当你抓住某人的时候，你实际上可能会通过向内弯曲手指和手肘而将某人拉向你。因此，动作本身（即使脱离了实际的物理对象）成为交流意图的一种方式，结果形成了一种手势。“推”“吃”“扔”和其他的基本动词也是如此。一旦你有了足够的手势词汇，相应的发声进化就变得更加容易，因为联带运动已预先进行了固有的转化。（正如前几章所提到的，手势的仪式化及解读也可能涉及镜像神经元。）

所以我们现在有三种类型的映射，共同作用于早期人类大脑：一是视觉－听觉映射（“嘭啪－吱吱”）；二是听觉和视觉感官地图与布罗卡区发声地图之间的映射；三是布罗卡区和控制手势运动区域之间的映射。请记住，每一种映射的作用可能很小，但当它们共同作用时会逐渐相互影响，像滚雪球一样越滚越大，并最终创造出现代语言。

到目前为止，我们所讨论的观点是否有任何神经学依据呢？回想一下，在猴子执行一项高度具体的动作，比如伸手抓花生时，其大脑额叶（与我们的布罗卡区是同一区域）中的许多神经元会被激活，当一只猴子看另一只猴子抓花生时，这些神经元中的一部分也会被激活。为了做到这一点，神经元（实际上我指的是“包含这部分神经元的神经网络”）必须计算出指定肌肉收缩顺序的命令信号与从另一只猴子的角度看到抓花生的视觉效果之间的抽象相似性。所以神经元能够有效地解读他人的意图，并且在理论上也能够理解类似于真实动作的仪式化手势。我突然意识到，“嘭啪－吱吱”效应在这些镜像神经元与我提出的联觉自我激发概念之间架起了一座有效的桥梁。我在前面一章中简单提到了这个观点，现在让我详细地阐述一下，证明它与原始语言进化的相关性。

“嘭啪－吱吱”效应需要在视觉外观、听觉皮质的声音表征及布罗卡区的肌肉抽动顺序之间进行内置转化。执行这种转化肯定要激活具有镜像神经元特性的回路，将一个维度映射到另一个维度。顶下小叶富含镜像神经元，非常适合执行这一转化。也许顶下小叶是所有此类抽象活动的引导者。我再一次强调，这三个特征（视觉形状、声音变化、嘴部和舌部轮廓）除了锯齿状或圆形的抽象特性，完全没有共同之处。因此，我们在这里看到的是人类擅长的抽象活动的雏形，也许是起源，即提取不同实体之间的共同特征的能力。从提取破碎玻璃形状和声音“吱吱”中的参差不齐的特征，到在5头猪、5头驴或5只鸟中看到“5”，这可能只是进化过程中迈出的一小步，但对人类来说却是一大步。

到目前为止，我认为“嘭啪－吱吱”效应可能推动了原型词[①]和基本词汇[②]的出现。这是重要的一步，但语言不只是文字，还有两个重要的方面需要考虑：句法和语义。它们在大脑中是如何表征的？它们是如何进化的？布罗卡失语症和韦尼克失语症很好地说明了这两个功能至少是部分自主的。正如我们所看到的，韦尼克失语症患者会说出复杂流畅、语法完整的句子，但这些句子没有任何意义。在完好无损的布罗卡区，乔姆斯基的“句法框”形成开放环路，并产生结构工整的句子，没有了韦尼克区告知其有效内容，这些句子便是胡言乱语。这就好像布罗卡区本身就可以用正确的语法规则来处理单词，就像计算机程序那样，而不需要意识到任何单词的意思。（它是否有能力执行像递归那样更复杂的规则还有待研究，这也是我们目前正在研究的问题。）

---

① 原型词与“派生词”相对，是指有实在意义且具有派生构词能力的词。——译者注

② 基本词汇是整个词汇系统的核心，是词汇中最主要、最稳定的部分。——译者注

我们接着讲句法。首先我们来看一下语义（粗略地讲，即句子表达的意义）。到底什么是意义呢？这个词本身也隐藏着许多未知。尽管我们知道韦尼克区和部分颞叶、顶叶、枕叶交界区（TPO），包括角回（见图 6.2），在其中起到关键作用，但我们不知道这些区域的神经元实际上是如何工作的。其实，神经回路传达意义的方式，是神经科学未解之谜之一。但是，如果你认为抽象是意义生成的重要一步，那么我们的"嘭啪－吱吱"示例可能会再次提供线索。如前所述，"吱吱"的声音和锯齿图似乎没有什么共同之处，一种是耳朵声音感受器上的一维时变模式，而另一种是光线立刻到达视网膜的二维模式。然而，你的大脑可以毫不费力地从两种信号中提取其参差不齐的特征。正如我们所看到的，有强烈的迹象表明角回参与了这种非凡能力，我们称之为交叉感觉提取。

在灵长类动物进化过程中，左顶下小叶加速发展，并在人类中进化最为完全。此外，人类（只有人类）的顶下小叶的前部分裂成两个脑回，称为缘上回和角回。因此，不难看出，顶下小叶及其之后的分裂一定对人类独有功能的出现至关重要。我认为，这些功能包括高级抽象类型。

顶下小叶（包括角回）位于大脑触觉、视觉和听觉部位之间，最初因为交叉感觉提取而进化。而它一旦完成进化，交叉感觉提取就成为我们人类引以为豪的更高级提取的一种功能变异。由于我们有两个角回（大脑左右半球各有一个），它们可能进化出不同的抽象风格：右边是视觉空间和基于身体的隐喻及抽象；左边是基于语言的隐喻，包括双关语。这种进化框架可能赋予神经科学一个比经典认知心理学和语言学更明显的优势，因为它开启了我们对语言和思维在大脑中表征的全新研究。

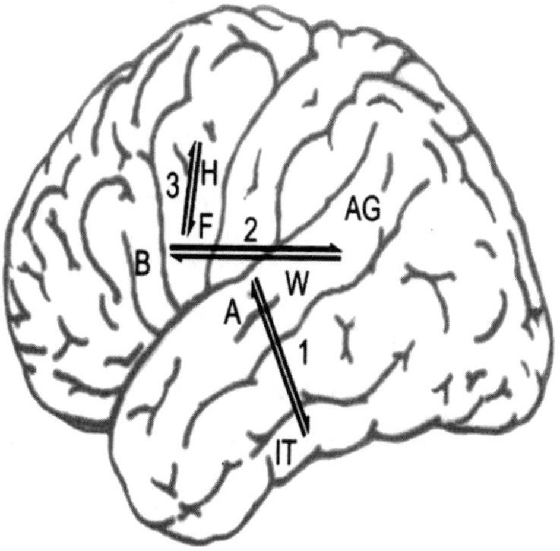

图 6.2 脑区之间共同作用的示意图，这种共同作用可能加速了原始语言的进化。缩写：B，布罗卡区（言语和句法结构）；A，听觉皮质（听觉）；W，韦尼克区，用于语言理解（语义）；AG，角回，用于交叉感觉提取；H，运动皮质的手部区域，它向手部发送运动命令（与图 1.2 彭菲尔德的感觉皮质图相对应）；F，运动皮质的面部区域（向面部肌肉发送命令信息，包括唇部和舌部）；IT，下颞皮质 / 梭状回区，代表视觉形状。

箭头描述了人类进化过程中可能出现的双向互动：

1. 梭状回区（视觉处理）和听觉皮质之间的连接介导“嘭啪 – 吱吱”效应。为此所需的交叉感觉提取需要通过角回的初始通路。

2. 后语言区（包括韦尼克区）与布罗卡区内或附近的运动区域之间的相互作用。这些连接（弓状束）参与了布罗卡区声音轮廓和运动地图（部分由具有镜像神经元特性的神经元介导）之间的跨域映射。

3. 由手势、舌部、唇部连接引起的皮质运动 – 运动映射（联带），以及彭菲尔德运动地图上的嘴部动作。例如，“小的”“微小的”“极小的”发声姿势及法语短语“一点儿”，联带模仿拇指和食指相对所做出的“小”的手势（而不是“大的”或“巨大的”）。同样，噘起嘴说“you”（“你”）或者法语“vous”（“你”）都是在指向外部模仿。

顶下小叶的上半部分——缘上回，也是人类独有的，它直接参与复杂技能的产生、理解和模仿。同样，这些能力在人类身上比在类人猿身上更发达。左缘上回受损，就会导致失用症，这是一个令人迷惘的病症。失用症患者在大多数方面心智正常，能够理解别人说的话，也能够表达。然而，当你让他模仿一个简单的动作，例如“假装你在钉钉子”时，他就会将手握成拳头，砸在桌子上，而不是“假装”拿着锤柄。如果让他假装梳头，他可能会用手掌轻抚头发，或者摆动着手指抚摸头发，而不是“握着”假想的梳子在发间移动。如果要求他假装挥手告别，他可能会专心地盯着自己的手，努力想搞清楚该怎么做，或者在脸部周围乱舞。但如果问他“‘挥手告别’是什么意思”，他可能会说：“嗯，这是你在离开公司时做的事。”所以很明显，他很清楚我们所说的事物是什么概念。此外，他的双手没有瘫痪，也不笨拙，他可以像我们任何人一样优雅而独立地移动每一根手指。他所缺少的是能够在脑海中显现一幅规定动作的生动、动态的内在画面的能力，可以用来指导肌肉抽动变化的以模仿动作的能力。若把真实的锤子放在他的手上（有些患者做过这个实验），他就会做出正常的动作，这毫不奇怪，因为此时他不需要在脑海中想象锤子的形象。

关于这些患者，我还有另外三点需要说明。第一，他们不能判断别人是否正确执行了要求的动作，这提醒我们他们的问题不在于运动能力或感知，而在于两者之间的连接。第二，一些失用症患者难以模仿医生检查时要求的新手势。第三，也是最令人惊讶的，他们完全没有意识到自己的模仿不正确，不会表现出受挫。所有这些缺失的能力都让人自然地联想到镜像神经元的能力。猴子的顶下小叶有丰富的镜像神经元，这肯定不是巧合。基于这一推理，我的博士后同事保罗·麦吉奥赫（Paul McGeoch）和我在2007年提出，失用症本质上是一种镜像神经元功能紊乱。有趣的是，许多孤独症儿童也有失用症，这一意想不到的联系支持了我们的观点，即镜像神经元缺陷可能是导致两种疾病的原因。保罗和我举杯相庆，祝贺我们取得了进展。

但是，是什么导致了顶下小叶和它的角回加速进化呢？自然选择的压力来源于对高级抽象形式的需要吗？大概并非如此。灵长类动物取得进化的大飞跃最有可能的原因是，它们在树枝间穿行时，需要视觉、肌肉和关节位置感之间实现精细、细致的相互作用。结果就是交叉感觉提取的能力，例如，一个树枝落在视网膜上的图像，以及触觉、关节和肌肉受体在手中的动态刺激信号，都表示树枝是水平方向的。

下一步非常关键：顶下小叶的下半部分突然分成了两部分，这可能是基因复制的结果。上半部分缘上回保留了其原始小叶的旧功能，负责手眼协调，将其发展至更复杂的水平，使得人类可以熟练使用工具和模仿。在角回中，同样的计算能力也为其他类型的提取做好了准备（变成了功能变异）：从表面不同的实体中提取共同特征的能力。垂柳看起来很悲伤，因为你把悲伤投射到它身上。朱丽叶是太阳，因为你可以提取出她与太阳的共同点。5 头驴和 5 个苹果的共同之处在于“5”。

另外一个有可能的证据，源于我对大脑左半球顶下小叶损伤患者的检查。这些患者通常都有命名障碍（表达时难以找到相应词汇）。但我发现其中一些患者未能通过“嘭啪 – 吱吱”测试，而且在解释谚语时表现糟糕，常常按字面意义而不是隐喻意义来解释。最近我在印度遇到一个患者，15 句谚语中有 14 句是错的，尽管他在其他方面非常聪明。显然，这项研究需要对更多的患者进行测试，并有望获得丰硕的研究成果。

角回也参与命名，甚至是给常见的物体命名，比如梳子或猪。这提醒我们，一个词也可能是从多个实例中提取出来的。例如，梳子在不同的语境中有不同的外观，但总是用于梳头发。有时，人们会用一个相关的单词，例如把“猪”换成“牛”，或者尝试用诙谐的方式来定义这个单词。（当我指着我的眼镜时，一位患者说“眼药”。）更有趣的是我在印度观察一位50岁内科医生时，发现他有命名障碍。每个印度小孩都知道印度神话中有许多神，其中两个最受欢迎的是象头神格涅沙和猴神哈奴曼，他们都有详细的家族历史。当我给这位内科医生看猴神哈奴曼的雕塑时，他将它拿起，仔细查看，却误认为它是象头神格涅沙。但当我要求他告诉我更多有关雕塑的信息时，他说那是湿婆和帕尔瓦蒂的儿子——这是对格涅沙的准确描述，而不是对哈奴曼的描述。这就好像仅仅把雕塑“贴错标签”就否定了它的视觉外观，导致他赋予哈奴曼错误的属性。因此，与其他任何属性都不同，对象的名字似乎是一把神奇的钥匙，能够打开与对象相关意义的宝库。对于这个现象，我想不出更简单的解释，但是这些未解之谜引起了我对神经学的兴趣，就像我们能够提出并检验特定假设的解释一样。

现在，让我们回到人类语言最明确的方面：句法。我在前面提到，所谓的句法结构赋予人类语言极大的变化范围和灵活性。它似乎已经进化到足以掌握这个系统固有的规则，没有猿类能够掌握，只为人类语言独有。语言的这一特殊方面是如何进化得来的？答案又一次源于功能变异，即提取一个特定的功能，同化成为另一个完全不同的功能。一个有趣的可能性是，句法的层次树形结构可能从一个更原始的神经回路进化而来，这个神经回路在早期人类祖先的大脑中已经为工具的使用做好了准备。

让我们更进一步进行阐述。即使是使用最简单的工具，比如用石头砸开椰子，也会涉及行为，在本例中，砸开（动词）是由工具使用者（主语）的右手对左手持有的对象（宾语）执行动作。如果这个基本的顺序已嵌入神经回路，很容易看出它是如何为主谓宾顺序做好准备的。主谓宾顺序是自然语言的一个重要方面。

在人类进化的下一个阶段，出现了两个惊人的新能力，它们注定要改变人类进化的进程。首先是为未来使用而寻找、塑造及储存工具的能力，让我们有计划、有期待。其次是制造工具时使用组装技术，这一能力对后来语言的起源特别重要。比如，拿起一个斧头，把它装（绑）在长的木头柄上，就可以制造出一个组合工具。又比如，把小刀以特定角度装在一根小杆上，然后把它组装到另一根杆子上，使其加长，这样就可以够着树上的水果，把它割下来。使用组合结构与在一个较长句子中嵌入一个名词短语有着不可忽视的相似之处。我认为这不仅仅是表面上的类似。在工具使用中执行分层组件策略的大脑机制完全有可能成为新功能，即句法的树形结构。

但是，如果工具使用组件机制被借用到句法方面，那么鉴于大脑中的神经空间是有限的，工具使用技能是否会随着句法的演化而恶化呢？未必。进化中经常发生的情况是，实际的基因复制会带来预先存在的身体部位的复制。试想一下多节蠕虫，它们的身体是由重复、半独立的部分组成，有点儿像一列火车的车厢。这样的复制结构无害且代谢成本低，所以它们可以存活许多代。同时，在适当的情况下，它们可以为这种复制结构提供完美的机会，使之专用于发展一项不同的功能。类似事情在身体其他部分的进化中反复发生，但它在大脑机制进化中的作用却没有得到心理学家的广泛认可。我认为，我们现在所说的布罗卡区最初与顶下小叶（特别是缘上回部分）为工具使用的多模态和分层组件协同进化，与这一区域非常接近。这个原始区域后来经过复制形成两个新分区，其中一个被进一步专门用于句法结构，并与现实中进行实物操作的区域分离。换句话说，它变成了布罗卡区。再加上语义学的影响、韦尼克区的导入、角回的提取，你就有了一个强有力的结合，为语言的飞跃性发展做好了准备。这些区域正是镜像神经元大量存在的地方，也许这并非巧合。

请记住，到目前为止，我的论点主要集中在进化和功能变异上。但是还有一个问题悬而未决。组件工具的使用、语法的层次树结构（包括递归），以及概念递归这些概念是由现代人类大脑中不同模块介导的吗？这些模块在人类大脑中的自主程度如何呢？因缘上回受损而导致失用症（无法模拟工具的使用）的患者在使用组件工具时是否也存在问题呢？我们知道韦尼克失语症患者说出的胡言乱语句法正常——这至少解释了在现代大脑中，句法并不依赖于语义的递归性，也不依赖于在概念中嵌入高级概念。[3]

但是他们的胡言乱语在句法上有多正常呢？他们的言语完全由自主操纵的布罗卡区介导，是否真的具有正常语言特征的句法树形结构和递归呢？如果没有，我们还能将布罗卡区称为“句法框”吗？鉴于代数在某种程度上也需要递归，那么布罗卡失语症患者可以做代数题吗？换句话说，代数是否依赖于为自然句法而进化的先存神经回路？在本章前面，我举了一个例子，一位布罗卡失语症患者能做代数运算，但是对此类问题的研究很少，每一个问题都能写出一篇博士论文。

到目前为止，我已经带领大家踏上进化的旅程，探讨了人类的两个关键能力：语言和抽象。但还有一个关于人类独特性的特点让哲学家困惑了几个世纪，即语言和顺序思维之间的联系，或逻辑过程中的推理。没有内心语言，我们能思考吗？我们已经讨论过语言，但在我们试图解决这个问题之前，我们需要搞清楚思维意味着什么。思维是在大脑中按照一定规则进行开放式符号运作的能力。这些规则与句法关系有多密切呢？这里的关键词是“开放式”。

要理解这一点，我们可以想象一只蜘蛛正在织网，然后自问：蜘蛛是否知道关于结网张力的胡克定律呢？从某种意义上蜘蛛一定“知道”，否则网就会破。认为蜘蛛的大脑对胡克定律的了解是不言而喻的，而非明确的，是不是更准确呢？尽管蜘蛛的行为就好像它知道这个定律，网的存在也证明了这一点，但是蜘蛛的大脑（是的，它有大脑）中却没有关于此的明确表征。除织网外，它不能将这个定律用于其他目的，事实上，它只能按照固定的运动顺序织网。但对有意识地运用胡克定律的人类工程师来说，情况就不一样了（人类工程师从物理教科书中学习并理解胡克定律）。人类对定律的运用开放且灵活，可以有无数的应用。与蜘蛛不同的是，人类在头脑中有着明确的表征，我们称之为理解。我们所拥有的世界上的大部分知识都处在这两个极端之间：蜘蛛的无意识知识和物理学家的抽象知识。

我们所说的“知识”或“理解”是什么意思？数十亿个神经元是如何实现这些功能的呢？这些仍是未解之谜。诚然，认知神经科学家对“理解”“思维”“意义”等词的确切含义仍不明确，但科学的任务就是通过推测和实验一步一步地找到答案。我们能通过实验解开其中的谜团吗？例如，语言和思维之间的联系是什么？你如何通过实验来探索语言和思维之间难以捉摸的关系呢？

常识表明，一些思维活动是不需要语言的。例如，我可以请你修理天花板上的灯泡，并向你展示地板上放着的三个木箱。在你真正行动之前，你会有一种内在感觉，你会在脑海中将箱子的视觉图像叠在一起，然后你就能摸到灯泡了。感觉上你并没有进行无声的内心独白——“让我把箱子 A 堆在箱子 B 上”等。我们好像是通过视觉而不是语言来进行思考的。但是我们必须谨慎对待这一推论，因为一个人头脑的内省（把三个箱子堆叠起来）并不能可靠地引导实际发生的事情。可以想象的是，即使是纯粹的几何或空间任务，视觉符号的内在安排实际上利用了大脑中同介导语言一样的回路。然而，这似乎违反了常识，视觉图像的表征被激活可能是偶然的，而不是存在因果关系。

让我们暂且把视觉形象放在一边，问一个关于逻辑思维背后形式运算的问题。我们说，“如果乔比苏大，苏比瑞克大，那么乔一定比瑞克大”。你不必想象一些心智图像，便能明白这个推理（“那么乔一定是……”）以及两个前提（“如果乔……如果苏……”）。如果你将他们的名字替换为 A、B、C 这样的抽象标记，则更容易理解：如果 A＞B，B＞C，那么 A＞C 为真。我们也能凭直觉推断出如果 A＞C，B＞C，那 A＞B 不一定为真。

但是，这些基于传递性规则的明显推论从何而来呢？它是固有在大脑中与生俱来的吗？是不是从归纳法中学到的？因为在过去，当任意实体 A 比 B 大，而 B 比 C 大时，A 总是比 C 大。它最初是通过语言习得的吗？无论这种能力是天生的还是后天习得的，它是否依赖于某种无声的内心语言，是否部分利用了同口语一样的神经机制？语言先于命题逻辑，还是命题逻辑先于语言？又或许彼此无须对方，尽管它们让彼此更加充实。

这些都是有趣的理论问题，但是我们能用实验对它们进行验证并找到答案吗？在过去这已被证明是出了名的难，但我们将提出一种哲学家们称为思想实验的方法（与哲学家的思想实验不同，这个实验实际上是可以完成的）。想象一下，我向你展示地板上三个不同尺寸的箱子和一个悬挂在天花板上的物体。你会立即堆叠三个箱子，最大的在底部，最小的在顶部，然后爬上去拿到那个物体。黑猩猩也可以解决这个问题，但它可能需要在叠箱子时进行物理上的试错探索（除非你从黑猩猩中挑选出一个“爱因斯坦”）。

但现在我要修改这个实验：我在每个箱子上都放置了一个彩色的发光点，大箱子是红色、中箱子是蓝色、小箱子是绿色，然后把这些箱子分散放在地板上。我第一次带你进入房间，让你有足够长的时间意识到哪个箱子有哪种发光点。之后我将房间的灯关上，这样就只能看到彩色的发光点了。最后，我将一个发光的物体带入黑暗的房间，将它挂在天花板上。

如果你有一个正常的大脑，你会毫不犹豫地把红色箱子放在底部，蓝色箱子放在中间，绿色箱子放在顶部，然后爬到箱子的顶部，取到悬挂的物体。（让我们假设这些箱子有突出的把手，你可以拎起它们，并且这些箱子的重量是相同的，所以你不能靠触觉来区分它们。）换句话说，作为人类，你可以创造出任意符号（就像文字一样），然后在大脑中改变它们，通过虚拟－显示模拟来找到解决方案。如果在第一个阶段只向你展示红色和绿色光点的箱子，然后再向你展示绿色和蓝色光点的箱子，最后在测试阶段分别看到红色和绿色光点的箱子，你也可以完成。（假设堆叠两个箱子你就能拿到物品。）尽管在这三个观察阶段，箱子的相对大小并不可见，但我打赌你完全可以在头脑中改变符号，通过条件（如果－那么）语句来建立传递性（“如果红色箱子比蓝色箱子大，蓝色箱子比绿色箱子大，那么红色箱子一定比绿色箱子大”），之后在黑暗中将绿色的箱子放在红色的箱子上方顺利拿到物体。几乎可以肯定的是，猿类在这项任务中会失败，因为这项任务需要离线（在视野之外）操纵任意符号，而这些符号就是语言的基础。

语言在多大程度上是离线思维在处理条件语句的实际要求，尤其在新的情况下？也许你可以对一位韦尼克失语症患者进行同样的实验来寻找答案。假设患者能够说出例如“如果布兰卡比古丽大，那么丽卡杜克”这样的句子，问题在于她是否理解句子中隐含的传递性。如果能的话，她是否能通过我们为黑猩猩设计的三箱测试？相反，一位“句法框”损坏的布罗卡失语症患者会怎样呢？他在句子中不再使用“如果”“但是”“那么”，当他听到或读到这些词时，也不能理解。这样的患者如果能够通过三箱测试，是否意味着他不需要句法模块，而是以通用方式就能理解和运用“如果－那么”推理规则呢？我们也可以问一些其他具有同样逻辑规则的问题。如果没有这样的实验，语言和思维之间的连接对哲学家们来说将永远是一个模糊的话题。

我用三箱方法解释了，原则上，人们可以通过实验来理清语言和思维。但是，如果做实验不现实，人们可以与患者面对面，利用设计巧妙、体现同样逻辑的视频游戏，无须明确的口头指示。患者对这种游戏有多么擅长呢？是否可以利用游戏本身慢慢将语言理解转化为行动呢？

另外需要考虑的一点是，在抽象逻辑中运用传递性的能力可能最初是在社会背景下进化而来的。猿 A 看到猿 B 欺负并制服猿 C，而猿 C 曾成功地制服过猿 A。那么，猿 A 会主动退出与猿 B 的争斗，这是否意味着它们有能力运用传递性呢？（作为实验对照，我们必须证明，如果只看到猿 B 制服的是其他任意猿 C，猿 A 不会从与猿 B 的争斗中退出。）

对韦尼克失语症患者进行的三箱测试有助于我们理清思维过程的内部逻辑以及它们与语言相互影响的程度。但是，这种病症还有一个奇怪的情感方面很少受到关注，即失语症患者完全无视，或者说他们不知道他们说的话是胡言乱语，同时无法对说话人脸上的不理解表情做出反应。我曾经走进一家诊所，对一位美国患者开始说：“萨瓦迪卡。蔡阿莱？金克劳拉杨？”他微笑着点头表示感谢。没有语言理解模块，他就无法分辨胡言乱语和正常话语，无论话是从他嘴中说出还是从我嘴中说出。我和我的博士后同事埃里克·阿尔特舒勒不成熟地考虑过，假如介绍两位韦尼克失语症患者认识，他们是否会整日不停地交谈，而且不会感到无聊？我们开玩笑说，韦尼克失语症患者可能并没有胡言乱语，也许他们有一种私人语言，只有彼此才能理解。

我们一直在推测语言和思想的进化，但仍然没有解决。（三箱实验或其视频游戏模拟还未尝试过。）我们也没有考虑到语言本身的模块性：语义和句法之间的区别（包括我们在本章前面定义的递归嵌入，例如，“杀死了吃老鼠的猫的那个女孩开始唱歌了”）。目前，句法模块性最有力的证据来自神经学，从观察中可以看出，韦尼克区受损的患者能说出复杂且语法正确的句子，但没有意义。相反，布罗卡区受损而韦尼克区完好无损的患者，如哈姆迪博士，说出的句子是有意义的，但缺失句法深层结构。如果语义学（“思维”）和句法被同一大脑区域或扩散神经网络所介导，那么这两种功能的“解耦联”或分离就不会发生。这是心理语言学家提出的标准观点，但果真如此吗？布罗卡失语症患者的语言的深层结构是错乱的，这一点毋庸置疑，但这是否意味着这一大脑区域专门用于语言的关键方面，如递归和层次嵌入？如果你的手被砍掉，你就不能写字了，但你的写作中心在角回中，而不是在手中。为了反驳这个论点，心理语言学家经常指出，当韦尼克区受损时，会出现这种综合征的反面现象：患者仍然保留深层语法结构，但表达缺失意义。

我和我的博士后同事保罗·麦吉奥赫和戴维·布朗决定仔细研究这一问题。2001 年，语言学家诺姆·乔姆斯基和认知神经科学家马克·豪泽在《科学》杂志上发表了一篇颇具影响力的论文，对语言为人类独有的（可能也是模块化的）整个心理学领域及世俗认知进行研究。他们发现，经过充分的训练，几乎语言的每一个方面都可以在其他物种中得到体现，比如黑猩猩，但使人类深层语法结构如此独特的一个方面是递归嵌入。当人们说韦尼克失语症的深层结构和句法结构是正常的时，他们经常指的是更明显的方面，比如生成完整句子的能力，虽然使用了名词、介词和连词，却没有任何有意义的内容（“约翰和玛丽去了欢乐的银行给帽子付账”）。但临床医生早就知道，与流行观点相反，韦尼克失语症患者的言语输出在句法结构上也并非完全正常，经常缺乏创造性。然而，这些临床观察在很大程度上被忽略，在人类认为递归是人类语言的必要条件之前它们就已经被发现了，却没有获得足够的重视。

当我们仔细检查许多韦尼克失语症患者的言语输出时，我们发现，除了意义的缺失，最显著的缺失是递归嵌入。患者用连词将短语松散地串起：“苏珊过来并打了约翰，乘坐公共汽车，查尔斯摔倒了。”但是，他们几乎永远无法造出递归句，例如“爱朱莉的约翰用勺子”。（即使没有逗号将“爱朱莉的”隔开，我们也立刻知道是约翰用勺子，而不是朱莉。）这一观察推翻了长期以来的观点，即认为布罗卡区是一个独立于韦尼克区的句法框。递归可能是韦尼克区的特性，也可能是许多大脑功能所共有的普遍特质。此外，我们不能将现代人类大脑中功能自主性和模块性问题与进化问题混淆：一个模块是否为另一个模块的进化提供了基础，甚至进化为另一个模块？或者它们完全独立进化以应对不同的自然选择压力？

语言学家们最感兴趣的是前一个问题——模块固有规则的自主性，而进化问题常常令人哈欠连天（就像关于进化或大脑模块的任何讨论，对于对数字系统内在规则感兴趣的数字理论家来说是毫无意义的）。另一方面，生物学家和发展心理学家不仅对支配语言的规则感兴趣，也对语言的进化、发展及神经基质感兴趣，包括但不限于句法。由于未能辨识这两个问题的区别，近一个世纪以来，关于语言进化的争论一直没有停止。当然，关键的区别在于语言能力是经过20万年自然选择进化而来的，而数论只有两千年的历史。所以无论如何，我的（完全没有偏见的）观点是，在这个问题上生物学家是对的。再次引用我最喜欢的例子打个比方，即咀嚼和听觉之间的关系。所有哺乳动物的中耳内都有三个微小的骨头——锤骨、镫骨和砧骨，这些骨头将声音放大并从鼓膜传到内耳。它们如何突然出现在脊椎动物进化中（哺乳动物有，但它们的爬虫类祖先没有）完全是一个谜，这常常被神创论者用作论据，直到比较解剖学家、胚胎学家和古生物学家发现，它们实际上是从爬行动物的颌骨后部进化而来。（想一下，你的下颌后部与你的耳朵非常接近。）这一进化过程成为一个引人入胜的故事。

哺乳动物的下颌只有一块骨头，即下颌骨，而我们的爬虫类祖先有三块。这是因为爬行动物频繁进食巨大猎物，而不像哺乳动物频繁进食小猎物。下颌专用于吞咽，而不是咀嚼，由于爬行动物新陈代谢速度缓慢，胃里未咀嚼的食物需要数周才能分解消化。这种进食方法需要一个巨大且灵活的多齿下颌。但随着爬行动物进化成为代谢活跃的哺乳动物，为了维持较高的新陈代谢率，其生存策略变为频繁进食小猎物。

爬行动物趴在地上，四肢向外伸展，在嗅探猎物时，它们会摆动颈部和头部靠近地面。其靠近地面的三块下颌骨可以传递附近其他动物的脚步声。这就是所谓的骨传导，与哺乳动物的空气传导截然不同。

当它们进化成哺乳动物时，爬行动物会从向外伸展的姿势进化为站起来，依靠直立的双腿站得更高。这使得三块下颌骨中的两块逐渐被中耳同化，完全用于听空气传播的声音，放弃咀嚼功能。这一功能改变之所以成为可能，是因为它们的战略定位——合适的地点、合适的时间，以及它们已经被用于听地面传输的声音振动。这种功能上的根本转变也起到另一个作用，就是将下颌转化为一个单一坚硬的非关节骨——下颌骨，它更坚固，更利于咀嚼。

这与语言进化的相似之处应该是显而易见的。如果我问你，咀嚼和听觉在结构和功能上是否呈模块化且相互独立，答案显然是肯定的。然而我们知道后者是从前者进化而来，我们甚至可以详细说明所涉及的步骤。同样，有明确证据表明，句法和语义这样的语言功能是模块化且自主的，而且与思维不同，也许就像听觉不同于咀嚼。然而，其中一个功能（比如句法）完全有可能是从其他早期功能（比如使用工具和/或思维）进化而来。遗憾的是，由于语言不像下颌骨或耳骨那样有化石，我们只能构造出合理的情景。必须承认，我们不清楚语言进化的确切顺序。我已向大家展示我们需要提出的理论及我们需要做的各种实验，以解释成熟语言的出现，希望能让大家有初步感受。语言是人类最辉煌的心智特征。

第七章

美：谁来决定庸俗和高雅

艺术是让我们认识到真理的谎言。

——巴勃罗·毕加索

有一个古老的印度神话，神话里梵天创造了宇宙，包括所有壮美的雪山、蜿蜒的河流、芬芳的花朵、婉转鸣叫的鸟儿和茂盛的树木，甚至人类。然而不久之后，他坐在椅子上，痛苦地将头埋在臂弯中。他的妻子辩才天女问他："我的主人，你创造了整个美丽的宇宙，居住在宇宙中的英勇智慧的人们都崇拜你，你为何还如此沮丧？"梵天回答："是的，我创造了整个宇宙，但是我所创造的人并不能欣赏我所创造的美，既然如此，他们所有的智慧就都一文不值。"于是辩才天女向梵天保证道："我会给人类一种叫作艺术的礼物。"从那一刻起，人们形成了审美意识，开始对美做出反应，并在万物中看到了神圣之光。因此，辩才天女在印度被视为艺术和音乐女神——人类的缪斯。

本章和下一章的内容都围绕着一个非常有趣的问题展开：人类的大脑如何对美的事物做出回应？在回应和创造艺术方面，人类有多特别？辩才天女的"魔法"如何起作用？有多少艺术家，这个问题就有多少答案。其中一个比较极端又相对崇高的观点认为，艺术是人类荒谬窘境的最终解药——正如英国超现实主义者、诗人罗兰·彭罗斯所说，艺术是"逃离纷扰的人世间"的唯一方法。另一个极端是达达主义，它认为"万事皆可"，也就是说，艺术在很大程度上是情境性的，甚至完全在于个人理解。最著名的例子是马塞尔·杜尚在画廊里放了一个尿盆，然后说，"我称它为艺术，它就是艺术"。但达达主义真的是艺术吗？或者艺术只是在自嘲？有多少次，你走进一家当代艺术画廊，感觉自己就像那个立刻知道皇帝根本没穿衣服的小男孩？

艺术的形式丰富多样：古典希腊艺术、藏族艺术、非洲艺术、高棉艺术、朱罗王朝的青铜器、文艺复兴艺术、印象主义、表现主义、立体主义、野兽主义、抽象艺术——不胜枚举。但在这样的多样性背后，是否有跨越文化界限的普遍原则或艺术共性呢？我们能提出一门关于艺术的科学吗？科学和艺术似乎从根本上是对立的。一个是追求普遍原则和合理解释，另一个是对个人想象力和精神的颂扬，因此“艺术的科学”这个概念本身就自相矛盾。然而，这正是本章和下一章的主题，即让大家相信，我们现在关于人类视觉和大脑的知识已经足够成熟，我们可以对艺术的神经基础进行智能推测，或许可以构建一个关于艺术体验的科学理论。说这些并不是要贬低艺术家的个人独创性，因为艺术家运用这些普遍原则的方式完全取决于他们自己。

首先，我想区分一下历史学家定义的艺术和美学这一宽泛的话题，因为艺术和美学都需要大脑对美做出回应，所以必然会有大量重合之处。但是艺术包括达达主义（其美学价值值得怀疑）之类的内容，美学则包括时装设计之类的内容，而时装设计通常不被认为是高级的艺术。也许永远不可能有高级艺术的科学，但我认为，美学原理可以成为它的基础。

许多美学原理对人类和其他生物来说是共通的，因此这不可能是文化的结果。我们认为花儿美丽，但它们的美丽是为吸引蜜蜂采蜜，而不是为我们进化的，这难道是巧合吗？这不是因为我们的大脑是由蜜蜂的大脑进化而来（完全不可能），而是因为这两个群体都聚焦于一些相同的普遍美学原理。同样地，我们觉得雄性极乐鸟看起来赏心悦目，要将它们用作头饰，但它们如此美丽的原因是要吸引雌性极乐鸟，而不是智人。

一些动物，如澳大利亚和新几内亚岛的园丁鸟，拥有所谓的艺术天赋。雄性园丁鸟是土褐色的小家伙，也许出于弗洛伊德所说的补偿机制[①]，

① 补偿机制是指个人因身心某个方面有缺陷而不能达到某种目标时，有意识地采取其他能够获取成功的活动来代偿该能力缺陷，弥补因失败造成的自卑感。——译者注

它们建造巨大且装饰华丽的“单身公寓”——求偶亭，以吸引异性。有一种园丁鸟甚至会建造2米多高的求偶亭，精心打造入口、拱门，甚至入口前的草坪。它们会用几簇花编成花束，装点求偶亭；还按颜色将各种浆果分类，并用骨头和蛋壳碎片做成闪闪发光的白色小丘；最后再将光滑闪亮的鹅卵石排列成精美的图案。如果求偶亭建在靠近人类居住的地方，园丁鸟就会借用香烟箔或闪亮的玻璃碎片（相当于鸟类的珠宝）来锦上添花。

雄性园丁鸟对其单身公寓的整体外观和结构细节都非常自豪。一颗浆果移动了位置，它就会跳过去把它放回原位，这样的挑剔和许多人类艺术家如出一辙。不同种类的园丁鸟建造的巢明显不同，最值得注意的是，同一种类的园丁鸟也有不同的建造风格。总之，园丁鸟展示出艺术上的独创性，以吸引雌性留下深刻印象。如果在曼哈顿的艺术画廊展出园丁鸟的求偶亭，而不透露它是鸟类的杰作，我打赌它将获得诸多好评。

回到人类，有一个美学问题一直困扰着我。庸俗的艺术和高雅的艺术之间的关键区别是什么？有人会说，一个人眼中的庸俗艺术可能是另一个人眼中的高雅艺术。换句话说，这一判断完全是主观的。但是，如果一种艺术理论不能客观地将庸俗艺术与高雅艺术加以区分，那么这种理论又怎么能说是完整的呢？在何种意义上，我们可以声称已经真正理解艺术的内涵？认为二者有真正的不同，原因之一是你在享受庸俗艺术之后学会喜欢高雅的艺术，但在了解高雅艺术的乐趣之后，你几乎不可能再接受庸俗艺术。然而，两者之间的差异仍然难以捉摸。事实上，我将提出一个挑战，我认为没有什么美学理论是完整的，除非它能正视这个问题，并能客观地阐明二者的区别。

在本章中，我将考虑一种可能性，即真正的艺术或美学，是对某些艺术共性进行适当而有效的运用，而庸俗的艺术只是走过场、装样子，似乎是在没有真正理解这些原则的情况下对它们进行嘲弄。这不是一个完整的理论，但它是一个开始。

很长一段时间，我对艺术没有产生真正的兴趣。其实这么说也不完全对，因为每次我在大城市里参加科学会议的时候，我都会去当地的美术馆参观，只为向自己证明我是有修养的。坦白说，我对艺术没有很浓厚的兴趣。但在 1994 年，我去印度休假后，一切都不一样了，我开始对美学产生了矢志不移的爱。我在我的出生地，印度南部一个叫作金奈的城市（也被称为马德拉斯）待了 3 个月，空闲时间充裕。我本是作为神经学研究所的客座教授来到这里的，研究脑卒中、截肢后出现幻肢现象或麻风引起感觉缺失的患者的情况。那阵儿适逢干旱期，没有多少患者来看病。这给了我充足的时间，可以在我家附近麦拉波的湿婆神庙闲逛，这座神庙可以追溯到公元前 1000 年。

我看着神庙里的石像和青铜雕像（英国人过去称之为“神像”），突然产生了一个奇怪的想法。在西方，这些作品大多出现在博物馆和美术馆中，被称为印度艺术。然而，我从小对着这些雕像祈祷，却从未把它们视为艺术。它们完全融入印度的生活，日常的礼拜、音乐和舞蹈中都有它们的身影，因此艺术和生活之间实际上并没有明确的分割线。印度的雕塑不像在西方一样是独立的存在。

在我去金奈之前，由于受过西方教育，我对印度雕塑有一种殖民主义的看法。我认为它们在很大程度上是宗教图像或神话，而不是高雅的艺术。然而，在这次行程中，这些图像对我产生了深远的影响，它们是美丽的艺术品，而不是宗教文物。

维多利亚时代，英国人到达印度，他们认为印度艺术研究的内容主要是人种学和人类学。（这相当于把毕加索放在德里国家博物馆的人类学区域。）他们对雕像的裸露感到震惊，经常将其描述为原始或不真实的。例如，雪山神女的青铜雕像［见图 7.1（a）］可以追溯到朱罗王朝时期（公元 12 世纪），她在印度被视为女性性感、优雅、仪态万方、尊严和魅力的完美象征。事实上，所有女性都是如此。然而，当英国人看到这座雕像和其他类似的雕像［见图 7.1（b）］时，他们抱怨说，这不是艺术，因为这些雕像不像真正的女人。乳房和臀部太大，腰部太窄。同样，他们指出，莫卧儿或拉贾斯坦派的微型画往往缺乏自然场景中的透视效果。

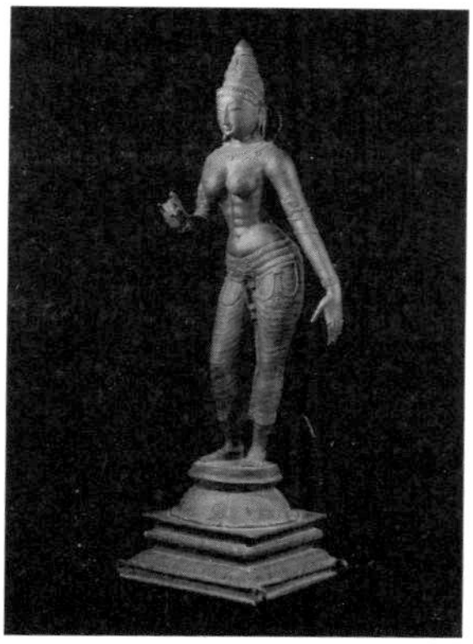

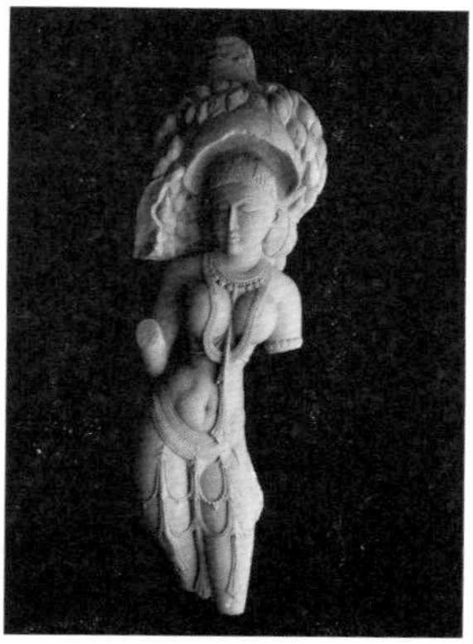

（a） （b）

图 7.1 （a）朱罗王朝时期（10—13 世纪）在印度南部创作的雪山神女的青铜雕像。（b）12 世纪印度克久拉霍县城创作的砂岩雕像复制品，一个美丽的少女站在拱形树枝下，展示了女性形态的“峰移”。树枝上的成熟杧果与她娇嫩的乳房形成视觉上的呼应，（像乳房一样）象征着自然的繁殖力和生育力。

当然，英国人在提出这些批评时，无意将古代印度艺术与西方艺术（特别是强调现实主义的古典希腊艺术和文艺复兴时期的艺术）进行比较。但如果艺术是关于现实主义的，为什么还要创造这些作品呢？为什么不到处走走看看周围的事物呢？大多数人都意识到，艺术的目的不是创造现实的复制品，而是创造完全相反的东西：它故意扭曲、夸大，甚至超越现实，以达到某种令人愉悦（有时令人不安）的效果。越能有效地做到这一点，美学上对人类的触动就越大。

毕加索的立体派绘画一点儿也不写实。他画的女人半边脸上有两只眼睛，驼背，四肢错位，等等，比任何朱罗王朝青铜雕塑或莫卧儿微型雕塑都要扭曲。而西方人对毕加索的评价是，他是一个天才，通过向我们展示艺术不必写实，他将我们从现实主义的暴政中解放了出来。我不想贬低毕加索的才华，但他所做的正是1000年前印度艺术家们做的事。甚至他在单一平面描绘物体多视图的技巧，也是莫卧儿王朝时期的艺术家们用过的。（我想补充一点，我不是毕加索的忠实粉丝。）

因此，西方艺术史学家看不到印度艺术的细微隐喻差别。19世纪的博物学家、作家乔治·克里斯托弗·莫尔斯沃思·伯德伍德爵士（Sir George Christopher Molesworth Birdwood）是一位杰出的吟游诗人，他认为印度艺术只不过是一种“工艺品”，而且他对许多神有多只手臂感到厌恶（这通常寓意它们有诸多神圣特质）。他将印度艺术最伟大的代表——《舞蹈的湿婆》（*The Dancing Shiva*，或*Nataraja*），视为一个多臂怪物。我们将在下一章讲到《舞蹈的湿婆》。奇怪的是，他对文艺复兴时期的艺术所描绘的天使却有不同看法，那些肩胛骨上长出翅膀的人类孩子，对一些印度人来说十分可怕。作为一个医生，我得补充一点，人确实可能会长出多只手臂，过去的畸形秀甚至以此为卖点，但是长出翅膀对人类来说是不可能的。（然而，近期的一项调查显示，大约1/3的美国人声称他们看到过天使，这个比例甚至比看见猫王死而复生的人还要高！）

因此，艺术作品不是复制品，它们会夸大或扭曲现实。但你不能随意扭曲一幅图像，就把它称为艺术（尽管在拉霍亚，有很多人这样做）。问题是，什么样的扭曲是有效的？艺术家们是否有意或无意地运用某种规则来系统地改变图像？如果是的话，这些规则是不是通用的呢？

我纠结于这个问题，仔细阅读古代印度艺术美学手册，注意到经常出现“拉莎”（rasa）这个词。这个梵语单词很难翻译，但大致意思是“抓住事物的本质和精髓，以唤起观者脑中特定的心情或情绪”。我意识到，如果你想理解艺术，你必须要了解“拉莎”，以及它在大脑神经回路中的表征方式。一天下午，我异想天开，坐在寺庙门口，草草记录下我认为可能的“美学八大普遍法则”，类似于通往智慧和顿悟的佛陀八正道[①]。（后来我又想出了第九条法则——感谢佛陀！）这些都是艺术家或时装设计师利用的经验法则，与使用真实的图像或实物相比，这些法则能更好地激活大脑中的视觉区域，创造视觉上令人愉悦的图像。

在接下来的几页中，我将详细介绍这些法则。有些是全新的观点，或者至少在视觉艺术领域未被明确阐述过，还有些则为艺术家、艺术史学家及哲学家所熟知。我的目标不是对美学神经学进行完整的描述（假设这是可以做到的），而是将许多不同学科串联起来，提供一个连贯的框架。伦敦大学学院的神经科学家萨米尔·泽基也开始了一项类似的尝试，他称之为“神经美学”。请放心，这类分析完全不会削弱艺术崇高的精神属性，就像对大脑中性欲生理机能的描述不会减少浪漫爱情的魅力一样。我们是从不同角度进行描述，它们相互

① 八正道，亦称八支正道、八支圣道或八圣道，意为达到佛教最高理想境地（涅槃）的八种方法和途径。——译者注

补充，而不是相互矛盾。（没有人会否认性欲是浪漫爱情的重要组成部分。）

我们需要明确这些法则，将它们分类，还需要了解它们的功能是什么（如果有的话），以及它们是如何进化的。这是生物学法则和物理学法则之间的重要区别。后者仅仅是因为存在而存在，尽管物理学家很想知道为什么在人类大脑中，它们看起来简单而优雅。与之不同的是，生物学法则一定是进化出来的，因为它们帮助有机体适应世界，能够更有效地生存和传递基因。（这并不总是正确的，但大多数时候确实如此，故生物学家始终铭记这一点。）因此，对生物学法则的探索不应一味地追求简单或优雅。任何经历过分娩的女人都不会说生孩子的过程是优雅的。

此外，认为存在美学和艺术的普遍法则的观点，丝毫不会削弱文化在艺术创造和鉴赏中的重要作用。没有文化，就不会有像印度和西方那样独特的艺术风格。我感兴趣的不是各种艺术风格之间的差异，而是跨越文化壁垒的原理，即使这些原理只解释了 20% 的艺术差异。当然，艺术中的文化差异令人神往，但我认为这些差异背后隐藏着一些系统的原理。

以下是我提出的九大美学法则：

1. 分组
2. 峰移
3. 对比
4. 孤立
5. 躲猫猫，或解决知觉问题
6. 厌恶巧合

7. 整齐划一

8. 对称

9. 隐喻

仅仅列出这些法则并加以描述是不够的，我们需要一个一以贯之的生物学观点。尤其是，当我们探索如幽默、音乐、艺术或语言等人类普遍特征时，我们需要记住三个基本问题：是什么？为什么？怎么样？第一，你所见特征的内在逻辑结构是什么（大致对应我所说的法则）？例如，分组法则就是指视觉系统倾向于将图像中相似的元素或特点进行分组，形成集群。第二，为什么特定的特征有它自己的逻辑结构？换句话说，它因什么生物功能而进化？第三，大脑中的神经机制如何介导这种特征或规律？[1] 只有回答了这三个问题，我们才能真正宣称已理解人性的方方面面。

在我看来，大多数较古老的美学方法要么不能回答这些问题，要么回答得不尽如人意。例如，格式塔心理学家① 善于指出知觉的规律，但没有正确回答为什么在进化过程中会出现这些规律，以及它们如何被铭记于大脑神经结构中。（格式塔心理学家将这些规律视为一些未被发现的物理学法则的副产品，比如大脑中的电场。）进化心理学家善于指出规律可能起的作用，但通常不会用明确的逻辑术语来详细说明规律实际上是什么，他们未曾探索其潜在的神经机制，甚至未曾确

① 格式塔心理学（gestalt psychology），又叫完形心理学，是西方现代心理学的主要学派之一，诞生于德国，后来在美国得到进一步发展。该学派既反对美国构造主义心理学的元素主义，也反对行为主义心理学的刺激-反应公式，主张研究直接经验（意识）和行为，强调经验和行为的整体性，认为整体不等于且应大于部分之和，主张以整体的动力结构观来研究心理现象。该学派的创始人是韦特海默，代表人物还有苛勒和考夫卡。——译者注

定是否存在法则。（例如，因为在大多数文化中都有烹饪，所以大脑中有烹饪法则吗？）最后，最糟糕的是神经生理学家（那些优秀的除外），他们似乎既不关心功能逻辑，也不关心他们一直努力探索的神经回路进化的基本原理。这令人吃惊，正如西奥多修斯·杜布赞斯基所说的名言："如果生物学没有进化论做支撑，那么一切将变得没有意义。"

英国视觉神经科学家霍勒斯·巴洛（Horace Barlow）的工作对理解自然景观的统计数据极为重要，他提出一个很好的类比。想象一下，一个火星生物学家来到地球。火星人是无性的，他们通过复制繁殖，就像变形虫一样，所以火星人对性一无所知。这个火星人解剖男人的睾丸，仔细研究它的微观结构，发现无数的精子在游动。除非他知道性（事实上他并不知道），否则他对睾丸的结构和功能一无所知。他会因为地球上有一半的人都有这些球形的器官而感到困惑，他甚至会得出结论，这些蠕动的精子是寄生虫。我有许多研究生理学的同事，他们遇到的困境与火星人并无不同。了解细节不一定意味着你可以通过部分来理解整体功能。

基于内在逻辑、进化功能和神经力学这三大原理，让我们来看看我提出的每一条法则在构建神经生物美学中的作用。我们从一个具体的例子开始：分组。

分组

世纪之交，格式塔心理学家发现了分组。

艺术家和时装设计师都使用分组法则。在一些著名的文艺复兴时期的经典画作中，各种不相关的物体上会出现同一种天蓝色。同时，画作中的光环、衣服和头发也有着同样的米色和棕色。艺术家使用了一组有限的颜色，而不是各种不同的颜色。人的大脑喜欢将相似的色块分组。他这样做，并不是因为他舍不得用颜料或者调色板上的颜色有限。想想你上一次装裱画时是怎么选择衬边的。如果画中有蓝色的色块，你会挑蓝色的哑光衬边。如果画作是土绿色调，那么棕色的衬边看起来更舒服。

时尚也是如此。你去诺德斯特龙百货商店买红裙子，售货员会建议你搭一条红围巾和红腰带。或者如果你购买蓝色西装，销售人员可能会推荐你买一条用相同蓝色进行点缀的领带来搭配西装。

这到底是怎么回事呢？对颜色进行分组有什么逻辑上的原因吗？这仅仅是营销和炒作吗？还是能告诉我们一些关于大脑的基本原理？这就是“为什么”的问题。答案是，分组在很大程度上是人类为揭穿伪装和在混乱的场景中发现目标而进化出来的。这似乎不太符合常理，因为当你环顾四周时，周围的物体显而易见——肯定没有伪装。在现代都市环境中，周围的事物都是司空见惯的，以至于我们没有意识到视觉曾主要被用来探测物体，这样就可以躲避它们、追逐它们、吃掉它们，或者与它们交配。我们对熟悉的事物习以为常，但想一下你的树栖祖先试图发现隐藏在绿色色块（比如树枝）后的狮子，能看到的只是一些黄色色块构成的狮子的碎片（见图 7.2）。但是大脑说（确实如此）：“这些碰巧是同一颜色的色块的可能性有多大？零。所以它们可能属于同一个对象。让我把它们粘在一起看看是什么。啊哈！哎呀！这是一头狮子，快跑！”这种看起来深奥难懂的色块分组能力，可以在瞬间决定生死。

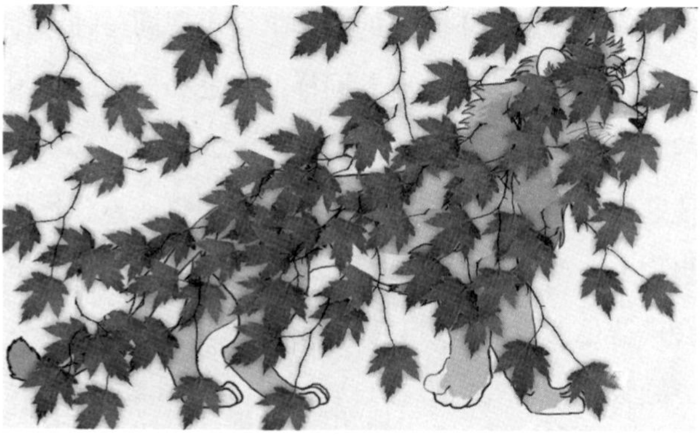

图 7.2 透过树叶看到一头狮子。在狮子的整体轮廓变得明显之前，猎物的视觉系统将碎片分组。

诺德斯特龙的销售人员没有意识到，当她为你的红裙子搭配红围巾时，她利用了大脑组织的深层法则，即人类的大脑已进化至能探测到树叶后面的捕食者。成功分组又一次让人感觉良好。当然，红围巾和红裙子不是一类衣物，所以从逻辑上讲，它们不应该被分为一组，但这并不妨碍她利用分组法则，打造一套迷人的搭配。关键是，这个法则在我们大脑进化的树突中起作用。将其作为法则合并至视觉大脑中心，帮助我们的祖先留下更多后代，这就是进化中最重要的。艺术家可以在一幅画中误用这一法则，让你对不同物体上的色块进行分组，但这并不重要，因为你的大脑被愚弄了，并享受这种组合。

知觉分组的另一个原则是连续律，即显示连续视觉轮廓的图形元素往往组合到一起。我最近试图将此原则通过与美学相关的形式呈现出来（见图 7.3）。图 7.3（b）不太好看，尽管它组成部分的形状和排布都类似于图 7.3（a），而图 7.3（a）看起来舒服多了。这是因为“啊哈！”让你觉醒，理解封闭区域后面的物体边界是完整的（分组）[见图 7.3（a），而图 7.3（b）中有着无法解决的矛盾]。

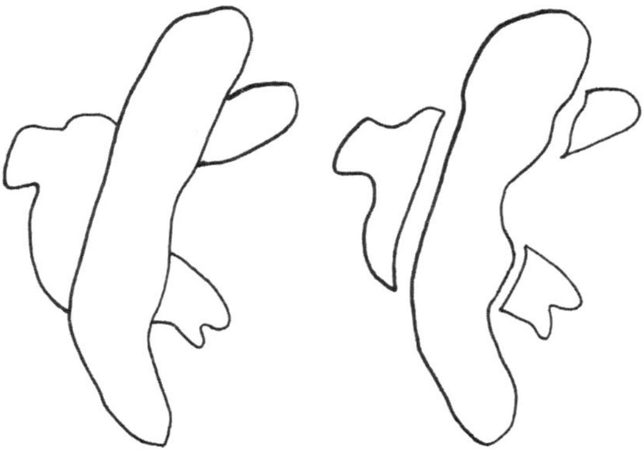

(a)　(b)

图 7.3 （a）左边的图因完整而给你一种愉悦感：大脑享受分组的感觉。（b）在右边的图中，中央垂直的图案两侧分布着其他小图案，视觉系统未能将其分组，从而产生了一种知觉张力。

现在我们要回答“怎么样”的问题，即神经机制是如何介导这个法则的。当你透过树叶看到一头狮子时，视野中的不同区域分布着狮子不同的黄色色块，而你的大脑把它们粘在了一起。大脑是怎么做到的呢？这是因为每个色块都激活了一个分布于视觉皮质和大脑色彩区域的单独的细胞（或小簇细胞），每个细胞都通过一连串的神经冲动（所谓的脉冲序列）来发出信号，表明该特征存在。脉冲的确切序列是随机的；如果你向同一个细胞展示相同的特征，它会再次被激活，但会有一个新的神经冲动序列随机产生，与第一个序列不一样。对识别物体来说，重要的不是神经冲动的确切模式，而是哪些神经元被激活以及激活程度如何——这一原理被称为神经特殊能量学说，是由穆勒[①]于

① 约翰内斯·彼得·穆勒（Johannes Peter Müller，1801—1858），德国生理学家。出生于德国科布伦茨的一个家境宽裕的手工业者家庭，因躁郁症在德国柏林自杀。穆勒是实验生理学和感官生理学的创建人之一，是 19 世纪最重要的实验心理学家之一。他在生理学、解剖学、病理学和心理学等方面都有重大贡献。——译者注

1826年提出的，也称穆勒定律。这一定律认为，声音、光和针刺，也就是听觉、视觉和疼痛，所唤起的大脑中不同的知觉特征，并不是由激活模式的差异引起的，而是由这些刺激所唤起的神经结构位置差异引起的。

这一观点得到广泛认可，但两位神经科学家——德国法兰克福马克斯–普朗克研究所的沃尔夫·辛格（Wolf Singer）和美国蒙大拿州立大学的查尔斯·格雷（Charles Gray）的惊人新发现却为它开启了一个新转机。他们发现，如果一只猴子看到一个大物体，但是仅能看见其碎片，那么很多细胞会同时向不同的碎片发出信号。这是你的预测。但令人惊讶的是，当特征被组合成一个整体时（在这个例子中是指狮子），所有脉冲序列完全同步。所以确切的脉冲序列确实很重要。我们还不知道这是如何发生的，但辛格和格雷认为，这种同步性告诉更高级的大脑中心，碎片都归属于单一的对象。进一步说，我认为这种同步性让脉冲序列按如下方式编码：产生连贯输出并传递到大脑的情感核心，出现“啊哈！看这里，它们是一个物体！”的强烈情绪。这一情绪唤醒你，你的眼睛和头部转向物体，因此你关注到它，识别它，并采取行动。艺术家或设计师在分组时，利用的就是这个“啊哈！”信号。这不像听起来那么牵强；在第二章讨论的视觉处理层次中，我们已知从杏仁核和其他边缘结构（如伏隔核）到每个视觉区域都有反向投射。当然，这些投射在介导视觉“啊哈！”中起了一定的作用。

其他美学普遍法则并不被人们理解，但这并没有阻止我去推测它们的演化。（这并不容易，有些法则可能本身没有功能，却是其他拥有功能的法则的副产品。）事实上，有些法则似乎相互矛盾，这可能是一件幸事。科学往往是通过解决显著矛盾来取得进步的。

峰移

我的第二条普遍法则——峰移，与大脑对夸张刺激的反应有关。（应该指出，“峰移”这个短语据说在动物习得文献中有精确的含义，而我用得比较随意。）它可以解释为什么漫画如此吸引人。正如我之前提到的，古代梵文美学手册经常使用“拉莎”这个词，可以将它大致翻译为“抓住事物的本质”。但是，艺术家究竟是如何提取事物的精髓，并在绘画或雕塑中体现的呢？你的大脑对“拉莎”如何反应呢？

奇怪的是，动物行为的研究提供了一个线索，特别是老鼠和鸽子的行为，它们经过训练会对某些视觉图像做出反应。我们假设有这样一个实验，一只老鼠被训练区分矩形和正方形（见图 7.4）。每次老鼠靠近矩形，你就给它一块奶酪；如果它靠近正方形，你就不给它奶酪。经过几十次测试，老鼠知道“矩形＝食物”，它开始忽略正方形，径直走向矩形。换句话说，它现在喜欢矩形。但令人惊讶的是，如果现在你给老鼠展示的矩形比之前的更狭长，它会更喜欢这个狭长的矩形，而不是原来的那个！你也许想说：“这有点儿奇怪。为什么老鼠会选择新的矩形而不是之前训练用的矩形？”答案是，老鼠一点儿都不傻。它学会了一类“矩形规则”——而不是某个特定的矩形，所以从它的角度来看，矩形越明显越好。（也就是说，长边与短边的比值越大越好。）矩形和正方形之间的差别越大，对它来说就越有吸引力，所以当向老鼠展示狭长的矩形时，老鼠就会想：“哇！好一个矩形。”

这种效应被称为峰移，因为通常你训练一只动物，它的峰值反应就是对你在训练时所施加的刺激的反应。但如果你训练动物区分某物（在这个例子中是矩形）和另一个东西（正方形），峰值反应就从之前的矩形转移到了一个全新的矩形。

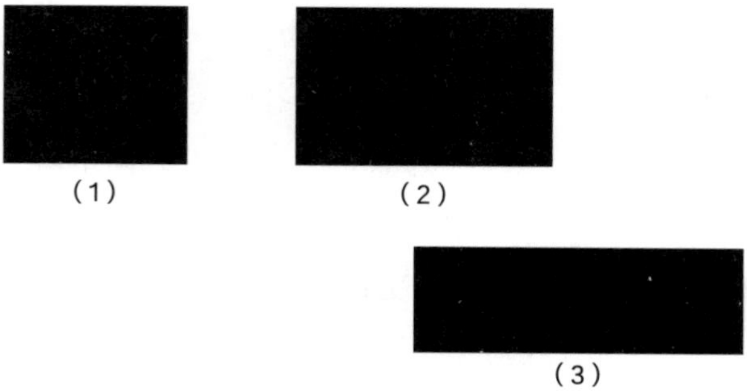

图 7.4 峰移原理的演示：老鼠经过训练后，比起正方形（1）更喜欢矩形（2），但之后自发地喜欢较狭长的矩形（3）。

峰移和艺术有什么关系呢？我们以漫画为例。正如我在第二章提到的，如果你想画一幅尼克松的漫画头像，你需要把所有使尼克松与众不同的特征都提取出来，例如他的大鼻子和杂乱的眉毛，之后把它们放大。或者换句话说，你取所有男性面孔的数学平均值，从尼克松的脸上减去这个平均值，然后放大差值。这样，你就创造了一幅比原版尼克松更像尼克松的漫画头像！简而言之，你抓住了尼克松的精髓——尼克松的“拉莎”。你如果夸张一点儿，就会得到幽默的产物，也就是人物的漫画，因为它看上去甚至不像人类；如果将各种特征画得恰到好处，你就会得到一幅写实的肖像画。

除了漫画和肖像画，这一法则是否适用于其他艺术形式呢？我们再来看看雪山神女［见图 7.1（a）］，它传递了女性特有的性感、优雅、魅力和尊严等特征精髓。艺术家是如何做到这一点的呢？第一个答案是，他从女性平均体型中减去了男性平均体型，并进一步放大差异。最终的结果是一个有着夸张乳房和臀部，而腰部细得像沙漏的女人——苗条而性感。事实上，她看起来不像普通的真实女人，但这无关紧要；你喜欢这一雕像，就像老鼠比起原来的矩形更喜欢狭长的矩形，实际上你会说："哇！好一个女人！"但事情肯定不只如此，否则任何花花公子的海报都可以是艺术品（当然，我从来没有见过哪张海报上的女人腰部像雪山神女一样细）。

雪山神女不仅是一个性感的美女，还是女性完美的化身，举止优雅，仪态万方。艺术家是如何做到这一点的？他不仅强调她的乳房和臀部，还强调她的女性仪态（正式名称为"三屈式"，梵文为"tribhanga"）。有一些特定的姿势，女性做起来易如反掌，但对男性来说却是不可能的（或者几乎不可能），因为男女生理结构不同，比如骨盆的宽度、颈部和股骨干之间的角度、腰椎的弯曲度都不同。艺术家不是从女性的体型减去男性的体型，而是进入一个更抽象的姿态空间，从女性平均姿态中减去男性平均姿态，然后放大差异。其结果是一个精致女性仪态，优雅、气质非凡。

还有一个例子是印度拉贾斯坦邦的舞蹈女神石像，她扭曲的躯干从解剖学角度看是荒谬的，但她传达了动作与舞蹈非常美丽的感觉。这很可能又一次是通过故意夸大姿势来实现的，这种姿势可能激活，实际上是高度激活颞上沟的镜像神经元。当一个人看到身体的姿态动作变化和面部表情变化时，这些细胞反应强烈。（还记得第二章讨论过的视觉处理中的通路 3"那又怎样"吗？）也许舞蹈女神这样的雕塑会对某类镜像神经元产生一种强烈刺激，导致对动态姿势的身体语言相应高度的解读。这并不奇怪，印度或西方大多数舞蹈类型都有巧妙的夸张动作和姿势，旨在传达特定情感（例如迈克尔·杰克逊）。

峰移与漫画、人体之间的关联显而易见，但与其他类型艺术的关系又如何呢？[2] 我们能用这个法则研究一下凡·高、罗丹、古斯塔夫·克里姆特、亨利·摩尔或毕加索吗？关于抽象和半抽象艺术，神经科学能告诉我们什么？大多数艺术理论要么无法区分二者，要么开始援引文化，但我想说的是，我们真的不需要这么做。要想理解这些所谓的高等艺术形式，有一个重要线索，其来源非常出人意料——动物行为学，即动物行为科学，特别是诺贝尔奖得主、生物学家尼古拉斯·廷伯根的研究。20 世纪 50 年代，他对海鸥进行了开创性的研究。

廷伯根研究了在英国和美国海岸都很常见的银鸥。银鸥妈妈长长的黄色鸟喙上有一个明显的红色斑点。银鸥雏鸟从蛋里孵出来后不久，就对着母亲喙上的红点使劲啄，乞求食物。然后，银鸥妈妈反刍半消化食物，并送进雏鸟张大的嘴中。廷伯根自问了一个非常简单的问题：雏鸟如何认出自己的妈妈？为什么它不向路过的动物乞求食物呢？

廷伯根发现，想让雏鸟做出这种乞求行为，不一定需要有一只银鸥妈妈。当他在雏鸟面前挥动着一只没有身体的鸟喙时，雏鸟同样用力地啄着红点，向挥动着鸟喙的人乞求食物。这只雏鸟将成年人类认作银鸥妈妈，可能看起来很愚蠢，但事实并非如此。请记住，视觉进化到了能够快速且可靠地发现物体和做出回应（识别、躲避、吃、抓捕它们，或与它们交配），并且像手部动作一样毫不费力——在必要时采取捷径，以减少计算负荷。通过数百万年的进化所积累的智慧，银鸥雏鸟的大脑已经习得，当它看到一个长长的、末端带有红色斑点的黄色物体的时候，那另一端就是银鸥妈妈。毕竟，在自然界中，雏鸟永远不可能遇到长着喙的变异猪，或者挥动假喙的恶意的动物行为学家。所以雏鸟的大脑可以利用自然界中的统计冗余，“长长的、有红点的黄色物体＝妈妈”这样一个等式在它的大脑中落地生根。

事实上，廷伯根发现，你甚至都不需要鸟喙，只要有一根末端有一个红点的矩形纸板条，雏鸟就会同样用力地乞求食物。这是因为雏鸟大脑的视觉机制并不完美，其连接方式让它有足够高的命中率，能够感觉妈妈的存在，并留下后代。所以你可以通过近似于原始的视觉刺激来愚弄这些神经元（就像要打开廉价的锁并不需要一把完好无损的钥匙一样，它稍稍生锈也没关系。）

好戏还在后头。让廷伯根吃惊的是，他发现如果他换成一根末端有三道红色条纹的长棍子，雏鸟就会变得失控，啄起长棍来比啄真正的鸟喙还要用力。实际上它更喜欢这种奇怪的图案，但这与原来的鸟喙几乎毫无相似之处！廷伯根博士没有告诉我们为什么会这样，但这就好比是雏鸟偶然发现了一个超级喙（见图 7.5）。

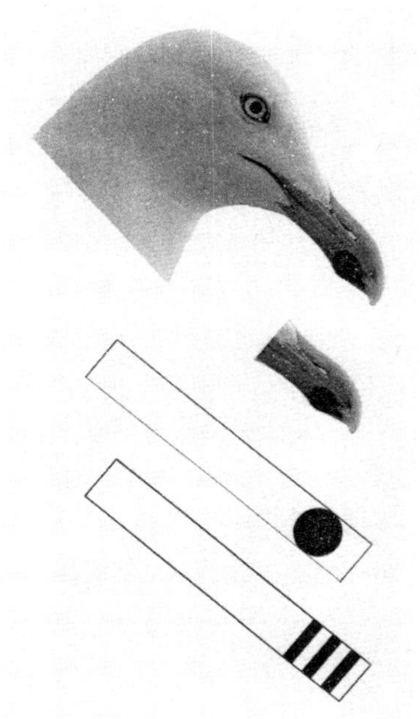

图 7.5　银鸥雏鸟在没有身体的鸟喙，或者在一根与鸟喙有相似红点的棍子上啄，是因为其视觉处理复杂性的限制。矛盾的是，一根有三道红色条纹的棍子甚至比真正的鸟喙更有效，这是一种超常刺激。

为什么会这样呢？我们真的不了解视觉感知的“字母表”，无论是海鸥的还是人类的。显然，海鸥大脑视觉中枢［它们的拉丁文名字很花哨，比如 nucleus rotundum（圆孔核）、hyperstriatum（上纹状体）和 ectostriatum（外纹体）］的神经元并不是功能最佳的机器，它们只是以某种方式连接在一起，能够探测到喙和海鸥妈妈就足够了。生存是进化过程中唯一值得关注的事。神经元可能有一条法则，比如“轮廓越红越好”，所以如果你给雏鸟看一根有三道红色条纹的长棍子，神经元实际上更喜欢！这与上文提到老鼠的峰移效应相关，除了一个关键区别：在老鼠选择更狭长的矩形的例子中，动物习得以及你所放大的法则十分明显；在上述海鸥的例子中，三道条纹的棍子并不是真正鸟喙的夸张版本，你利用或放大了什么法则根本不清楚。对条纹喙的反应更强烈是由于神经元连接方式无意造成的结果，而不是显著功能法则的运用。

我们需要给这种类型的刺激取一个新名字，我叫它“超常刺激”（以区别于“异常”，一个已经存在的短语）。对超常刺激模式（如三道条纹的喙）的反应不能通过观察原始刺激模式（单点喙）来预测。如果你详细了解雏鸟大脑回路的功能逻辑如何快速有效地探测到喙，你就可以预测其反应，至少在理论上可以。你可以设计出比原始刺激更有效的模式来刺激这些神经元，这样雏鸟的大脑会说：“哇！多么迷人的鸟喙！”或者你可以通过反复测试发现超常刺激，就像廷伯根所做的那样。

这就引出了关于半抽象艺术甚至抽象艺术的关键，到目前为止还没有人就其提出合适的理论。想象一下，海鸥有一家画廊。它们会把这根有三道条纹的长棍子挂在墙上。它们称其为毕加索之作，崇拜它，迷恋它，并为其支付数百万美元。而与此同时，它们一直在探索对它如此着迷的原因，尽管（这是最关键的一点）这东西和它们的世界没有任何相似之处。我认为，这正是人类艺术鉴赏家在观察或购买抽象艺术作品时所做的，他们的行为与海鸥雏鸟完全一样。

通过反复测试，通过直觉或天赋，像毕加索或亨利·摩尔这样的人类艺术家已经找到了海鸥大脑所痴迷的三道条纹在人类大脑中的对等物。他们利用我们知觉语法中的象征性原始图像，并创造超常刺激（而不是真实的图像），有力地刺激我们大脑中的某些视觉神经元。这就是抽象艺术的精髓。这听起来像是一个高度简化甚至过于简化的艺术观念，但请记住，我并不是说这就是艺术的全部，只是说这是一个重要的组成部分。

同样的原理也适用于印象派艺术——凡·高或莫奈的油画。在第二章，我注意到视觉空间是在大脑中组织的，这样空间上相邻的点就被一对一映射到了大脑皮质上的相邻点。此外，在人类大脑约 30 个区域中，有几个区域主要负责色彩，特别是 V4 区域。但在色彩区域中，一个抽象的“色彩空间”中的相邻波长会映射到大脑中的相邻点上，即使它们在外部空间中彼此远离。也许莫奈和凡·高在抽象色彩空间中引入了峰移，而不是“形态空间”，甚至在需要的时候故意模糊处理形状。黑白混合是莫奈常采用的一种矛盾修饰法。

超常刺激原理不仅与艺术有关，还与其他美学偏好有关，就像你被某人吸引一样。我们每个人都有异性形象的模板（比如我们的母亲或父亲，或者初恋），也许那些你在日后生活中发现莫名具有吸引力的人，正是早期原型的放大版本。所以当你下次莫名其妙地，甚至反常地被某个各方面都不完美的人吸引时，不要妄下结论说那只是激素造成的，或只是“恰好的化学反应”。她或他可能是你潜意识里喜欢的那个异性的超常版本。这个想法很奇怪，人类的生活建立在这样的流沙上，在很大程度上由过去的变幻莫测和偶然相遇控制，尽管我们对自己的审美和自由选择引以为傲。就这一问题，我完全同意弗洛伊德的观点。

关于我们的大脑至少部分天生喜欢欣赏艺术的观点，有些潜在的反对意见。如果这是真的，为什么不是每个人都喜欢亨利·摩尔或朱罗王朝的铜像呢？这是一个重要的问题。答案似乎令人惊讶，其实每个人都“喜欢”亨利·摩尔或雪山神女，但并不是所有人都知道这一点。理解这一困境的关键是要认识到人类大脑有许多半独立的模块，它们有时可能会发送信息不一致的信号。这可能是因为我们所有人在视觉区域都有基本的神经回路，这些神经回路对亨利·摩尔的某件雕塑作品表现出强烈的反应，因为它是由某种形式的原语构成的，被高度激活的细胞对这些原语做出反应。在我们许多人中，其他高级认知系统（比如大脑左半球的语言和思维机制）开启，检查或否决面部神经元的输出，实际上在说，“这座雕塑有点儿不对劲，它看起来像一个滑稽的扭曲斑点。所以，请忽略视觉处理早期来自细胞的强烈信号”。简而言之，我们都喜欢亨利·摩尔，但我们许多人却对此否认。那些声称不喜欢亨利·摩尔的人实际上是亨利·摩尔的秘密支持者，这一点原则上可以通过大脑成像来测试。（维多利亚时代的英国人对朱罗王朝雪山女神青铜雕像的看法也是如此。）

另一个关于怪异美学偏好的显著例子是，一些孔雀鱼更喜欢被涂成蓝色的异性，尽管孔雀鱼里没有蓝色的。（如果发生突变，一只孔雀鱼变成了蓝色，那我预测在未来的几千年里，会出现一个进化成鲜艳的蓝色的孔雀鱼种族。）银箔对园丁鸟的吸引力，以及闪亮的金属首饰和宝石对人们的普遍吸引力，是否也基于一些特殊的大脑线路？（难道是为了探测水而进化的？）冷静想一想，为了珍贵的宝石，有多少战争爆发，有多少爱情烟消云散，又有多少生命陨落。

到目前为止，我只讨论了我的九大法则中的两条，剩下的七条将会是下一章的主题。现在，我想进行最后一项挑战。到目前为止，我对抽象和半抽象艺术以及肖像画的想法听起来似乎是有道理的，但我们如何知道它们是正确呢？唯一的办法就是做实验。这似乎很明显，但实验的整个概念（需要通过单独操纵一个变量并保持其他变量不变的方式验证想法）对人类大脑来说是全新且陌生的。这是一个相对较新的文化发明，始于伽利略的实验。在他之前，人们"知道"如果一块沉重的石头和一颗花生同时从塔顶掉落，沉重的石头显然会落得更快。伽利略只用了 5 分钟的实验就推翻了 2000 年的智慧。而且，任何 10 岁大的女孩都可以重复这个实验。

一个常见的谬论是，科学始于对世界朴素无偏见的观察。事实恰恰相反，在探索全新领域时，人们总会从一个默认的假设开始——一种预想的观念或偏见。正如英国动物学家、科学哲学家彼得·梅达沃所说，我们不是"在知识牧场上吃草的牛"。每一次发现均包括两个关键步骤：第一，清晰陈述你信以为真的猜想；第二，设计一个判决性实验来验证你的猜想。在过去，大多数对美学的理论研究方法主要是步骤一，而没有步骤二。实际上，这些理论陈述通常不允许证实和反驳。（一个著名的例外是布伦特·伯林，他利用皮肤电反应做了开拓性工作。）

我们能通过实验验证峰移、超常刺激和其他美学法则等想法吗？这样做至少有三种方法。第一种基于皮肤电反应；第二种基于记录大脑视觉区域单个神经细胞的神经冲动；第三种基于以下观点，即我们应利用这些法则来设计新的、比常识角度的预测更具吸引力的图片

（我称之为“祖母验证”：如果一个复杂理论不能通过常识来预测你的祖母所知道的内容，那么它就没有多少价值）。

你已经从前几章了解了皮肤电反应。这一测试对你进行观察时的情绪唤醒提供了极好的、高度可靠的指标。如果你看到一些可怕的、暴力的或性感的东西（或者像你母亲或安吉丽娜·朱莉那样熟悉的脸），皮肤电反应会有很大的波动，但如果你看到的是鞋或家具，它就没有任何波动。比起询问一个人的感受，皮肤电反应能够更好地验证一个人对世界原始、本能的情感反应。一个人的言语反应可能并不真实，它可能被大脑其他区域的“意见”影响。

因此，皮肤电反应为我们理解艺术提供了一个方便的实验探索方式。如果我关于亨利·摩尔雕塑吸引力的推测正确，那么否认对这种抽象作品有兴趣的文艺复兴时期学者（或者，在这个问题上，是假装对朱罗王朝青铜器漠不关心的英国艺术史学家），也应该对他否认具有审美吸引力的图像有较强烈的皮肤电反应。他的皮肤不会说谎。同样，我们知道，你对母亲的照片产生的皮肤电反应比对一个陌生人的照片产生的皮肤电反应更强烈。我猜测，比起现实的照片，如果你看到的是关于母亲的漫画或引发回忆的素描，皮肤电反应会更强烈。这很有趣，因为它与直觉相悖。作为对照控制，你可以使用反向漫画，我指的是背离原型且趋向于平均面部特征的素描（实际上，可以是一个朝任意方向背离的面部轮廓）。这将证明你在观察漫画时产生的任何增强的皮肤电反应，不是简单地因为漫画失真给你造成的惊奇感，而是由于漫画本身存在吸引力。

但是，皮肤电反应也只能告诉我们这些；这还是一个相对粗浅的方法，因为它集中了几种类型的唤醒，且不能区分积极唤醒和消极唤醒。尽管这是一种粗浅的研究方式，但它也是开启研究的好方法，因为它可以告诉实验者，你是真的对一件艺术作品漠不关心，还是假装漠不关心。有批评者认为，这一测试不能（至少现在还不能）区分消极唤醒和积极唤醒并不像听起来那么严重，谁说消极唤醒不是艺术的一部分呢？事实上，引起注意，无论起初是积极的还是消极的，往往是吸引的前奏。（毕竟，纽约庄严的现代艺术博物馆陈列着用甲醛腌制的宰杀牛，这在整个艺术界掀起了轩然大波）。对艺术的反应有许多层次，这有助于增加艺术的丰富性和感染力。

第二种方法是利用眼动，说得具体点儿，就是俄罗斯心理学家阿尔弗雷德·雅布斯（Alfred Yarbus）首创的一种技术。你可以使用电子光学设备来观察一个人注视的地方，以及他如何将眼睛从画幅中一个区域移至另一个区域。注视的地方往往集中于眼部和唇部周围。因此，你可以在图片的一边展示一个正常比例的人物卡通图，在另一边展示夸张版本的漫画。我预计，尽管正常的卡通图看起来更自然，但眼睛注视的地方将更多地集中于夸张漫画的周围。（也可以使用随意扭曲的卡通图，以控制新奇感。）这些研究结果可作为皮肤电反应的补充。

第三种美学实验方法是记录灵长类动物视觉通路上的细胞，并将这些细胞对艺术作品的反应与任意旧图片进行比较。单细胞记录的优点是，它最终会对美学神经学做出更详细的分析，而不是仅通过皮肤电反应得到反馈。我们知道，在梭状回区域，有一些细胞主要对特定的熟悉面孔做出反应。当你的母亲、你的老板、比尔·克林顿或麦当娜的照片出现时，你的脑细胞就会被激活并做出反应。我预测，比起你的老板真实、没有扭曲的面部，面部识别区域的“细胞老大”应该对其漫画有更大反应（也许对一幅看起来长相平庸的反向漫画反应更小）。20 世纪 90 年代中期，我在与比尔·赫斯坦合写的一篇论文中首次提出这一观点。哈佛大学和麻省理工学院的研究人员已经对猴子做过类似实验，果然，漫画如预期般将面部细胞高度激活。他们的研究结果让我有理由乐观地相信，我所提出的其他美学法则也是正确的。

人文和艺术领域的学者普遍担心，科学有一天会接管他们的学科，剥夺他们的就业机会，我称之为“神经元嫉妒症”。事实上，并非如此。我们对莎士比亚作品的欣赏并没有因为普遍语法的存在或乔姆斯基的语言深层结构而减弱。你要送给爱人的钻石，也不会因为你告诉她钻石是由碳元素构成，而且是在太阳系诞生时在地球内部铸造的，而失去它的光彩与浪漫。事实上，这让钻石的魅力更大了！同样，我们坚信伟大的艺术可以被神圣地激发，并且可能具有精神上的意义，或者我们坚信伟大的艺术不仅超越现实主义，而且超越现实本身，这些都不能阻止我们去寻找大脑中的那些控制美学冲动的原动力。

第八章

艺术：9 条普遍法则

艺术是我们在外部世界的现象中实现寻找自我的欲望之方式。

——理查德·瓦格纳

在解释接下来的七条法则之前，我想先说明一下“普遍法则”的“普遍”是什么含义。视觉中枢中的连接体现了普遍法则，但这并不能否认文化和经验在塑造大脑和心智时发挥的关键作用。许多对人类生活方式至关重要的认知能力只有部分是由基因决定的。遗传与环境的影响不容忽视。基因在一定程度上连接大脑的情感和皮质回路，然后让它相信，环境会塑造大脑的其他部分，让你成为一个独立的个体。在这方面，人类的大脑绝对是独一无二的——人类的大脑与文化之间的关系就像寄居蟹和它的壳一样，相依为命。法则是固有的，其内容却是后天习得的。

想一想面部识别。尽管你识别面孔的能力是与生俱来的，但你并不是生来就认识母亲的脸或邮递员的脸。专门的面部细胞通过接触你所遇到的人从而习得面部识别能力。

一旦可以习得面部，大脑回路便自发对漫画或立体派肖像画做出更有效的反应；一旦你的大脑习得其他种类的物体或形状，例如身体、动物、汽车等，你与生俱来的回路就可能会自发地显示峰移法则，或对类似于三道条纹长棍的怪异超常刺激做出反应。因为所有正常发育的人类大脑都有这种能力，所以我们称之“普遍”并没有问题。

对比

很难想象有哪一幅彩绘或素描作品没有运用对比手法。即使是最简单的涂鸦，也需要运用黑色线条和白色背景之间的明暗对比。在白色画布上涂上白色颜料不能被称为艺术。尽管在雅丝米娜·雷札的获奖喜剧《艺术》（*Art*）中，20 世纪 90 年代，有人购买了一幅全白的画，这其实是在嘲弄人们容易受到艺术评论家的影响。

按照科学术语，对比是指相邻两个空间区域在亮度、色彩或其他属性上相对突然的变化。我们可以有亮度对比、色彩对比、纹理对比，甚至深度对比。两个区域之间差异越大，对比就越明显。

对比在艺术或设计中很重要，从某种意义上说，它是最低要求。它创造了边缘和边界，以及人物与背景的反差。没有对比，我们将什么都看不到。对比太少，设计会平淡无味；对比太多，会令人困惑。

有些对比组合比其他组合更赏心悦目。例如黄色背景上的蓝色斑点，这样高对比度的色彩比橙色背景上的黄色斑点这样低对比度的组合更吸引人的注意力。这乍看上去很奇怪。毕竟，你能很容易地看到橙色背景中的黄色物体，但是这种组合却不会像黄色－蓝色组合那样吸引你的注意力。

高对比度的色彩更吸引我们的注意力，原因可以追溯到我们灵长类的祖先，那时我们像蜘蛛侠一样，在朦胧的暮色中，手臂挂在树梢上，身体来回摇摆，可以跨越很远的距离。许多红色水果在绿色叶子中若隐若现，因此灵长类动物能看到它们。这些植物为自己“宣传”，这样陆地上的动物和鸟类就可以从很远的地方发现它们，知道它们已经成熟，可以食用，并通过排便将其种子传播出去。如果火星上的树大多是黄色的，我们就可能会看到蓝色的果实。

对比法则，即将不同的颜色和/或亮度并列，似乎与分组法则矛盾，分组法则连接相似或相同的颜色。然而，大致来说，这两种法则在进化中的作用是一样的：描绘物体边界，并将注意力引导至该处。在自然界，这两条法则都能帮助物种生存。它们的主要区别在于色彩比较或色彩整合发生的区域。对比探测涉及视觉空间中相邻色彩区域的比较。这在进化上是有道理的，因为物体边界通常与对比鲜明的亮度或颜色一致。另一方面，分组可以在更远的距离上进行比较。它的目标是探测部分被遮蔽的物体，比如一头躲在灌木丛后面的狮子。将狮子的黄色斑块粘在一起，就会发现这原来是一头狮子的形状。

在现代，我们将对比和分组用于与原始生存功能无关的新目的。例如，一位优秀的时装设计师会通过使用不同的高对比度的色彩（对比）来强调边缘的突出，但在较远的区域使用相似的颜色（分组）。正如我在第七章提到的，红色的鞋子搭配红色的衬衫（有利于分组）。当然，红色的鞋子并不是红色的衬衫固有的一部分，但设计师正是利用了这样一个法则——在你还没有进化得如此成熟的时候，它们本应只属于一个物体。但宝石红色的衬衫搭配朱红色的围巾是很难看的，对比度太低了。而红色衬衫搭配对比度高的蓝色围巾就好多了，如果蓝色围巾上有红色圆点或花卉图案就更好了。

同样，抽象艺术家会用一种更抽象的对比法则来吸引你的注意力。圣迭戈当代艺术博物馆在其当代艺术展区收藏了一个直径约 0.9 米的大立方体，上面密密麻麻地覆盖着细小的金属针，指向任意方向。这件作品是由塔拉·多诺万创作的。这件雕塑酷似由闪闪发光的金属制成的皮草，它有几个地方并不符合我们的预期。大型金属立方体通常有光滑的表面，但这个却是毛茸茸的。立方体是无机的，而毛皮是有机的。毛皮通常是天然的棕色或白色，摸起来很柔软，不含金属也不带刺。这些惊人的概念对比不断地吸引着你的注意力。

印度艺术家创作丰腴的女神雕像时也使用了类似的技巧。除了挂在身上的几串华丽的天然珠宝项链（如果她在跳舞，珠宝就会从她的胸口飞起来），女神一丝不挂。巴洛克风格的珠宝与她的身体形成鲜明的对比，让她裸露的肌肤看起来更光滑、更性感。

孤立

之前我提出，艺术包括创造能够让大脑中的视觉区域和与视觉图像相关的情感被高度激活的图像。然而，任何艺术家都会告诉你，简单的轮廓描画或涂鸦，比如毕加索的鸽子或罗丹的裸体素描，比同一物体的全彩照片更有效。艺术家强调信息的单一来源，比如颜色、形式或动作，并刻意淡化或移除其他来源。我称之为“孤立法则”。

我们又有了一个明显的矛盾。之前我强调过峰移，即艺术中的夸张和夸大，但这里我强调的是轻描淡写。这两种观点不是截然相反的吗？怎么做到“少即是多”呢？答案是：它们企图实现不同的目标。

如果你看过规范的生理学和心理学教科书，你就会发现素描是有效的，因为你初级视觉皮质中的细胞只专注于线条，而初级视觉皮质是视觉处理的最早阶段。这些细胞对物体的边界和边缘做出反应，但对图像中缺乏特征的填充区域并不敏感。关于初级视觉区域回路的这一事实是真实的，但它解释了为什么仅通过轮廓素描就能够传递所描绘物体的生动印象吗？当然没有。它只是预测轮廓素描应该足够了，应该产生和半色调（黑白照片的复制）一样的效果。它没有告诉你为什么会更有效。

素描之所以更有效，是因为你的大脑有一个注意力瓶颈，一次只能关注图像或实体的一个方面（尽管我们对“方面”或“实体”的含义还不太清楚）。尽管大脑有中 1000 亿个神经细胞，但只有一小部分在任何时刻都能活跃起来。在知觉的动态过程中，一个稳定的知觉对象（所感知的图像）会自动地排除其他知觉对象。大脑中神经活动和神经网络的重叠模式不断争夺有限的注意力资源。因此，当你看到一张全彩图片时，图片中杂乱的纹理结构和其他细节会分散你的注意力。

但是，同一对象的素描却将你所有的注意力资源分配到轮廓上，也就是画素描的动作所发生的地方。

相反，如果一个艺术家想通过向色彩空间引入峰移和超常刺激来唤起色彩的“拉莎”，那么他最好还是弱化轮廓。他可能会淡化边界，故意模糊轮廓或完全忽略它们。这样可以减少对你注意力资源的竞争，让你的大脑专注于色彩空间。正如我在第七章提到的，这就是凡·高和莫奈所做的事情。这叫印象派。

伟大的艺术家凭直觉利用孤立法则，但其证据也来源于神经学，也就是大脑中许多区域功能失调的案例，而单一大脑模块的“孤立”，能让患者的大脑毫不费力地获得有限的注意力资源。

其中有一个引人注目而又令人意想不到的例子：孤独症儿童。我们收集了三幅关于马的画作。第一幅是一个正常 8 岁孩子画的。请原谅我这样说，但它确实有些丑——完全没有生机，像从纸板上剪下来的。第二幅是一个有智力障碍的 7 岁孤独症儿童娜迪娅画的。娜迪娅不会和人交谈，也不会系鞋带，但她的画作却出色地传递出马的“拉莎”，这匹野马似乎几乎要从画布上跳出来。第三幅是列奥纳多·达·芬奇画的马。在讲课的时候，我经常举行非正式的投票，在事先不告诉同学们作者是谁的情况下，让他们按照自己的喜好给这三幅画进行排序。令人惊讶的是，更多的学生喜欢娜迪娅画的马，而不是达·芬奇的马。这里又有一个悖论。一个几乎不会说话的智力障碍孤独症儿童怎么可能比文艺复兴时期最伟大的天才之一画得更好呢？

答案来自孤立法则和大脑的模块化组织。（模块化是一个花哨的术语，指的是不同的大脑结构专用于不同的功能。）娜迪娅不擅社交、情绪不成熟、语言障碍和发育迟缓都是因为她大脑中许多区域受损产生的功能异常。但也许正如我在《脑中魅影》一书中所提出的，在她的右顶叶有一个空闲的皮质组织，这一区域与许多空间技能有关，包括我们在艺术方面的感知。如果右顶叶因脑卒中或肿瘤而受损，患者往往会失去绘画的能力，甚至是画最简单的素描的能力。他们所画的作品通常注重细节，但线条不够流畅、生动。相反，我注意到，当患者的左顶叶受损时，他们的绘画水平有时会显著提高，他们开始忽略不相关的细节。你可能会猜想，右顶叶是否就是大脑在艺术表达方面的“拉莎”模块呢？

娜迪娅大脑中许多区域功能低下，导致她解放了她空闲的右顶叶，即她的“拉莎”模块，来获得大部分的注意力资源。你和我只有通过多年的训练和努力，才能做到这一点。这一假说解释了为什么她的艺术作品比列奥纳多·达·芬奇的作品更能引起共鸣。对于孤独症计算天才来说，同样的解释也成立：有着极度智力障碍的孩子却能够进行惊人的计算，比如在几秒钟内做两个13位数的乘法。（注意，我说的是“计算”，不是数学。真正的数学天才不仅需要计算，还需要将多种技能结合起来，包括空间可视化。）我们知道左顶叶参与数值计算，因为左顶叶卒中患者常常会丧失做减法或除法的能力。对于计算天才来说，其左顶叶相对于右顶叶来说可能是空闲的。如果所有孤独症儿童的注意力都被分配到左顶叶的这一数字模块上，那他们将是计算天才，而不是绘画天才。

具有讽刺意味的是，娜迪娅步入青春期后，她的孤独症症状减轻了，她也完全丧失了绘画的能力。这一观察结果为孤立法则提供了依据。娜迪娅长大之后获得了更高级的能力，她不再将大部分注意力分配至右顶叶的“拉莎”模块（这也许意味着，正规教育可能扼杀了孩子的部分创造力）。

除了重新分配注意力，孤独症患者的大脑可能还发生了实际的生理变化，这可以解释他们的创造力。也许空闲区域变大，从而达到了更高效力。所以娜迪娅的右顶叶可能变大了，特别是她的右角回，这解释了为什么她拥有高超的艺术技能。我经常接待拥有超高技能的孤独症儿童的父母，总有一天我会对患儿的大脑进行扫描，看看是否真的有变大了的空闲区域。不幸的是，这并不像听起来那么容易，因为孤独症儿童很难在进行大脑扫描时保持坐着不动。顺便说一下，阿尔伯特·爱因斯坦有一个巨大的角回，我曾异想天开地认为，这让他能够将数字（左顶叶）和空间（右顶叶）技能结合起来，并且是以一种我们这些凡人无法想象的方式。

艺术的孤立法则也可以在临床神经学中找到证据。例如不久前，我收到一位内科医生的来信，他说自己的癫痫发作起源于颞叶。（癫痫是神经冲动不受控制的抽动，这些神经冲动像是经过了扬声器和麦克风那样的仪器，在整个大脑中被放大。）这位医生在60岁时突然发病。在此之前，他对诗歌毫无兴趣，而突然间，他念出了大量押韵的诗歌。这是一个意外之喜，就在他开始对生活感到厌倦时，他的精神生活突然变得丰富起来。

第二个例子来自加利福尼亚大学旧金山分校的神经学家布鲁斯·米勒（Bruce Miller）的优秀工作，他关注的是患有一种快速进展性痴呆和智力迟钝的老年患者。这种症状被称为额颞痴呆，它会选择性地影响额叶，即判断、注意与推理的关键所在，以及颞叶，但它会让顶叶皮质变成空闲区域。随着患者心智能力的退化，有些患者会突然拥有非凡的绘画能力，这让他们和周围所有人感到惊讶。这与我对娜迪娅的猜测一致——她的艺术技能源于其空闲且功能超常的右顶叶。

这些关于自闭天才、癫痫患者和额颞痴呆患者的推测引出了有趣的问题。难道我们这些天生愚钝的普通人也有潜在的艺术或数学天赋吗？我们的天赋是在等待着被大脑疾病释放吗？如果是这样，那么是否有可能在不损伤大脑或不以破坏其他技能为代价的情况下，释放这些天赋呢？这似乎是科幻小说里才能做到的，但正如澳大利亚物理学家艾伦·斯奈德所指出的，这有可能成真。也许可以验证这一想法。

我开始仔细思考这一可能性，因为我最近去印度时突然接到了我这辈子接过的最奇怪的电话（这已经很能说明问题了），那是一位澳大利亚报刊记者打来的长途电话。

“拉马钱德兰博士，不好意思在您休息时打扰您。”他说，“您有一项惊人的新发现，我可以问几个关于这一发现的问题吗？”

“好的，没问题。”

“您知道斯奈德博士关于自闭天才的观点吗？”他问道。

“是的。”我说，“他认为，在一个正常孩子的大脑中，较低层次的视觉区域创造了马或其他物体的复杂三维表征。毕竟，这是视觉进化的目的。但是，随着孩子对世界的了解越来越多，其大脑皮质较高层次的区域会生成更多关于马的抽象概念描述，例如，‘这是一种有较长的鼻口部、四条腿和一条像毛掸子一样的尾巴的动物’。随着时间的推移，这些更高抽象概念会主导孩子对马的看法。他变得更受概念驱动，更少接触早期的更多的视觉表征方式，而这些恰恰能捕捉艺术。对孤独症儿童来说，这些较高层次的区域未能发育成熟，所以他们能够以一种你我都不能的方式获得这些早期表征。因此，这些孩子在艺术方面可能会展现惊人的天赋。斯奈德对数学天才提出了一个类似的观点，我难以理解。”

“您认为他的观点如何？”记者继续问道。

“我同意这一观点，也有许多相同论点，”我说，“但是科学界一直持高度怀疑态度，认为斯奈德的观点太模糊，无法进行应用或验证。我不同意。每一位神经学家都至少遇到过一位在得脑卒中或受脑外伤后突然有了一种新奇古怪的天赋的患者，找到这样的例子易如反掌。但他的理论中最好的部分是他的一个预测，这个预测现在看来显然是事后诸葛亮了。他认为，如果你在一个正常人大脑中暂时使‘高级’区域失活，他就会突然获得所谓的低级表征，并创作美丽图画或发现素数。

“我喜欢这一预测，因为它不仅仅是一个思想实验。我们可以使用一种叫作经颅磁刺激器的设备，它能够毫无伤害地暂时让一个正常成年人的大脑部分失活。在失活期间，艺术或数学天赋会突然出现吗？这会让他跨越通常的概念障碍吗？如果是这样，他会为失去概念技能而付出代价吗？一旦刺激让他克服障碍（如果它确实能做到），那他能在没有设备的情况下独立完成这个行为吗？”

“是这样，拉马钱德兰博士，”记者说道，“我要告诉您，澳大利亚的两位研究人员受到斯奈德博士的启发做了这个实验。他们招募正常的学生志愿者进行了实验验证。”

“是吗？结果如何？”我连忙问道。

“他们通过经颅磁刺激器让学生们的大脑失活，突然间，这些学生可以轻松画出漂亮的素描。有一个学生可以像低能天才那样发现素数。”

记者一定察觉到了我的困惑，因为我一直沉默不语。

“拉马钱德兰博士，您还在吗？能听到我讲话吗？”

我花了整整一分钟的时间接受这一事实。作为一名行为神经学家，我在职业生涯中遇到过许多奇怪的事情，但这无疑是最奇怪的一件。

我必须承认对这一发现我有（现在仍有）两个截然不同的反应。第一个反应是全然不信和怀疑。这一观察与我的神经学知识并不矛盾

（部分原因是我们知道得太少），但它听起来很奇怪。通过使部分大脑失活来增强某些技能，这样的想法很奇怪——这像是《X档案》[①]的情节。这也有点儿像成功学大师们鼓舞人心的讲话，他们永远都会告诉你，你有着等待被唤醒的隐藏天赋，前提是你得购买他们的磁带；或者像毒贩声称他们的魔法药物将让你的头脑感受到前所未有的创造力和想象力；还像那些荒谬却流行的报道，认为人类只用了大脑的10%——这背后的真正意义如何并不明确。（当记者问我这一说法的可信度时，我通常回答："嗯，在加州确实如此。"）

第二个反应是：为什么不能是真的呢？毕竟，我们知道，额颞痴呆患者可以突然展现惊人的新天赋。也就是说，这是可以通过大脑重组发生的。既然有这一证据的存在，我为什么会对澳大利亚的发现感到如此震惊？为什么他们用经颅磁刺激器的观察比布鲁斯·米勒对重度痴呆患者的观察就一定有更低的真实性呢？

令人惊讶的是时间。脑部疾病的发展需要数年，而经颅磁刺激器只需几秒就能起作用。这重要吗？根据艾伦·斯奈德的说法，答案是否定的。但我不太确定。

也许我们可以更直接地验证孤立大脑区域的观点。一种方法是使用功能脑成像，如功能性磁共振成像，你可能还记得，这种方法是在被试做某事或看某物时，测量其血流变化在脑中产生的磁场。关于孤立法则的想法，我和艾伦·斯奈德都预测，当你看面部的卡通素描或涂鸦时，你大脑的面部区域比其他处理色彩、形貌或深度的区域激活程度更高。或者，当你看一张彩色面部照片时，你会看到相反的结果：有关面部的反应减少。还未有人完成这一实验。

① 《X档案》（*The X-Files*）是由克里斯·卡特等执导，大卫·杜楚尼、吉莲·安德森等主演的一部科幻电视连续剧。——译者注

躲猫猫，或解决知觉问题

下一个审美法则表面上与孤立相似，但实际上完全不同。那就是，有时你可以通过让一些东西变得不那么显眼，从而让其更具吸引力。我称之为“躲猫猫原理”。例如，男人们看到一张躲在浴帘后面或者穿着透明衣服的裸女照片后，肯定会说，这张照片“给人留下了想象空间”，可能比毫无遮挡的同一裸女海报更吸引人。同样地，凌乱的长发遮住半张脸，也是很迷人的。但为什么会这样呢？

毕竟，如果我所说的艺术涉及视觉和情感区域的过度活跃的观点是正确的，那么一个全裸的女人应该更具吸引力。如果你是异性恋男性，你会觉得看到她的胸部和私处会比看到她部分隐藏的私处更能有效地激活你的视觉中枢。然而，事实恰恰相反。同样，许多女人会发现，比起全裸的男人，性感的半裸男人的照片更有吸引力。

我们更喜欢这种遮掩，因为我们天生就喜欢解谜，而大多数人没意识到知觉更像是解谜游戏。还记得斑点狗吗？每当我们成功解开了一个谜题时，我们就会得到一份快乐，这与解决纵横填字谜或科学问题的快乐并无二致。寻找问题解决方案的行为，甚至在找到解决方案之前，都是令人愉悦的，无论是纯粹的智力游戏，如纵横填字游戏或逻辑谜题，还是纯粹的视觉游戏，如《沃尔多在哪里？》。幸运的是，你的大脑视觉中枢与边缘奖励机制相连。否则，当你想办法说服你喜欢的女孩和你一起溜进灌木丛（解决一个社交难题），或追赶躲避的猎物，或在影影绰绰的灌木丛中交配（解决一系列快速变化的感觉运动难题）时，你会很容易放弃。

因此，你喜欢局部遮掩，喜欢解谜。要想理解躲猫猫法则，你就需要更多了解视觉。当你看到一个简单的视觉场景时，你的大脑在不断地解析这种模糊的感觉，验证其假设，寻找适当模式，并将当前信息与记忆和期望进行比较。

对于视觉，有一种比较幼稚的观点（其推崇者主要是计算机学家），认为这涉及对图像的一系列层级处理。原始数据以图像元素或像素的形式出现在视网膜上，并通过一连串的视觉区域传递，就像传水救火的队列一样，在每个阶段进行越发复杂的分析，直到最终识别出物体。这种视觉模型忽略了每一个较高层级视觉区域发送至较低层级区域的大量反馈投射。这些反向投射数量之大，以至于认为它们属于不同层级的观点像是一种误导。我的猜测是，在每一个处理阶段，都会产生关于输入数据的局部假设或最优猜测，然后发回至较低区域，使得随后的处理出现一点儿小的偏离。这几种最优组合可能会争夺主导地位，但最后，通过这样的自扩展或逐次迭代，最终的知觉方案出现了。这就像视觉是自上而下运作的，而不是自下而上运作的。

其实，知觉和幻觉之间的界限并不像我们想象的那么清晰。从某种意义上说，我们在观察世界时，无时无刻不在产生幻觉。人们几乎可以把知觉看作一种行为，即选择一个最能匹配传入的数据的幻觉，这往往是零碎和短暂的。幻觉和真实感知都源于同一过程。二者的关键区别在于，我们在感知时，外部物体和事件的稳定性有助于让它们固定。我们在产生幻觉时，就好像我们在做梦或者漂浮在一个感官被剥夺的容器里，物体和事件可向任意方向漫游。

在这个模型中，我添加了这样一个概念，每次发现一个部分能匹配，你的大脑便会产生一个小“啊哈！”。这一信号被发送至边缘奖励结构，这反过来又促使它寻找额外的、更大的“啊哈！”，直到明确最终的物体或场景。这种观点认为，艺术的目标是创作图像，这些图像能够尽可能多地产生相互一致的迷你“啊哈！”信号（或至少是明晰饱和的图像）以激活大脑中的视觉区域。在这一观点中，艺术是一种为识别物体而进行的视觉前戏形式。

解决知觉问题的法则，也就是躲猫猫，现在应该更讲得通了。其进化程度确保视觉解决方案的搜索过程本来就是愉悦的，而不是令人沮丧的，这样你就不会轻易放弃。因此，穿着半透明衣服的裸女或莫奈模糊不清的睡莲更具吸引力。[1]

审美上的愉悦和解决问题的“啊哈！”之间的类比令人信服，但在科学方面，这样的类比不能带我们继续往下走了。最终，我们还是要问，大脑中产生审美“啊哈！”的实际神经机制是什么呢？

一种可能是，当应用某些美学法则时，信号会从你的视觉区域直接发送至边缘结构。正如我所指出的，在知觉过程的每一个阶段（通过分组、边界识别等），这些信号都有可能会从其他脑区发出，我称之为视觉前戏，而不仅是在物体识别的最终阶段（“哇！是玛丽！”）发出。目前还不清楚这是如何发生的，但在边缘结构（如杏仁核）与视觉层级几乎每一阶段的其他脑区之间有一些已知的结构上的联系，它们来回穿梭。不难想象，它们都参与迷你“啊哈！”的产生。“来回”这个词在这里至关重要，它让艺术家能够同时利用多个法则来唤起多层次的审美体验。

我们回到分组。广泛分散的神经元发出分组特征信号，而源于这些神经元的神经冲动有强烈的同步，也许这种同步性本身就会激活边缘神经元。一件伟大艺术作品的不同方面之间能创造令人愉悦、和谐的共鸣，这样的一些过程也参与其中。

我们知道神经通路将许多视觉区域和边缘结构直接连接。还记得第二章介绍的卡普格拉综合征患者戴维吗？母亲对他来说就像冒名顶替者，因为他的视觉中枢和边缘结构之间的连接因一次事故被切断了，所以看到母亲时，他并没有预期的情绪震动。如果这种视觉和情感的断开是造成该综合征的原因，那么卡普格拉综合征患者就不能享受视觉艺术。（但他们仍可以享受音乐，因为他们大脑皮质中的听觉中枢并没有与边缘系统断开。）鉴于这种综合征的罕见性，这并不容易得到验证，但事实上，关于卡普格拉综合征患者病情的早期文献中有记录，他们声称风景和鲜花突然变得不再美丽。

此外，如果我对多重“啊哈！”的推理正确（奖励信号在视觉过程中的每一阶段都有产生，不只是在识别的最后阶段），那卡普格拉综合征患者应该看不懂莫奈的作品，而且需要更长时间才能找到斑点狗，他们应该也完成不了拼图游戏。就我所知，这些预测还没有被直接验证过。

在我们完全弄清楚大脑奖励系统和视觉神经元之间的连接前，我们最好先不要讨论这样的问题：单纯的视觉愉悦（比如看到一幅美女海报）和对美的视觉审美反应有什么区别？后者仅仅是在你的边缘系统中产生的一种高度愉悦反应（就像第七章描述的三道条纹长棍对海鸥雏鸟的刺激）吗？还是如我猜想的那样，后者完全是更丰富、更多维的经历？一般唤醒的“啊哈！”与审美唤醒的“啊哈！”之间的区别是怎样的？其他唤醒，例如惊讶、害怕或性刺激，能否产生同样程度的“啊哈！”信号？如果是这样，大脑如何区分其他类型的唤醒和真正的审美反应？可能结果是，这些区别并不像看起来的那样泾渭分明。谁会否认性爱是艺术的一个重要组成部分呢？谁会否认艺术家的创作灵感往往来自他的缪斯女神呢？

我并不是说这些问题不重要。事实上，最好一开始就注意到这些问题。但是，我们必须谨慎，不要因为我们还不能完整回答每一个难题而放弃整个研究事业。相反，我们应该感到高兴，是探寻审美普遍法则的过程抛出了这些我们不得不面对的问题。

厌恶巧合

10岁的我在泰国曼谷上学，我有一位很棒的美术老师，她叫瓦尼特夫人。有一次，瓦尼特夫人给我们布置的课堂作业是画风景画，我画了一幅有点儿像图8.1（a）的画——一棵生长在两山之间的棕榈树。

瓦尼特夫人皱着眉头看着画说：“拉马，你应该把棕榈树稍微移动到一边点儿，不要恰好画在两山之间。”

我抗议道：“瓦尼特夫人，但是逻辑上这是有可能的啊。可能这棵树就是这样生长的，树干恰好在两座山的‘V区域’。你为什么说这幅画是错的呢?”

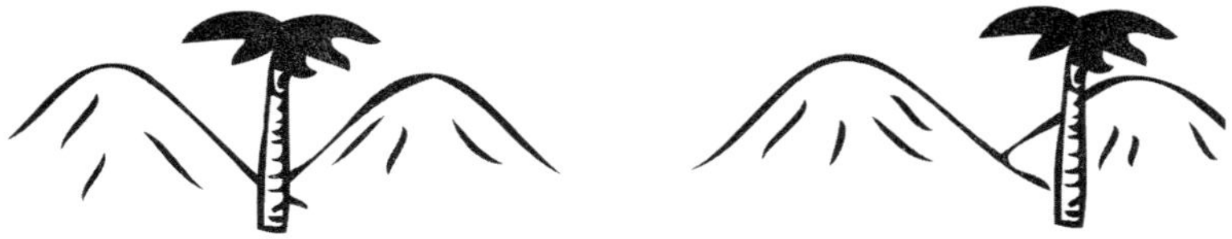

(a) (b)

图8.1 一棵在两山中间的树。(a) 大脑不喜欢独特的有利视角；(b) 大脑喜欢通用视角。

“拉马，图画中不能有巧合。”瓦尼特夫人答道。

那时我和瓦尼特夫人都不知道问题的答案。但现在我意识到，我的画作解释了审美感知中的重要法则之一：厌恶巧合。

想象如图8.1（a）描绘的是一个真实场景。仔细观察，你会发现在现实生活中，你只能从一个有利位置看到图8.1（a）中的场景，而你可以从多个有利位置看到如图8.1(b）中的场景。一种视角是独特型，另一种是通用型。图8.1（b）这样的图像更为常见。因此图8.1（a）是一个“可疑巧合”——引用霍勒斯·巴洛的一个短语。你的大脑总是尝试寻找一种合理、通用的选择来避免这种巧合。在图 8.1（a）描绘的场景下，大脑没有找到，所以图像变得不那么令人满意。

现在我们来看一个巧合确实可以解释的例子。图 8.2 展示了意大利心理学家盖塔诺·卡尼莎描绘的著名的错觉三角形。其实根本没有三角形，只是有三个面对面的黑色“吃豆人”。但是你能看到一个不透明的白色三角形，它的三个角部分遮住了三个黑色圆盘。你的大脑说（实际上）：“这三个吃豆人排成这样的可能性有多大？这真是一种可疑巧合。更合理的解释是，这幅图片描绘了一个遮住三个黑色圆盘的不透明白色三角形。”你能看到三角形的边缘，因此在这种情况下，你的视觉系统找到了一种解释巧合的方法（也可以说是排除巧合的方法），即提出一种不错的解释。但是在如图 8.1（a）的例子中，你的大脑挣扎着去寻找这一巧合的解释，却因找不到而沮丧。

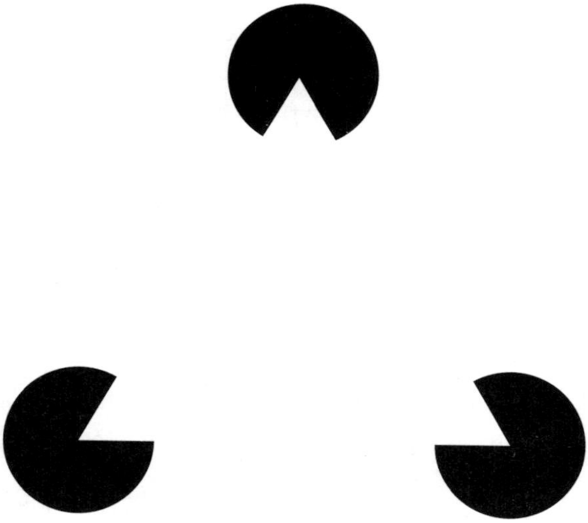

图 8.2 三个分别去掉了一部分的黑色圆盘：大脑更喜欢将这种排列解释为有一个不透明的白色三角形，它的三个角部分遮住了三个黑色圆盘。

整齐划一

我所说的整齐划一法则，或者整齐法则，显然在艺术和设计中很重要，尤其是后者。这一法则的确很好理解，过多解释难免会让人觉得是画蛇添足，但没有它的视觉美学讨论是不完整的。我将许多原则归到这一类别，它们都厌恶与预期产生偏差（例如，喜欢直线性和平行边缘，以及在地毯上使用重复图案）。我将简略叙述，因为许多艺术史学家，如恩斯特·贡布里希和鲁道夫·阿恩海姆，已经大范围地讨论过这些问题。

想象一下，墙上挂着一个略微倾斜的相框。它会立即引发相当强烈的负面反应，反应的强度完全与倾斜的程度不成比例。下列情况也会激发相同的反应：一个不能完全关闭的抽屉，一张皱皱巴巴的纸卡在里面，露出一点儿；或者一个信封，有一根细小的头发不小心卡在密封处；或者完美无瑕的西装上有一小段线头。我们尚不清楚为什么会对这类事件有过激反应。可能仅仅是因为讲卫生——既有习得成分，也有本能成分。对脏脚的厌恶肯定是一种文化的发展，而从孩子的头发上摘下一段线头可能源于灵长类动物梳理毛发的本能。

还有其他例子，比如倾斜的框架，或者稍微杂乱的书堆，似乎暗示着我们的大脑有一种强加整齐划一或可预见性的内在需求。然而这并没有给我们提供问题的答案。

并非所有整齐划一或可预见性的例子都包含同样的法则。例如，有一个与我们密切相关的法则是我们喜欢视觉重复或规律变化，比如印度艺术和波斯地毯中使用的花卉图案。但是很难想象这和我们喜欢水平相框的道理是一样的。在非常抽象的层面，两者唯一的共同点是，它们都有可预见性。在每一种情况下，你对整齐的需求都反映了视觉系统的深层次需求，即简洁处理。

有时，设计师和艺术家利用偏差的可预见性和秩序来创造令人愉悦的效果。那么，为什么有些偏差是丑陋的，比如一个倾斜的框架，而其他的却很吸引人呢？比如辛迪·克劳馥嘴角的美人痣，并没有对称地位于下巴或鼻子的中间位置。艺术家似乎在极度整齐（很无聊）和完全混乱之间找到了平衡点。例如，如果他使用重复的小花图案装饰女神塑像，他可能会打破重复的单调，增加一些大花，间隔排列，创造两个不同周期相互重叠的规律性变化。两种重复之间是否有一定的数学关系，以及两者之间的相移是什么，这些都是很好的问题，但都尚未得到解答。

对称

任何玩过万花筒的孩子，任何看过泰姬陵的恋人，都会被“对称”的魔咒吸引。然而，尽管设计师意识到这种魅力，诗人也将其运用得淋漓尽致，但究竟为什么对称的物体那么美呢？很少有人提出这个问题。

两种进化的力量可以解释对称的魅力。第一种解释基于这样一个事实，即视觉的进化主要是为了发现物体，无论是抓握、躲避、交配、进食还是捕捉。但你的视野总是塞满了物体：树木、倒下的木头、地面上的斑点、奔涌的溪流、云朵、露出地表的岩石等。鉴于大脑的注意力有限，你究竟可以运用什么样的经验法则以确保注意力分配到最需要的地方？你的大脑如何确定优先规则？在自然界中，“重要”就意味着“生物对象”，例如猎物、捕食者、同一物种的成员或配偶，这些对象有一个共同点：对称。这就解释了为什么对称能吸引你的注意力，唤醒你，进而解释了为什么艺术家或建筑师可以好好利用这一特质。这也解释了为什么新生婴儿更喜欢看对称的墨水痕迹。实际上，这种喜好可能在婴儿的大脑中开发了一条经验法则："嘿，对称的东西，这感觉很重要，我应该继续找。"

第二种进化的力量更加微妙。心理学家通过向大学生（这类实验通常的被试都是大学生）展示一组对称程度不同的随机面孔序列，发现最对称的面孔通常被认为是最具吸引力的。这本身并不奇怪：没有人认为卡西莫多的扭曲面孔有吸引力。但有趣的是，即使是很小的偏差也不可容忍。为什么呢？

答案令人惊讶——竟是因为寄生虫。寄生虫感染会极大地降低配偶潜在的生育力和繁殖力，因此，进化过程非常重视检测配偶是否被感染。如果感染发生在胎儿早期或婴儿期，最明显的外部迹象之一就是轻微丧失对称性。因此，对称是健康的标志或信号，而健康又是吸引力的标志。这一论点解释了为什么你的视觉系统认为对称具有吸引力，而不对称令人厌恶。进化的诸多方面都源于躲避寄生虫的需求，甚至连我们的审美喜好也是，这太神奇了。（我写过一篇讽刺文章，说"绅士们喜欢金发女郎"也是出于同样的原因。因为在浅色皮肤的金发女郎身上发现由寄生虫引起的贫血和黄疸疾病，比在黝黑皮肤的女人身上发现容易得多。）

当然，这种对伴侣对称长相的喜爱在很大程度上是无意识的。你完全没有意识到这一点。莫卧儿皇帝沙·贾汗的大脑中同样有"对称"这一进化怪癖，让他选择了拥有完美对称的脸颊（没有寄生虫）、他心爱的穆塔兹，这也让他建造了精致、对称的泰姬陵，一个永恒爱情的普遍象征。

但我们必须研究一些明显的例外，为什么“不对称”有时也很有吸引力？假设你在房间里摆放家具、图画和其他物品，不需要专业的设计师，你也知道完全对称是行不通的（尽管在房间里你可以有对称元素，比如一张长方形桌子，两边对称放置椅子）。恰恰相反，你需要精心利用“不对称”来营造最佳效果。要解释这种悖论，我们可以通过观察得出线索：对称规则只适用于单一物体，而不适用于大型场景。这在进化角度完全讲得通，因为捕食者、猎物、朋友或配偶永远是孤立、独立的对象。

你对对称物体和不对称场景的喜好也反映在大脑视觉处理中的“什么”通路和“如何”通路（有时被称为“哪里”通路）上。“什么”通路（新通路中的两条子通路之一）从你的主要视觉区域流向颞叶，关注分散的物体及物体内部的空间关系，如脸的比例。“如何”通路从你的主要视觉区域流向顶叶，更多地关注你周围的环境及物体之间的关系（例如，你正在追逐的羚羊，以及它将要躲藏其后的树）。毫不奇怪，你对对称的偏爱源于“什么”通路，这也是需要对称的地方。因此，探测对称、喜爱对称是基于大脑中以物体为中心的算法，而不是以场景为中心的算法。事实上，物体对称地摆放在房间里看上去十分愚蠢，因为正如我们所见，大脑不喜欢无法解释的巧合。

隐喻

隐喻在语言中的应用众所周知，而它在视觉艺术中的广泛使用却鲜为人知，比如约公元 1100 年印度北部克久拉霍的砂岩雕像。雕像描绘了一位艳丽的仙女，她挺胸后仰、凝视天空，仿佛渴望与上帝或天堂对话。她可能在寺庙里有壁龛之位，像大多数印度女神一样，她腰部很细，臀部和乳房丰满。她头顶上的树枝拱起，接近手臂的弯曲度（一个体现分组原理的姿势，叫作闭合）。注意，成熟的杧果从树枝垂下，就像仙女本人，象征着自然的多产与丰饶。此外，饱满的杧果与她丰满圆润的乳房产生一种视觉上的呼应。因此，这一雕像含有多重隐喻和意义，产生了十分美妙的效果。这就像多重隐喻相互放大，但这种内在共鸣、内部和谐令人愉悦的原因还说不准。

我觉得很有趣的是，大脑右半球理解视觉隐喻远早于缺乏想象力的左半球。（与许多关于大脑半球专门化的古怪流行心理学不同，这种特殊区别可能有一定道理。）我认为，左半球的语言、命题逻辑与右半球梦境般直觉的“思考”（如果这是合适的词）之间，通常存在着转换障碍，有时伟大的艺术通过消除这一障碍从而获得成功。你听过多少次这样的音乐，它唤起的丰富意义远比平庸的左脑所能表达的更微妙？

更常见的例子是，设计师对某些吸引注意力的技巧的利用。“倾斜”这个词用斜体表示时，会产生幽默却合宜的效果。这促使我想出了一个独立的美学法则，我们可以称之为“视觉共鸣”或“回声”（尽管我担心会落入一些心理学拥护者的陷阱，他们认为每一项观察都是法则）。这里指的是“倾斜”这个词的概念与它实际字体倾斜之间的共鸣，模糊了概念和感知之间的界限。

在漫画中，“害怕”、“恐惧”或“颤抖”经常表现为抖动的线条，就像这些词语本身在颤抖一样。为什么会产生如此效果？我认为，这是因为抖动线条是你的颤抖的空间回声，而这又与恐惧的概念产生共鸣。可能看着某人颤抖（或者就像抖动的字母描绘的那样）就会让你附和着颤抖，因为它预见让其他人颤抖的捕食者，让你准备逃跑。如果是这样，你从抖动的线条中探测到“恐惧”这个词的反应时间会比直线（平滑线条）所描绘的短得多，这一想法可在实验室进行验证。[2]

我将以印度最伟大的偶像——“舞蹈的湿婆”（也称“舞蹈之神”），来结束我对隐喻审美法则的评论。金奈国家博物馆里的青铜馆，收藏着大量的南印度青铜器。珍品之一是12世纪的《舞蹈的湿婆》。在19、20世纪之交的某一天，有一位年长的费朗吉（印地语中的“外国人”或“白人”）正满怀敬畏地注视着《舞蹈的湿婆》。令博物馆警卫和游客感到惊讶的是，他看得出神，开始模仿舞蹈动作。一群人围拢过来，但那位先生似乎并没有注意到，直到馆长前来查看情况。他差点儿就命人逮捕了这位先生，下一秒他突然意识到这个欧洲人正是世界著名雕塑家奥古斯特·罗丹。罗丹为《舞蹈的湿婆》流下了感动的眼泪。在他的著作中，他将其称为人类思想所创造的最伟大的艺术作品之一。

就算你不是教徒或印度人，或罗丹本人，你也能够欣赏到这座青铜雕塑的壮丽。表面上，它描绘了创造、维持并毁灭了整个宇宙的湿婆的宇宙之舞。但事实远不止于此，它是宇宙自身的舞蹈的隐喻，是宇宙运动和能量的隐喻。艺术家通过熟练运用许多技巧来描绘这种感觉。例如，湿婆的手臂和腿部朝不同方向舞动的离心运动，以及他头上飘扬的波浪一样的长发，都象征着宇宙的躁动和疯狂。然而，就在这一切狂乱之中，在这生命的涌动中，正蕴含着湿婆宁静的灵魂。他无比宁静、镇定地注视着自己的创作。一方面是这些看似对立的运动与能量元素，另一方面是永恒的安宁与稳定，艺术家是如何巧妙地将二者结合在一起的？这种永恒而安定的感觉（你也可以把它称为神的感觉）部分通过湿婆轻微弯曲的左腿传达，这让他即使在狂乱中也能保持平衡，还有部分是通过他安详、宁静的表情传达的，有一种永恒的感觉。在一些舞蹈之神的雕塑上，神秘的微笑取代了这种平和的表情，就好像伟大的神灵嘲笑着生与死。

这一雕塑有着不同层次的含义，印度学研究者，例如海因里希·齐默尔（Heinrich Zimmer）和阿南达·库马拉斯瓦米（Ananda Coomaraswamy）对此饶有兴趣。大多数西方雕塑家试图捕捉某一时刻或瞬间，而印度艺术家试图传达时间的本质。火环象征着宇宙创造与毁灭永恒的循环本质，也是东方哲学的一个共同主题，西方思想家偶尔也会涉及这个主题，这尤其让我想起了弗雷德·霍伊尔的振荡宇宙理论。湿婆的一只右手拿着一个弹拨鼓，敲击着宇宙进行造物，也代表着生命物质的脉动。但他的一只左手握着火焰，不仅为宇宙提供热度与能量，也消耗着宇宙，他完美平衡着毁灭与创造，形成永恒的循环。因此，舞蹈之神传达了抽象，传达了时间的矛盾性质，毁灭亦创造。

湿婆的右脚下有一只可怕的怪物，叫阿帕斯马拉，又称“无知的幻象”，湿婆正在踩着它。这个幻象是什么？这是我们所有科学工作者都存在的一种幻象，认为宇宙中没有什么比原子和分子的高速回转更重要，表象背后没有更深层次的现实。这是某些宗教的幻象，认为我们每个人都有一个私有的灵魂，它从自己特殊的角度观察着生命现象。这是一种逻辑幻象，认为来世除了永恒的虚无，别无其他。湿婆告诉我们，如果你摧毁这个幻象，并在他抬起的左脚下寻求慰藉（他用一只左手指着），你就会意识到在外在表象（幻象）的背后，有着更深层次的真理。一旦你意识到这一点，你就不再是冷漠的旁观者，在一旁短暂地观看这场表演，直至逝去。实际上，你是宇宙潮起潮落的一部分——也是湿婆宇宙之舞的一部分。领悟之后，不朽随之而来，或者说是解脱：从幻象的符咒中解脱，与湿婆的至高真理结合。在我的心目中，比起湿婆 / 舞蹈之神，没有什么实例能够更好地体现神的抽象概念——与个人的神不同。正如艺术评论家库马拉斯瓦米所说，“这是诗歌，但仍是科学”。

恐怕我扯得太远了。这是一本关于神经学的书，不是印度艺术。我向你们展示湿婆 / 舞蹈之神，只为强调本章所提出的美学简化方法绝不是想贬低伟大的艺术作品。相反，实际上它可能提高我们对其内在价值的鉴赏。

我提出这九条法则以解释艺术家创造艺术和人们欣赏艺术的原因。[3]就像我们享用美食是为了制造复杂、多维度的味觉和口感体验以刺激味蕾，我们欣赏艺术，将其作为大脑视觉中枢的美食（而不是垃圾食品，那类似于低俗艺术作品）。尽管艺术家利用的法则因其生存价值而发生演变，但艺术本身的成果并不具有生存价值。我们这样做是因为它很有趣，这就是它存在的所有理由。

但仅仅如此吗？除了纯粹的享受，我想知道，人类如此热爱艺术，是否还有其他较不明显的原因。我想出了四个可能的理论，它们关乎艺术本身的价值，而不仅仅是审美享受的价值。

第一，史蒂芬·平克提出了一个非常聪明（尽管有些愤世嫉俗）的观点，即获得或拥有独一无二的作品可能是一种身份象征，用来宣传获取资源的优越途径（一种为评估优越基因进化而来的心理经验法则）。这在当今尤其准确，因为越来越多的成批复制方法，（从艺术品买家的角度来看）拥有原作的代价越来越大，或者至少（从艺术品卖家的角度来看）购买限量版复制品会使买家陷入模仿的境地。凡是去过波士顿或拉霍亚艺术展览酒会的人，都会认为这种观点是有些道理的。

第二，新墨西哥大学的进化心理学家杰弗里·米勒（Geoffrey Miller）和他人提出了一种独创观点，即艺术的演变是为了向未来伴侣宣扬艺术家的心灵手巧和手眼协调能力。这很快被戏称为“快来看看我的画作吧”艺术理论。就像雄性园丁鸟一样，男艺术家实际上是在告诉他的缪斯女神，“看看我的画作吧，它们展示了我很好的手眼协调能力，而且我可以将这复杂、完备的大脑基因传给你的孩子”。米勒的观点有一定的道理，但我不认为它具有很强的说服力。主要的问题在于，它没有解释为什么要采取艺术的形式进行展示。想要向未来伴侣宣扬个人能力，为什么不直接展示你的射箭技能或足球运动能力呢？如果米勒是对的，女性就应找编织和刺绣能力强的丈夫，因为这需要高超的手工灵巧度——尽管大多数女性不会看重男人的这种技能，甚至连女权主义者也不会。米勒可能会说，女性看重的不是灵巧与技能本身，而是成品的创造力。尽管艺术对人类文化发展有着极大的重要性，但艺术作为创造力指标的生物生存价值却令人质疑，因为它不一定会延伸至其他领域。（穷困潦倒的艺术家数都数不过来！）

注意，平克的理论认为女人应徘徊于艺术品的买家周围，而米勒的理论认为女人应该徘徊于穷困潦倒的艺术家周围。

对于这些想法，我想补充两点。要想了解它们，你需要想一想法国拉斯科3万年前的洞穴艺术。即使在现代人的眼里，这些洞穴壁画也是美得令人难以忘怀。为实现这种效果，艺术家必须使用一些和现代艺术家所使用的相同的审美法则。例如，野牛大多被描绘成轮廓图（孤立），而野牛的特征，如小头和大驼背，则非常夸大。基本上，它是无意中从野牛身上减去普通四足动物的平均值并放大野牛差异的漫画（峰移）。除了说“艺术家们只是为了欣赏而创作这些图画的”，我们还能说什么呢？

第三，人类擅长视觉意象。我们的大脑进化出这种能力，创造内在的心理图画或世界模型，在其中，我们可以预演即将发生的行为，而无须承担现实世界中执行这些行为的风险或惩罚。哈佛大学的心理学家史蒂文·科斯林的大脑成像研究显示，你在设想一个场景时利用的大脑区域，和你实际看到一个场景利用的大脑区域是相同的。

进化确保这种内部生成的表征永远不会像实物那样真实。你的基因需要自力更生。如果内部世界模型是一个完美替代品，那每当你感到饥饿时，你只需想象自己在宴会上大快朵颐，你不再有寻找真正食物的动机，很快就会饿死。正如吟游诗人所说："你不能凭空想象一场盛宴，来满足饥饿的欲望。"

同样，如果有一种生物发生基因突变，能够想象性高潮，它就无法将自己的基因传递下去，很快就会灭绝。（我们的大脑早在色情视频、《花花公子》杂志和精子银行出现之前就进化了。）"想象高潮"基因不会在基因库中引起轩然大波。

如果我们的古人类祖先在心理意象方面比我们差呢？想象一下他们要预演即将进行的野牛或狮子狩猎。如果他们有实际道具，那么将会更容易进行现实预演，也许这些道具就是我们现在所说的洞穴艺术。他们可能运用了这些绘画场景，就像孩子用他的玩具士兵表演想象中的打斗，作为一种游戏形式来培养他的内在意象。洞穴艺术也可被用于教授初学者狩猎技巧。几千年来，这些技能被文化吸收，并获得宗教意义。简而言之，艺术可能是大自然自己的虚拟现实。

最后，也就是第四点，艺术具有永恒的魅力，蕴含其中的一个不那么平淡无奇的原因可能是，它是一种以大脑右半球为基础的梦呓语言，对缺乏想象力的左半球来说，这种语言是难以理解的，甚至是陌生的。只有通过口头语言才能隐约理解或传递艺术作品所表达的细微差别和微妙情绪。大脑两个半球用来表征高级认知功能的神经编码可能完全不同。也许艺术促进了这两种思维模式之间的交融，否则，两种思维模式彼此之间会变得难以理解，甚至被隔断。也许情绪也需要虚拟现实预演来拓宽其未来使用范围，提高敏锐度，就像我们参加体育运动的练习，我们思考填字游戏或者哥德尔数学定理以进行智力训练一样。从这个视角来看，艺术就像是大脑右半球的有氧运动。可惜的是，我们的学校没有更多地强调这一点。

到目前为止，我们并未谈及艺术的创造——相对于艺术的感知。哈佛大学的史蒂文·科斯林和玛莎·法拉（Martha Farah）通过大脑成像技术表明，创意想象的视觉图像可能涉及额叶内（腹内侧皮质）部分。大脑的这一部分与颞叶部分有着来回反复的连接，而颞叶又与视觉记忆有关。通过这些连接，预期图像的原始模板最初被唤醒。通过模板与正在绘制或雕刻对象之间的交互，对象得到不断的修饰和完善，产生我们之前说过的多重分阶段迷你“啊哈！”。当这些视觉处理层次间的自我放大回音达到一个临界值时，它们就会以最后一声“啊哈！”传递至奖赏中心，如隔核和伏隔核。之后，艺术家可以放松地吸一根香烟、喝一口干邑白兰地，开始沉思。

因此，艺术的创造与对艺术的鉴赏可能利用了同样的通路（除了前者涉及额叶）。我们看到，通过峰移（或者说漫画）而增强的面部和物体过度激活了梭状回中的细胞。总体场景布局，就像在风景画中的那样，可能需要右顶下小叶参与，而“隐喻”或艺术概念方面可能需要左角回和右角回参与。对大脑左半球或右半球部分遭受损伤的艺术家开展深入的研究是值得的，尤其是考虑到我们的美学法则。

显然，我们还有很长的路要走。同时，对其进行推测的过程也很有趣。正如查尔斯·达尔文在《人类的由来》一书中所说：

> 错误的事实对科学进步极为有害，因为它们往往持续时间久。而错误的观点，如果有证据支持，则危害甚微，因为每个人都积极证明它们的错误。当你这样做时，一条通往错误的道路被关闭了，同时通往真理的道路被打开了。

第九章

何以为人：内省如何进化

跟哲学说再见！除非它能创造朱丽叶……

——威廉 · 莎士比亚

贾森·默多克（Jason Murdoch）是圣迭戈一家康复医院的住院患者。他在墨西哥边境附近遭遇车祸，头部受重伤，在我的同事苏布拉马尼亚姆·斯里拉姆博士对他进行检查之前，他已经处于一种半昏迷的警觉状态（无动性缄默症）近 3 个月。由于大脑前部的前扣带回皮质受损，贾森不能走路、说话或做动作。他的睡眠－觉醒周期正常，但就是卧床不起。清醒时，他看起来机警且清醒（如果可以这么说的话——在这种时候，根本找不到合适的形容词）。疼痛时，他有时会发出轻微的“哎哟”声，但不是持续的。他的眼睛会转动，视线经常跟随人移动。然而，他一个人都认不出来，哪怕是他的父母和兄弟姐妹。他既不能说话，也不能理解别人说的话，更不能与人进行有意义的交流。

如果他的父亲默多克先生在隔壁给他打电话，贾森会突然变得机警且健谈，他能认出父亲的声音并与他交谈。但在默多克先生回到房间后，贾森又会回到半昏迷的“僵尸”状态。贾森的这一系列症状叫作“电话综合征”。他能够在两种状态之间来回切换，这取决于他的父亲是否亲自出现在他面前。

这意味着什么呢？在旁人看来，就好像有两个贾森被困在一个身体里：电话里的贾森完全清醒，而贾森本人是一个没有意识的僵尸。为什么会这样？这是因为事故影响了贾森大脑中的视觉和听觉通路。令人惊讶的是，视觉和听觉每条通路的活动在到达至关重要的前扣带回之前，必须保持分离。我们接下来要讲的，正是这一环状组织，你自由意志的起源之地。

如果前扣带回大部分受损，其结果就是出现无动性缄默症状态；与贾森不同，患者会一直处于一种朦胧的状态，在任何情况下都不能与人互动。但如果前扣带回轻微受损，比如前扣带回的视觉通路在某一阶段选择性受损，但听觉通路良好，其结果就是电话综合征：贾森在打电话时突然恢复正常（说话时会使用隐喻！），但当他的父亲走进房间时，他便进入无动性缄默症状态。除了打电话的时候，贾森不再是一个正常人了。

我不是信口开河，随随便便就得出这样的结论的。虽然贾森的视觉运动系统仍可以追踪空间中的物体，并自然而然地注意到它们，但他无法识别物体，也无法为他所看到的物体赋予任何意义。除了和父亲通电话的时候，贾森缺失形成丰富且有意义的元表征的能力，而元表征不仅对我们人类的独特性至关重要，而且对我们作为个体的独特性和自我意识至关重要。

为什么贾森在打电话时是正常人，而其他时候不是？在进化早期，大脑有了创造外部物体一阶感觉表征的能力，这种表征能力只能引发非常有限的反应。例如，老鼠的大脑只有猫的一阶表征——具体来说，是一个毛茸茸的、会移动的东西，遇到了就需要条件反射地躲避。但随着人类大脑的进一步进化，出现了第二个大脑，确切地说，出现了一组神经连接，在某种意义上，它寄生在旧的大脑上。第二个大脑通过将第一个大脑中的信息处理成易控制的组块，从而创造元表征（表征的表征——一种更高层次的抽象），这些易控制的组块可用于更广泛、更复杂的反应，包括语言和符号思维。这也是为什么猫对老鼠来说只是“毛茸茸的敌人”，但对你来说是哺乳动物，是捕食者，是宠物，是狗和老鼠的敌人，是一个有耳朵、胡须、长尾巴、会喵喵叫的东西，它甚至让你想起穿着乳胶衣服的哈莉·贝瑞[①]。它有一个名字，叫作“猫”，象征着大量的联想。简而言之，第二个大脑赋予物

① 哈莉·贝瑞是电影《猫女》(*Catwoman*) 的主演。——译者注

体意义，创造元表征，让你自觉意识到这是一只猫。这一点老鼠的大脑可做不到。

元表征也是我们能拥有价值观、信仰和排列事务优先级的先决条件。例如，厌恶的一阶表征是一种本能的“避开它”的反应，而元表征还包括其他方面，比如你对道德败坏或伦理丧失事件的社会性厌恶。这样的高阶表征可以在你的头脑中以一种人类独有的方式进行处理。它们与我们的自我意识有关，让我们在外部世界找到意义，包括物质世界和社会世界，并据此定义自己。例如，我可以说，“我发现她很厌恶清空猫砂盆”。

如果将视觉和听觉比作人，那么贾森的视觉已逝，因为他缺失对所见事物形成元表征的能力。[1]但贾森的听觉存活了下来，他形成对父亲、自我和他们共同生活的元表征的能力基本上完好无损，并通过大脑的听觉通路被激活。有趣的是，当默多克先生亲自来找儿子谈话时，听觉上的贾森会暂时“下线”。这可能是因为人脑强调视觉处理，视觉上的贾森压制住了他听觉上的“双胞胎兄弟”。

贾森向我们展示了一个典型的自我分裂的病例。他的一些“碎片”已被摧毁，其他的部分却保存完好，并且能够实现它们的功能，令人惊异。如果贾森已被分解成“碎片”，那他还是贾森吗？正如我们将看到的，各种神经系统状况显示，自我不再是它所认为的整体。这一结论与我们最根深蒂固的信念相悖，但数据就是数据。神经学告诉我们，自我有许多组成部分，单一自我的概念很可能是一种错觉。

---

21 世纪的某一时刻，科学将直面它最后的未解之谜之一：自我的本质。你的大脑不仅能够生成对外部世界的“客观”描述，而且能够

直接体验内部世界——丰富的心智活动，拥有知觉、意义和感受。最神秘的是，你的大脑也会反观自身，产生自我意识。

对自我的探索和对自身众多奥秘的探寻，并不是什么新兴研究。这一研究曾经一直是专属于哲学家的领域，但是坦白说，他们总体上没有取得很大进展（不是因为他们不够努力，他们从事这一工作已有两千年了）。尽管如此，在保持语义简洁和强调术语的明确性方面，哲学功不可没。[2] 例如，人们经常用“意识”这个词指代两件不同的事情：其一是感受性——感觉的直接体验特性，比如苹果是红色的，或咖喱是辣的；其二是体验这些感受的自我。感受性让哲学家和科学家困惑不已，原因在于，尽管它们看似真实，似乎是心理体验的核心，但就其如何产生以及为什么存在的问题，大脑功能的物理及计算理论全然没有解释。

我来用一个思想实验解释这一问题。想象一下，有一位智力高度发达但患有色盲的火星科学家，当人类谈论色彩时，他才开始理解他们的意思。通过《星际迷航》级别的技术，他研究你的大脑，当你有涉及红色的心理体验时，他会弄清楚所有完整的细节。研究结束时，他可以解释当你看到、想到或者说到“红色”时，你身上的每一种物理化学反应和神经的反应。现在问问你自己：这一解释是否意味着火星人有了看到和想到红色的能力？色盲的火星人现在是否可以确信，虽然他的大脑对特定波长的电磁波没有反应，但他能够理解你的视觉体验？大多数人会说不能。因为大多数人认为，无论对颜色认知的外部客观描述多么详细、多么准确，其中心总有漏洞，因为它没有考虑红的感受性。事实上，你无法将看到红色的感觉传达给他人，除非你直接将自己的大脑与他人的大脑连接起来。

也许科学最终会发现一些意想不到的方法或框架，以实证和理性的方式研究感受性，但是这样的进步离现在的我们还很遥远，就像分子遗传学对于那些生活在中世纪的人一样难以想象，除非某个地方藏着专攻神经学的爱因斯坦。

我认为感觉性和自我是不同的。然而，没有后者你将无法解释前者。没有自我，体验/内省的感受性概念是不存在的。弗洛伊德也持类似观点，他认为我们不能把自我等同于意识。他说，我们的精神生活由无意识掌控，好像一个翻滚着记忆、联想、反应、动机和驱动力的大锅。你的“有意识的生活”只不过是你出于其他原因而做的事情的详尽的事后合理化结果。由于当时的技术不够先进，弗洛伊德缺乏工具，无法对大脑进行观察，也无法将自己的想法付诸实践，因此他无法证明自己的理论是真正的科学而非完美的修辞。[3]

弗洛伊德的观点是否有可能是对的？是否构成我们“自我”的大部分因素都是无意识、不可控且不可知的？[4]虽然弗洛伊德目前不受欢迎（说得委婉些），但现代神经科学的确证实了他的观点，即大脑只有有限的部分是有意识的。有意识的自我不是某种“内核”或集中的本质，不坐在神经迷宫中心的特殊王座上，但它也不是整个大脑的附属品。相反，自我似乎源于大脑中一些区域形成的相对较小的集合，这些区域与强大的神经网络相连。识别这些区域很重要，因为它有助于缩小搜索范围。毕竟，我们知道，肝脏和脾脏没有意识，只有大脑有意识。我们只是前进了一小步，认为大脑只有某些部分是有意识的。是哪些部分呢？它们有什么功能呢？这些问题是了解意识的第一步。

盲视现象明确显示，弗洛伊德的无意识理论不无道理。回顾第二章，盲视患者视觉皮质的 V1 区域有损伤，因此看不到任何东西。他是盲人，他无法体验任何与视觉相关的感受性。如果你在他面前的墙上投射光点，他会直截了当地告诉你，什么也看不到。然而，如果有人要求他伸手去触碰那个光点，他却不可思议地准确碰到了，尽管这对他来说像是胡乱猜测。正如我们前面所见，他之所以能够做到这一点，是因为他的视网膜和顶叶之间的旧通路是完好无损的。因此，即使他看不到光点，他仍可以伸手触摸它。事实上，盲视患者经常可以利用这一通路来猜测一条（垂直或水平）直线的颜色和方向，即使他不能有意识地感知它。

这一点令人吃惊。这意味着只有通过视觉皮质的信息才与意识相关，并与自我相关。另一个平行通路可以在没有意识的情况下执行手动所需的复杂计算（甚至正确地猜颜色）。为什么呢？毕竟，这两条视觉信息通路是由完全相同的神经元组成，它们执行同样复杂的计算，然而，只有新通路的视觉信息上有意识存在。这些“需要”或“产生”意识的回路有什么特别之处？换言之，为什么视觉和视觉引导行为的所有方面都与盲视不同，但在没有意识和感受性的情况下，它们却能够准确地运作？这一问题的答案能否帮助我们解开意识之谜？

盲视的例子具有启发性，因为它不仅支持了无意识心智的观点，还提供了神经科学是如何协调大脑最深处运作的证据，从而解开了谜团。可以说，它解决了一些困扰了哲学家和科学家数千年的关于自我的问题。通过研究自我表征方面有障碍的患者，以及观察特定大脑区域如何产生功能障碍，我们可以更好地理解正常人类大脑如何产生自我意识。每种障碍都成为了解自我某一方面的窗口。

首先，让我们定义自我的这些方面，或者至少定义我们对它们的直觉感受。

1. 统一：尽管你的感官体验五花八门，让你应接不暇，但你是作为一个人在感受。此外，你各种各样的（有时甚至是矛盾的）目标、记忆、情绪、行动、信仰和当前的意识似乎凝聚成了单一个体。
2. 连续性：尽管你在生活中会遭遇大量不同的事件，但你会透过时间感受到一种身份的持续感——从某一刻到另一刻，从某一年到另一年，你的身份是连续的。正如恩德尔·托尔文所说，你可以进行精神上的“时间旅行”，既可以“回到”童年，又可以“去往”未来，毫不费力地来回切换。这种普鲁斯特式的高超技能为人类所独有。
3. 具身：你感觉自己固定在自己的身体中。你从来没想过，刚刚用来拿车钥匙的手可能并不属于你。你肯定也不敢相信一个服务员或收银员的手臂其实是你自己的手臂。然而，这只是表面，事实上，你的具身感惊人般地易犯错又灵活。信不信由你，但是你可以被视觉欺骗，暂时离开你的身体，在另外一个地方体验自己。（当你看到自己的实时视频或站在满是镜子的狂欢节大厅里时，在某种程度上就会发生这样的事情。）通过化浓妆来伪装自己，看着自己的视频图像（不会像镜子里的图像那样左右翻转），你可以得到一种灵魂出窍的体验，尤其是当你移动身体的各个部位或改变表情的时候。此外，正如我们在第一章看到的，你的身体意象是高度可塑的，可以利用镜子改变位置和大小。我们将在本章后面讲到，疾病会严重干扰身体意象。
4. 隐私：你的感受性和精神生活属于自己，别人是看不到的。由于镜像神经元的存在，你可以对他人的痛苦感同身受，但你不能真正体会到他人的痛苦。然而，正如我在第四章提到的，在某些情况下，你的大脑会产生触觉，并能够精确地模拟他人正在经历的感觉。例如，如果我麻醉你的手臂，让你看着我触碰我的手臂，你就会开始感觉到我的触觉。以上便是自我的隐私。

5. 社会嵌入：自我保持着一种隐私性和自主性，掩饰它与大脑之间的密切联系。我们几乎所有的情绪都只在与他人相关时才有意义，这难道是巧合吗？骄傲、自大、虚荣、有野心、爱、恐惧、怜悯、嫉妒、愤怒、狂妄、谦卑、怜悯，甚至自怜——这些在真空社会中没有任何意义。例如，基于共同的人际交往，对他人心怀怨恨、感激或善意，在进化上是非常有意义的。你会考虑到意图，将选择能力或者说自由意志归因于社交伙伴，并在此基础上因他们的行为而拥有丰富的社会情感。但是，我们总是顽固地将动机、意图和过失归咎于他人行为，以至于我们经常将社会情绪过度延伸至非人类、非社会的对象或情境。你可能会对落在身上的树枝，甚至对高速公路或股市感到"愤怒"。值得注意的是，这是宗教的主要根源之一：我们倾向于为自然赋予人类的动机、欲望和意志，因此我们不得不恳求、祈祷、讨价还价，并寻找为什么上帝，或者因果报应，或者你所见到的其他天命之类的东西以自然灾难或其他苦难的方式（单独或共同地）惩罚我们的理由。这种持续的内驱力揭示了自我怎样才能成为社会环境的一部分，而自我能够以自己的方式与社会环境进行互动和理解。

6. 自由意志：你有一种能够有意识地在不同的行动方案中做出选择的感觉。通常情况下，你不会觉得自己像个机器人，也不会觉得自己的思维是被动的，受到机遇和环境的冲击——尽管在某些"疾病"，如浪漫的爱情中，你会产生身不由己的感觉。我们尚不清楚自由意志如何运作，但是，正如我们将在本章后面看到的，至少有两个大脑区域参与其中。第一个是大脑左侧的缘上回，它允许你想象或设想不同的可能的行动步骤。第二个是前扣带回，它让你根据前额皮质决定的价值层级期望（并帮助你选择）一种行动。

7. 自我意识：自我的这一方面几乎不言自明，不自知的自我是矛盾的。在本章的后半部分我将提出，你的自我意识可能部分依赖于你的大脑递归利用镜像神经元，允许你从他人的（非自我中心的）视角来反观自己。因此，你在使用表达“自我意识”的词（例如“尴尬”）时，你真正想表达的意思是你意识到别人意识到你。

这7个方面，就像桌子腿，共同支撑着我们所谓的自我。然而，正如你已经了解到的，它们很容易受到幻觉、错觉和疾病的影响。缺了其中一条腿，这张自我的桌子仍然可以站稳，但是如果它失去太多桌腿，它的稳定性就会严重受损。

自我的这些各种各样的属性是如何进化出来的？大脑的哪些部分参与其中？其潜在的神经机制是什么？这些问题没有答案——当然，“因为上帝就是如此创造我们的”这样的回答可以直接结束讨论，但是如果仅仅因为答案难寻、违反常理就放弃探索，那是极不应该的。通过研究跨越精神病学和神经学界限的几种综合征，我相信我们可以搜集到宝贵的线索，了解正常大脑中自我是如何产生和维持的。在这方面，我的方法类似于书中其他方法：研究奇特案例以阐明正常功能。[5]我并没有声称已经“解决”了自我的问题（我希望能够解决！），但我相信这些案例提供了有望解决问题的方法。总的来说，我认为这是一个不错的开始，可以解决许多科学家甚至认为不合理的问题。

在我们研究具体案例之前，有几点值得注意。其中一点是，尽管不同患者症状各异，但他们在其他方面都相对正常。其二，每位患者都对自己的信仰完全真诚、自信，这种信念是不受智力影响的（就像理性的人也会固执地迷信一样），惊恐发作患者在理智时会认同你的观点，即他对死亡的预知并不“真实”，但是在病症发作期间，没有什么能够让他相信自己不是将死之人。

最后需要提醒的是：我们在根据精神病综合征的病例得出结论时，必须万分慎重，因为其中有些人的症状是假的（我希望我所研究的案例中没有）。以情爱妄想症为例：一位年轻的女士产生一种强迫性错觉，她认为一个有名的老男人疯狂地爱着她，但这名男性否认这一点。不信的话你可以自己上网搜索一下。

还有缩阳症，这一所谓病症困扰着一些亚洲男士，他们声称自己的阴茎正在缩小，最终将萎缩。[而一些年龄较大的高加索男人身上情况却恰好相反——他们觉得自己的阴茎正在延长，但事实上并非如此。我的同事斯图尔特·安斯蒂斯（Stuart Anstis）向我指出了这一点。] 缩阳症很可能是由西方精神病学家捏造出来的，尽管它可能源于身体表象中心，即右上顶叶的阴茎缩小表征，这并不是不可能的。

我们不要忘记另一个著名的发明——“对立违抗性障碍”。有时聪明、有干劲的年轻人会被诊断患上了这种病，他们敢于质疑现有权威，如精神病医生。（信不信由你，对于这一病症的诊断，心理学家可以向患者的保险公司收费。）伪装患病的人，无论是谁，都很有才，因为他们试图质疑或抗议诊断本身就可以被视为他们患病的有效证据！不可辩驳性成为该病症定义的一部分。另一种被官方认证的虚假疾病叫作慢性不良综合征——以前患有这种病的人被称为愚蠢的人。

带着这些提醒，让我们试着从各种症状本身开始探讨，并探索它们与自我及人类独特性的相关性。

具身

我们将从能让我们找到产生具身感所涉及的机制的三种疾病开始。这些疾病表明，大脑有一个天生的身体意象，当这一身体意象与来自身体的感觉输入不匹配时，无论是视觉上还是身体上不匹配，随之产生的不一致性也会破坏自我的统一感。

恋残癖：医生，求您截掉我的手臂

人类自我感觉中至关重要的一点是，一个人对自己身体及身体部位有占有感。尽管猫有某种隐含的身体意象（它不会试图挤进老鼠洞），但它不会因为肥胖而节食，也不会盯着自己的爪子，希望它消失。然而，后者恰恰会发生在一些患有恋残癖的人身上。这是一种奇怪的疾病，一个完全正常的人有强烈的意愿想要截掉一只手臂或一条腿。（恋残癖的英文 Apotemnophila 源于希腊语中的 apo、temnein 和 philia，三者的意思分别是“远离”“切除”“情感依恋”。）患者认为自己的身体“过于完整”，或者将他的手臂描述为“横插进来的东西”。你会感觉患者是在试图传达某种难以言喻的东西。比如，他可能会说：“医生，我不是觉得它不属于我。相反，我觉得它存在感太强了。”超过一半的患者真的会接受截肢手术。

恋残癖常被视为“心理问题”。甚至有人认为，它源自弗洛伊德所说的“梦的唯一目的是满足愿望”，即残肢像一根大阴茎。还有些人将这种疾病视为寻求关注的行为，而为什么寻求关注要采用这种奇怪的形式，为什么有那么多人在生活中将这种渴望埋于心底、成为秘密，这些问题从来没有得到解释。

坦白说，我认为这些心理解释并不令人信服。这种病症通常源于小时候，但一个 10 岁的小孩子不太可能想要一根巨大的阴茎（虽然坚定的弗洛伊德支持者不会排除这一点）。此外，患者还可以明确指出他想从哪里开始截肢——比如，肘部以上两厘米的地方。这不可能是一个想要肢体消失的模糊意愿，因为这总得有一个心理动力的解释。也不可能是为了吸引别人的关注，因为如果真是这样，为什么患者会对切除的地方如此计较呢？最后，患者通常没有任何其他心理问题。

我还观察到这些患者的另外两种情况，它们有力地证实了这种疾病的神经学起源。第一，超过 2/3 的病例涉及的是左肢。这样极不平衡的比例让我想起一种明显的神经学疾病，叫作假肢妄想症（我稍后会进行介绍）。患有这种疾病的患者大脑右半球卒中，他们不仅否认左臂瘫痪的事实，还坚称左臂不属于自己。但是大脑左半球卒中患者很少出现这样的情况。第二，我与保罗·麦吉奥赫和戴维·布朗发现，当触摸患者“意愿截肢线”以下的肢体部位时，产生了强烈的皮肤电反应，而触摸截肢线以上或其他肢体部位时却不会产生。也就是说，在患者被触摸截肢线以下的肢体部位时，他脑中的“警钟”疯狂作响。因为皮肤电反应很难作假，我们可以非常肯定这种疾病有一定的神经基础。

如何根据已知的解剖学知识来解释这种怪异的疾病呢？正如我们在第一章看到的，触觉神经、肌肉、肌腱和关节感觉投射到位于中央后回内部和后方的初级躯体感觉皮质（S1）和次级躯体感觉皮质（S2）。这些皮质区域包含一个系统的、由地形组织的身体感觉地图。之后，躯体感觉信息被传送至你的上顶叶（SPL），在那里与你内耳的平衡信息及肢体位置的视觉反馈结合。这些输入的信息构建了你的身体意象：一种统一、实时的身体自我表征。这种上顶叶中的身体表征

（以及它与后脑岛的连接）部分是先天的。我们之所以知道这一点，是因为有些出生时就缺失手臂的患者会产生有幻肢的逼真感受，这暗示着基因的作用。[6]这明显可以表明，这种多感官身体意象在SPL的地形组织与其在S1和S2相同。

如果身体的某个部位，比如手臂或腿，未能在你的身体意象固有架构中表征出来，其结果可能是一种陌生感，也可能是一种厌恶。为什么呢？为什么患者不是对肢体漠不关心，而是会产生厌恶感？毕竟，手臂神经损伤的患者会完全丧失知觉，但他们不会说希望自己的手臂被截除。

这个问题的答案在于"厌恶错配"这一关键概念。厌恶错配在许多类型的精神疾病中都起着至关重要的作用。其大意是大脑模块输出之间缺乏连贯性或不匹配，造成疏离、不适、错觉或妄想症。大脑厌恶内部异常，比如卡普格拉综合征患者身上出现的情感和认知之间的错配，并经常会荒谬地否认它们或为它们辩解。（我强调"内部"，因为一般而言，大脑能够承受外部世界的异常。它甚至享受其中——有些人喜欢解开令人费解的谜团，能从中获得兴奋感。）目前尚不清楚哪些内部错配导致了厌恶感的产生，但我认为这是由脑岛造成的（尤其脑岛在大脑右半球），这是一块从S2接收信号并将输出信号发送至杏仁核的组织区域，进而将交感神经兴奋信号传至身体的其他部位。

对神经损伤的患者来说，传递至S1和S2的输入本身丢失，所以在SPL中，S2和多感官身体意象之间没有错配或不一致。与此相反，在恋残癖患者身上，从肢体到S1和S2身体地图有正常的感觉输入，但肢体信号无法输出至SPL所维持的SPL身体意象。[7]大脑不能忍受这种错配，因此会认为肢体是"多余的存在"，产生轻微的厌恶感，同时伴有截肢的渴望。这种对恋残癖的解释能够说明为什么患者会在截肢线以下的肢体受到触碰时产生强烈的皮肤电反应，也能够解释其无法言说和自相矛盾的本质：那部分肢体既是身体的一部分，同时又不是身体的一部分。

与整体框架一致的是，我注意到，让患者通过缩小透镜观察困扰他的肢体，也就是从视觉上将肢体缩小，可以缓解患者的不适感。这也许是减少错配的结果。这一发现需要通过安慰剂对照实验来证实。

最后，我在实验室对 4 名恋残癖患者进行了一项脑扫描检查，并将结果与 4 名正常对照者进行比较。在对照组中，触摸身体的任何部分都会激活 SPL 的右侧区域。而在 4 名患者中，触摸他们想切除的肢体部位不会唤起 SPL 的任何活动，或者说，他们大脑的身体地图在扫描中并没有被激活。但触摸他们未受影响的肢体却会被激活。如果我们能在更多患者身上重复实验，证实这一发现，我们的理论就将得到有力支持。

我们的模型解释了恋残癖患者身上的一个奇怪的现象，即一些患者有相关的性倾向，想要与另一个截肢者发生亲密关系。这些性方面的暗示可能误导了人们用弗洛伊德观点来解释这一病症。

我想提出一些不同的建议。也许一个人对某些身形的性“审美偏好”部分是由在 SPL 的右侧区域，以及可能在岛叶皮质中表征的、固有的身体意象形状决定的。这就解释了为什么鸵鸟更喜欢找鸵鸟为伴侣（可能甚至在嗅觉暗示消失的情况下也是如此），以及为什么猪更喜欢猪的身形而不是人的身形。

在此基础上，我认为存在一种特定的基因机制，让一个人身体意象的模板（在 SPL 中）被转为边缘回路，从而决定审美视觉偏好。如果这个想法是正确的，那些身体意象里生来就没有手臂或没有腿的人就会为失去同样肢体的人所吸引。与此观点一致的是，想要截掉腿部的人总是被腿部截肢者吸引，而不是被手臂截肢者吸引。

假肢妄想症：医生，这是我母亲的手臂

有些患者会扭曲身体部位的所有权，他们患上的是神经学中最奇怪的综合征之一，其名称有点儿拗口，叫作“假肢妄想症”。大脑左半球卒中患者，其从大脑皮质向下延伸至脊髓的纤维束受到损伤。大脑左半球控制身体的右侧（反之亦然），所以他们身体右侧瘫痪。他们抱怨这种无力感，问医生手臂能否恢复知觉，结果往往令他们沮丧。

当发生大脑右半球卒中时，左侧身体瘫痪。此类患者大多数为瘫痪所困扰，但是有一小部分人否认自己瘫痪（病感失认症），甚至一小部分人否认自己对左臂的所有权，认为其左臂是属于检查医生的，或者是属于配偶、兄弟姐妹或父母的（为什么会选择某个特定的人，原因尚不清楚，但它提醒了我，卡普格拉综合征通常也涉及某个特定的人）。

在这一部分患者中，其 S1 和 S2 的身体地图通常遭到破坏。除此之外，脑卒中破坏了 SPL 右侧区域相应身体意象的表征，而 SPL 右侧区域通常接收来自 S1 和 S2 的信息。有时，右脑岛也会受到额外的伤害——右脑岛直接接收来自 S2 的信号，同时帮助构建人的身体意象。这种综合性的损伤，即 S1、S2、SPL 和脑岛均受到伤害，最终会导致患者完全丧失手臂的所有权。患者随后认为手臂是属于其他人的，可能是一种绝望、无意识的尝试，试图解释手臂的分离（这里让人想起弗洛伊德式的“投射”）。

为什么假肢妄想症只在右顶叶受损时出现，而在左顶叶受损时不

会出现呢？为了理解这一点，我们必须考虑到两个脑半球之间的分工（半球专门化），我将在本章后面详细讨论这个问题。这种专门化的雏形可能早在类人猿中就已存在，但在人类中更为显著，这也可能是促成人类独特性的另一因素。

易性癖：医生，我困于错误的身体中

自我也有性别：你认为自己是男性或女性，并期望别人如此看待你。这是自我认同的一个根深蒂固的观念，你从不会停下来思考这个问题，直到事情出了岔子——至少以一个保守、墨守成规的社会标准来看是这样的。其结果就是出现所谓易性癖这种“疾病”。

如同假肢妄想症，易性癖的症状也可以用SPL中的扭曲或错配来解释。许多想变成女性的男性易性人声称，他们觉得阴茎似乎是累赘，或者是过分突兀的存在，侵入性太强。许多想变成男性的女性易性人则声称感觉自己像一个困在女人身体里的男人，她们中的大多数人从很小的时候就有一根幻想的阴茎，许多人还声称有勃起幻象。[8]在这两种易性人中，身体内部的特定性别身体意象（令人惊讶的是，甚至包括性器官解剖学上的细节）与外部解剖结构之间的差异导致强烈的不适感，并且他们产生了减少这种错配的渴望。

科学家们已经发现，在胚胎的发育过程中，性别的不同方面平行发展：性形态（外部生理结构）、性身份（你认为自己是什么性别）、性取向（你被什么性别的人吸引）和性身体意象（大脑对你身体部位的内部表征）。一般来说，这些不同方面在生理和社会发展过程中相互协调，最终塑造出正常性别的人，但是它们可能会出现偏差，导致个体向正态分布的一端或另一端偏移。

我这里使用的只是“正常”和“偏差”这两个词相对于总人口而

言的统计意义。我的意思并不是说这些人的存在是不受欢迎的或不合理的。许多易性人告诉我，他们宁愿做手术也不愿意被“治愈”。如果你觉得这听上去很奇怪，想想那些奋不顾身却不计回报的浪漫爱情故事人物。你会要求消除你对爱情的渴望吗？答案没有那么简单。

隐私

在第四章中，我解释了镜像神经元系统在从他人角度观察世界中起的作用，包括空间和隐喻两方面的作用。人类的这一系统可能已转向内部，个人心智得以表征出来。随着镜像神经元系统“反观”自身，完整的自我意识诞生。这里出现了另一个进化的问题，即他人意识或自我意识哪一个先出现——但这有些扯远了。我的观点是，两种意识共同进化，极大地丰富了彼此，最终自我意识与他人意识之间形成了一种互惠互利的关系，这只有在人类身上才能看到。

尽管镜像神经元让你暂时从他人角度看待自己，但你不会有“灵魂出窍”的体验。你不会真的飘浮在空中，从他人的视角审视自己，也不会失去人的同一性。同样，当你看到他人被触碰时，你的“触碰”神经元就会被激活，但实际上你并没有感觉到触碰。事实证明，在这两种情况下，你的额叶抑制了被激活的镜像神经元，至少足以阻止这一切发生，这样你就能够维持在自己的身体里。此外，皮肤中的“触碰”神经会向镜像神经元发送一个空信号，比如“嘿，你没有被触碰”，以确保你不会感觉到被触碰。因此，在正常大脑中，三组信号（镜像神经元、额叶和感受器）的动态相互作用负责保护你心智和身体的独立性，以及你的心智与他人的相互作用——这是人类独有的矛盾状态。这一系统如果发生紊乱，就将导致人际界限、同一性和身体意象的消失——这让我们能够解释精神病学中一系列看似无法理解的症状。例如，镜像神经元系统中的额叶抑制如果变得紊乱，就可能会导致令人不安的灵魂出窍的体验——就好像你真的在天上看着自己。这些症状表明，在某些情况下，现实和幻觉之间的界限会变得多么模糊。

镜像神经元与“奇异”综合征

镜像神经元的活动在许多方面都可能出错，有时会导致严重的神经疾病，而我猜测，它也会在无数更微小的方面出错。例如，我想知道人际界限的消失是否可以解释更多如二联性精神病的奇异综合征，患有这种精神病的两个人，例如布什和切尼会分享彼此的疯狂。浪漫爱情是二联性精神病的一种次级形式，是一种相互妄想，常常令原本正常的人苦恼。另一个例子是代理孟乔森综合征[①]，即疑病症（每个微不足道的症状都被认为是致命疾病的先兆）被无意识地投射到他人身上（“代理人”）——通常是父母将其投射在孩子身上，而不是自己身上。

更离奇的是拟娩综合征，即上心理助产课的男性开始出现假孕，也就是怀孕的假象。（或许镜像神经元活动导致了如催乳素之类的移情激素的释放，这类激素作用于大脑和身体，从而产生“幻孕”现象。）

甚至连“投射”这种弗洛伊德提出的现象，也开始变得有意义：你想否认不愉快的情绪，但是它们太强烈了，你不能完全否定它们，所以你将其归咎于他人，这又是“我－你”的困惑。这与假肢妄想症

---

① 代理孟乔森综合征又称为代理性佯病症，通常是成人杜撰或制造孩子的病症，使得儿童受到不必要的治疗，造成心理及生理上的伤害医生表示，此病不容易被发现，通常透过旁人暗中观察亲子互动，或就医时医护人员仔细留意，才可提高诊断率。——译者注

患者将其瘫痪手臂“投射”到母亲身上没有什么不同。最后，还有弗洛伊德的反向移情，精神分析学家的自我开始与患者的自我融合，如果患者是异性，那么这种情况有时可能会让精神分析学家陷入官司风波。

显然，我并没有说自己完全了解了这些病症的成因，我只是想指出：我们可以将它们纳入考虑范围，以及它们也许能给予我们关于正常大脑构建自我的方式的提示。

孤独症

在第五章中，我提出相关证据，证明缺乏镜像神经元，或者缺乏其投射的回路，可能是造成孤独症的原因。如果镜像神经元确实在自我表征中发挥作用，那么人们就会猜测，即使是一个高功能孤独症患者，他也可能不会内省，可能永远感受不到自尊或自嘲，更不用说去感受自怜或自我膨胀，他甚至不知道这些词的意思。孤独症儿童也不能体会尴尬和脸红，这些伴随着自我意识的状态。对孤独症患者的随机观察发现，所有这些猜测可能都是正确的，但是尚未有系统实验来确定他们内省能力的极限。例如，如果我问你需求和欲望的区别是什么（需求指的是你需要牙膏，欲望指的是你想要一个女人或男人），或者骄傲和傲慢、狂妄和谦卑、伤心和悲痛的区别是什么，你通常会想一会儿，然后说出区别。孤独症儿童可能无法区分这些，但他们仍然能够区分其他抽象的特征（例如，“除了智商方面，民主党和共和党的区别是什么”）。

还有一个微妙的测试，即观察高功能孤独症儿童（或成人）能否理解别人“会意地眨眨眼”，这通常涉及你自己、你对着眨眼的人和第三人三者之间的三方社交互动，不管互动是真实的还是想象的。这需要表征你自己及其他两个人的心智。如果我在对别人（这个人看不到我眨眼）撒谎时，对你狡黠地眨眨眼睛，那我与你之间就有了一种隐含的社会契约：“让你看看，我是如何捉弄那个人的。”想在不为周围人所知的情况下与某人调情时也会眨眼，尽管我不知道这招儿是否在所有文化背景下通用。（还有最后一点，你在讲笑话时会对他人眨眼，好像在说：“你知道我是在开玩笑，对吧？”）坦普·葛兰汀是著名的高功能孤独症患者兼作家，我曾问她是否知道“眨眼”的意思。她告诉我，她理解眨眼，但却从来没有这样做过，对其也没有直观的感觉。

与本章更直接相关的是利奥·肯纳（Leo Kanner，他首先描述了孤独症）的观察，他认为孤独症儿童在谈话中经常混淆代词“我”和“你”。这表明他们不能明确自我边界，也不能进行自我－他人区分，正如我们所看到的，这取决于镜像神经元关联的额叶抑制回路。

额叶与脑岛

在本章前面的部分，我提出恋残癖部分是由躯体感觉皮质 S1 与 S2 之间的错配造成的，另一方面，恋残癖是由上顶叶（和下顶叶）的错配造成的，这里通常是你构建身体在空间中的动态图像的区域。但错配具体是在哪儿探测到的？可能在埋于颞叶里的脑岛。这一结构的后半部结合来自内部器官、肌肉、关节和耳内前庭（平衡）器官的多种感觉输入，包括疼痛，从而产生一种无意识的身体感觉。不同输入之间的差异产生明显不适感，比如你在坐船时，你的前庭和视觉感官发生冲突，你就会觉得恶心。

后脑岛接着将信息传递到脑岛前部。来自美国菲尼克斯市巴罗神经研究所的著名神经解剖学家阿瑟·D. 克雷格（Arthur D. Craig）认为，后脑岛只传达基本的无意识感觉，这些感觉需要在前脑岛以更复杂的形式“重新表征”，之后你的身体意象才能有意识地被体验到。

克雷格提出的“重新表征”与我在《脑中魅影》一书中提到的“元表征”大致类似。但我认为，需要前扣带回与其他额叶结构之间进一步来回互动，以构建能够反思并做出选择的人的完整感。没有这些互动，有意识的自我并无意义，无论它是否具有具身性。

到目前为止，我在这本书中很少提到额叶。人类的额叶特别发达，人类之所以拥有诸多独特特征，额叶发挥着重要作用。额叶由运动皮质及其前部大块皮质（前额叶）组成。每个前额叶包含三个部分：腹内侧前额叶，位于底部内侧；背外侧前额叶，位于上部外侧；背内侧前额叶（DMF），位于上部内侧（见导读图 2）。（因为口语中“额叶”包括前额叶皮质，所以我在缩写中使用字母 F，而不是 P。）下面让我们看一下这三个前额叶区域的一些功能。

在第八章讨论对美的愉悦的审美反应时，我提到了腹内侧前额叶。腹内侧前额叶也接收来自前脑岛的信号，产生具身性的有意识感觉。它连同部分前扣带回皮质，激发采取行动的“欲望”。例如，恋残癖患者的身体意象差异先由右前脑岛拾取，之后传递给腹内侧前额叶和前扣带回，以激发行动的有意计划：“去墨西哥截掉胳膊！”同时，脑岛将其直接投射至杏仁核，杏仁核通过下丘脑激活自主“战斗或逃跑”反应。这就解释了我们为什么会在恋残癖患者身上观察到皮肤出汗增加（皮肤电反应）现象。

当然，这一切纯粹是猜测，我甚至不知道我关于恋残癖的解释是否正确。尽管如此，我的假设提供了一种推理方式，这是解释诸多大脑疾病所需要的。将这些疾病归为“心智”或“心理”问题而置之不理是没有用的，这样的标签既不能解释其正常功能，也不能帮助病人。

鉴于它们与边缘结构的大范围的联系，毫不奇怪的是，内侧额叶（腹内侧前额叶，可能还有背内侧前额叶）也参与建立支配你伦理道德的价值体系，伦理道德特征在人类身上特别明显。除非你是一个反社会者（正如安东尼奥·达马西奥所示，反社会者的这些回路有些紊乱），通常你不会撒谎或欺骗别人，即使你百分之百确定就算自己骗人也没关系。事实上，你的道德感强烈，特别在乎别人对你的看法，甚至至死都会这样。假设你被诊断为晚期癌症，你的抽屉中有一沓旧书信可能在你死后会被翻出来，让你陷入性丑闻。你会即刻销毁这些证据，大多数人都会这么做，但是从逻辑上讲，为什么身后名声对已逝的你那么重要呢？

我已经暗示了镜像神经元在共情中的作用，猿类肯定也有各种同理心，但人类既有同理心又有自由意志，这是做出道德选择的两个必要因素。这需要用到的镜像神经元，连同前扣带回，在人类身上比任何猿类都要复杂。

现在让我们看看背内侧前额叶。脑成像研究发现，背内侧前额叶涉及自我的概念方面。如果让你来描述自己的特性及个性特质（而不是别人的），这一区域在脑成像显示中会亮起来。另一方面，如果让你描述具身的直观感受，可能你认为腹内侧前额叶区域会亮起来，但这一研究还未被证实。

最后是背外侧前额叶。当你正在用精神意象呈现事物时，需要背外侧前额叶，所以你利用前扣带回皮质将注意力引导至信息的不同方面，并根据你的意愿采取行动。（这一功能用术语表述叫作工作记忆。）逻辑推理也需要背外侧前额叶，这涉及注意从不同角度看待某一问题，以及解决在顶下小叶合成的抽象问题，例如单词和数字（见第四章）。这一精确规则是如何产生以及在哪里产生的，谁也不知道。

背外侧前额叶还与顶叶相互作用。二者共同构建一个在空间和时间中有意识体验、移动的动画身体（补充了脑岛－腹内侧前额叶通路营造出的感觉，即更本能地感觉到自我固定在身体中）。两种身体意象之间的主观界限有些模糊，这提醒我们连接的复杂性，哪怕是像身体意象这样“简单”的事。稍后我将解释这一点，我们将认识一位患者，他身旁有一个幻象双胞胎兄弟。前庭刺激使得这个双胞胎兄弟变小和移动。这意味着（a）前庭输入至脑岛（产生身体的本能固定）和（b）前庭输入至右顶叶（与肌肉、关节感觉和视觉一起）的信号之间有强烈的相互作用，构建了一个有意识地体验、移动身体的生动感觉。

统一

如果自我并不是由单一实体产生，而是由我们没有意识到的多种力量推拉产生的，会怎样呢？现在我将从病感失认症和灵魂出窍体验的角度来审视自我的统一与不统一。

半球专门化：医生，我有两个大脑

许多流行心理学研究两个脑半球在承担不同任务时如何做到专门化的问题。例如，人们认为大脑右半球比左半球更直观、更具创造力、更情绪化，而左半球更线性、更理性、心态上更像斯波克博士（星际迷航中的角色）。在新时代，许多专家想方设法让右半球释放隐藏的潜力。

和大多数流行观点一样，这一切有一个最核心的事实。在《脑中魅影》一书中，我假定两个脑半球有着不同却又互补的方式以应对世界。在此，我将考虑这与病感失认症的相关程度，即一些脑卒中患者否认自己瘫痪。更广泛一点儿来说，它可以帮助我们理解为什么即使是最正常的人，包括你和我，也偶尔会有轻微否认和将问题合理化的行为，以应付我们日常生活中的压力。如果两个脑半球有差异，那么在进化过程中发生了什么才导致了这样的差异呢？

信息通过感官到达，与先存记忆合并，创建一个关于自己和世界的信念系统。我认为，这种内在一致的信念系统主要由大脑左半球构建。如果有一小部分异常信息不符合信念系统的“大局”，左半球将试图掩饰这些差异和异常，以保持自我一致性和行为稳定性。在一种被称为虚构症①的病症中，左半球有时甚至会伪造信息以保持其和谐性及整体性。弗洛伊德主义者可能会说，左半球这样做是为了避免自我被破坏，或者是为了减轻心理学家所说的认知失调，即自我内部不同方面之间的不和谐。这样就导致了精神病学中的虚构症、否认和妄想的产生。换句话说，弗洛伊德主义者认为这些症状主要源于左半球。然而我的观点与正统的弗洛伊德主义不同，我认为它们不是为了“保护自我”而形成的，而是为了稳定行为并注入一种连贯性和生活的叙事感。

这必须有一个限度。如果不加以控制，左半球很可能让人产生妄想症或狂躁症。贬低自己的弱点是一回事（不切实际的“乐观主义”可能暂时有用），但自欺地认为自己有足够的钱买一辆法拉利（或者认为自己的手臂没有瘫痪）却是另外一回事，而两者都不真实。因此，我们似乎有理由假设右半球“故意唱反调”，让“你”对自己采取一种超然、客观的（非以自我为中心的）心态。[9] 右脑系统通常能够检测到主要差异，这些往往是你以自我为中心的左半球忽略或压制的，但

① 虚构症是指患者在回忆中将过去实际上从未发生的事或体验说成确有其事。患者就以这样一段虚构的事实来填补他所遗忘的那一片段的经过。某些脑器质性疾病患者由于记忆力的减退，会以想象的、无事实根据的一些经历或事件填补记忆缺失，这种疾病被称为记忆性虚构症。——译者注

实际上本不应该如此。当你意识到这一点时，你的大脑左半球就会醒悟过来，采取行动，修改它的叙述。

人类心智的许多方面可能源于两个半球互补区域之间的推拉对抗，这一观点看似过于简单。事实上，这一理论本身可能是“二分法”的结果，即大脑倾向于通过将事物分为对立的两极（昼夜、阴阳、男女等）来简化世界。但从系统工程角度来看，这非常有意义。在生物学中，稳定系统和避免振荡的机制是规则而不是例外。

现在我将解释为什么大脑两个半球应对方式之间的差异会导致病感失认症，即对残疾的否认，我在这里讲的是对瘫痪的否认。正如我们前面看到的，当大脑任一半球因脑卒中受损时，结果就是偏瘫，即身体的一侧完全瘫痪。如果脑卒中发生在大脑左半球，那么身体的右侧就会瘫痪，不出所料，患者将抱怨他的瘫痪并要求接受治疗。大多数大脑右半球卒中患者也是如此，但有少数患者却无动于衷。他们淡化瘫痪的影响，顽固地否认他们不能移动的事实，甚至否认他们的肢体陷入了瘫痪状态。这种否认通常是因大脑右半球额顶骨区预设的“故意唱反调”受到了额外伤害，导致左半球进入“开放回路”状态，荒谬地否认一切。

我最近检查了一位很聪明的患者，她叫诺拉，60 岁，她的病症特别明显。

“诺拉，今天感觉怎么样？”我问道。

“挺好的，医生，就是医院的食物实在太难吃了。”

“好的，我来看看。你能走路吗？”

“可以。”（事实上，上周她连一步都没迈出。）

“诺拉，你能用手吗？能移动它们吗？”

“可以。”

“两只手都可以？”

“是的。”（诺拉一周都没有用过叉子。）

“你能移动左手吗？”

“当然。”

“那用你的左手碰一下我的鼻子。”

诺拉的手丝毫未动。

“你在碰我的鼻子吗？”

“是的。”

“你能看见自己的手触碰我的鼻子？”

“是啊，它就是在碰你的鼻子啊！”

几分钟后，我抓住诺拉毫无生气的左臂，将它靠近她的脸，问道：“这是谁的手？诺拉。”

“那是我母亲的手，医生。”

“你母亲在哪儿呢？”

这时，诺拉一脸疑惑，四下张望找她的母亲。“她躲在桌子下面。”

“诺拉，你说你可以移动左手，对吗？”

“是的。”

“让我看看。用你的左手触碰你的鼻子。”

诺拉毫不犹豫将右手移向她那瘫软的左手，抓住它，把它当作工具一样来触碰她的鼻子。令人惊讶的是，尽管她否认自己的左臂瘫痪，但在某种程度上她肯定知道左臂瘫痪，否则，她为什么会不由自主地伸出右手去抓它呢？为什么她要用“母亲的”左手作为触碰自己鼻子的工具？看来诺拉的身体内有很多个诺拉。

诺拉的病例是病感失认症的一个极端情况。更常见的情况是，患者试图淡化自己瘫痪的事实，而不是完全否认或虚构。“我没问题的，医生。一天比一天好！”多年来，我见过许多这样的患者，令我震惊的是，他们说的话听起来与我们每天为克服生活中的矛盾而采用的否认的说辞和合理化的做法惊人地相似。西格蒙德·弗洛伊德（特别是他的女儿安娜）把这些称作“防御机制”，暗示它们的功能是“保护自我”——当真是在保护吗？这种弗洛伊德式的防御机制包括否认、合理化、虚构、反向作用、投射、理智化和抑制。这些奇怪的现象与意识的问题只有些许关联，但正如弗洛伊德所说，它们代表着意识和无意识间动态的相互作用，所以对它们的研究可以间接地帮助我们理解意识和人性的其他相关方面。所以，下面我将列举这些机制。

1. 否认——我的手臂没有瘫痪。
2. 合理化——我们往往将令人不快的事实归咎于外部原因。例如，我们可能会说，“考试太难了”，而不是“我学习不够努力”；或者“教授简直是虐待狂”，而不是“我不够聪明”。这种倾向在患者身上被放大了。

   例如，我问一位患者多布斯先生：“你为什么不按照我说的去移动你的左手？”他的答复五花八门。

   “我是个军官，医生。我不听从命令。”

   “医学院的学生已经测试了我一整天。我累了。”

   “我的手臂有严重的关节炎，动起来太疼了。”
3. 虚构——为保护自我形象而编造事实的倾向。患者会无意识地这样做，并不是故意欺骗。“我能看到我的手在动，医生。它离你的鼻子只有一英寸。”
4. 反向作用——患者往往倾向于主张与自己的真实情况相反的事情，或者套用哈姆雷特的话说，往往过分反对。其中一个例子就是未公开性取向的同性恋者强烈反对同性婚姻。

还有一个例子。我记得在脑卒中诊所中，我指着一张沉重的桌子问一位左臂瘫痪的患者：“你能用右手抬起那张桌子吗？”

“可以。”

“你能抬起多高呢？”

“差不多一英寸。”

“你能用左手抬起那张桌子吗？”

“可以，差不多能抬起两英寸。”

很明显，患者心底的某个地方知道她瘫痪了，否则她为什么要夸大手臂的能力呢？

5. 投射——将自己的不足归咎于他人。例如，患者在诊断时会说：“这只（瘫痪的）手臂属于我的母亲。”在日常生活中，有的人会说：“他是个种族主义者。”

6. 理智化——将情感上具有威胁的事实转化为智力问题，从而转移注意力，减弱其情感影响。许多身患绝症的患者的配偶或家庭成员无法面对亲人可能离去的事实，开始将疾病作为纯粹的智力挑战来对待。这可以被视为否定和理智化的结合，用什么术语来表达其实并不重要。

7. 抑制——阻止痛苦回忆的倾向，这些回忆一旦被挖掘出来就将成为“自我的痛苦”。尽管这个词已在流行心理学中得到应用，但记忆研究人员长期以来一直对抑制持怀疑态度。而我认为这种现象是真实的，因为我在许多患者身上看到了明显的例子，它们就是数学家所称的“存在证明”。

例如，大多数患者在否认几天后，会从病感失认症中恢复。我见过这样一位患者，他连续 9 天声称自己对瘫痪的手臂“运用自如”，尽管我对这再三质疑。到第 10 天，他完全不再否认自己的瘫痪了。

当我询问他的情况时，他立刻回答道：“我的左臂瘫痪了。”

“它瘫痪多久了？”我惊讶地问道。

他说：“为什么这样问呢？过去几天您一直在给我看病啊。”

“当我昨天询问你的手臂时，你的回答是什么？”

“我当然说它瘫痪了。”

显而易见，他在“抑制”他的否认。

我在本书中反复强调，“信念”不是单一的东西，病感失认症就是一个突出的例子。它有许多层次，可以一层一层剥开，直到真实的“自我”成为空洞的抽象。正如哲学家丹尼尔·丹尼特曾经说的，“自我”在概念上更类似于一个复杂物体的“重心”，由许多向量相交于单一的虚点。

因此，病感失认症远不只是一种奇怪病症，它对了解人类心智提供了新的角度。每当我遇到患有这种疾病的患者时，我都会觉得自己是在透过放大镜看人性。我禁不住想，如果弗洛伊德知道有病感失认症这样的病，他一定很乐意去研究它。例如，他可能会问：是什么决定你使用哪种防御机制？为什么在某些情况下会使用“合理化”机制，而在另一些情况下会使用“否认”机制？这是否完全取决于具体情况或者患者的性格？是不是查理总使用“合理化”机制，而乔总使用“否认”机制呢？

除了能从进化的角度解释弗洛伊德心理学，我的模型可能也能解释双相情感障碍（躁郁症）。双相情感障碍的情绪波动，可能也源于类似的大脑左右半球的应对方式——左边是躁狂和错觉，右边是“故意唱反调”。如果是这样，那这种情绪波动实际上会不会是由大脑两个半球之间的交替引起的呢？我以前的老师南比亚尔博士（Dr. K. C. Nambiar）和杰克·佩蒂格鲁曾指出，即使在正常个体中，大脑半球及其相应的应对方式之间也可能会有一些自发的“翻转”。这种波动的一种极端夸张的形式被精神病学家认为是“功能失调”或“双相障碍”，尽管我认识的一些患者愿意忍受抑郁的发作，以便（只是举个例子）他们能够继续与神进行短暂而愉快的交流。

灵魂出窍体验：医生，我将身体留在了身后

正如我们之前看到的，大脑右半球的工作之一是对自己及所处情境采取一种超然的宏观态度。这一工作还能够让你从局外人的角度“看待”自己。例如，当你在预演一场讲座时，你可能会想象自己在观众席间踱来踱去。

这一想法也可以解释“灵魂出窍”的体验。同样，我们只需要对抑制性回路稍加破坏，这些回路通常会控制镜像神经元活动。右额顶区损伤或使用氯胺酮药物（可能影响相同回路）麻醉会消除这种抑制。结果，你开始离开自己的身体，甚至感觉不到自己的痛苦；你“客观地”看待你的痛苦，就好像在经历这种痛苦的是别人。有时你会有一种感觉：你已经离开了身体，在上空盘旋，看着自己。请注意，这些回路很容易受到大脑缺氧的影响，这也可以解释为什么这种出体感觉在濒死体验中很常见。

一位名叫帕特里克的患者经历的灵魂出窍体验比其他人所经历的更奇怪。帕特里克是犹他州的一名软件工程师，被诊断其额顶区域患有恶性脑瘤。肿瘤位于他的大脑右侧，这是不幸中的万幸，如果肿瘤在大脑左侧，他将更加担心。帕特里克被告知，即使切除肿瘤，他也只有不到两年的时间可活，但他并不当回事。真正让他感兴趣的是另一件事，一件他或其他任何人都无法想象的奇怪事情。

他注意到，自己的身体左侧有一个无形但他能生动感觉到的“幻

象双胞胎兄弟”。这与常见的灵魂出窍体验不同，帕特里克的双胞胎兄弟以近乎完美的同步方式模仿他的每一个动作。苏黎世大学医院的彼得·布鲁格（Peter Brugger）对帕特里克这样的患者进行了大范围的研究。他们提醒我们，即使是心智不同方面之间的一致性，也可能因大脑疾病而错乱，例如主观“自我”和身体意象。一定有一种特定的大脑机制（或与之匹配的机制）来保持这种一致性；如果没有的话，它不可能选择性地影响帕特里克，而他心智的其他方面完好无损。事实上，他的情绪正常，能够自省，聪慧且待人可亲。[10]

出于好奇，我用冰水冲洗了他的左耳道。众所周知，这一做法能够激活前庭系统，并能让身体意象产生某种震动。例如，它可以让因顶叶卒中而患上病感失认症的患者短暂地恢复对身体瘫痪的意识。当我对帕特里克这样做时，他惊讶地注意到双胞胎兄弟的身形、移动幅度和姿态变化都在缩小。啊，我们对大脑知之甚少！

灵魂出窍的体验在神经学中很常见，但它们不知不觉地和我们所说的分离状态被归为一类，而分离状态在精神病学中较为常见。这一短语指的是个人在经历极度痛苦的过程时，从精神上将自己与身体分离。（辩护律师经常利用这一点进行辩护：被告处于分离状态，他看着自己的身体“表演了”谋杀，但被告的个人意愿没有参与其中。）

分离状态除了涉及一些与灵魂出窍相同的神经结构，还涉及两个其他的结构：下丘脑和前扣带回。[11] 通常来说，当遇到威胁时，下丘脑会有两种输出：一种是行为输出，例如逃跑或战斗；另一种是情感输出，例如惧怕或攻击。（我已经提到了第三种输出——自主唤醒，它会引起出汗的皮肤电反应，导致血压和心率升高。）前扣带回同时保持活跃，它让你保持清醒，并时刻警惕新的威胁和关注新的逃跑机会，但威胁程度决定了三个子系统的参与程度。当一个人面临极大威胁时，有时最好是静静地躺着，什么也不做。这可以被视为一种“装死”的形式，关闭了行为和情感输出。比如，当捕食者近在咫尺以至于不可能逃跑时，负鼠就会完全静止不动。此刻任何尝试都只会激发肉食动物追逐逃跑猎物的本能。尽管如此，前扣带回在整个过程中始终保持饱满的工作状态，保持警觉，万一捕食者没被愚弄，当事者可以寻找快速逃跑的途径。

这种“负鼠反射”的一种遗留形态，或者说它的一种功能变异，在极端紧急情况下可能表现为人类的游离状态。在这种状态下，你会关闭明显的行为和情绪，远离痛苦或恐慌，客观地看待自己。这在强奸案中有时会发生，受害者陷入一种矛盾状态：“我看着自己被强奸，就像一个冷漠而客观的旁观者——我能感受到疼痛，但不会感受到痛苦，也没有恐慌。”探险家戴维·利文斯通被一头狮子咬断手臂时一定有相同感受，他没有觉得痛苦或恐惧。

这些回路之间的激活与它们之间的相互作用也能产生不那么极端的分离形式，在这种分离中，行动没有被抑制，但情绪被抑制了。我们称之为“詹姆斯·邦德反射”：他钢铁般的意志让他在追逐和对付反派时（或者在不爱某个女人还与她共度春宵时），能够不被分散的情绪干扰以保持冷静。

社会嵌入

自我根据它所处的社会环境来定义自己。当社会环境变得不可理解，例如熟悉的人突然变得陌生，或者反之的时候，自我会感到极度痛苦，甚至觉得受到威胁。

错认综合征：医生，那不是我的母亲

人的大脑为其社交世界营造出统一、内部一致的画面——一个由不同自我（像你我一样）占据的舞台。这似乎是陈词滥调，但当自我出现精神错乱时，你会开始意识到，特定的大脑机制在起作用，用身体和身份将自我包裹起来。

在第二章中，我从视觉通路 2 和 3 的角度解释了卡普格拉综合征，因为它们从梭状回开始发生偏离（见图 9.1 和图 9.2）。如果通路 3（引发情感的“那又怎样”通路）被损坏，而通路 2（能够进行识别的“是什么”通路）保持完好无损，那么患者能够回忆起关于他最亲近的人的事情和记忆。简而言之，他能够认出他们，然而，令他苦恼的是，他却没有“应该”有的那种温暖又充满爱的感觉。这种错配或令人痛苦，或令人困惑而无法接受，于是患者就产生了存在一个相同的冒名顶替者的错觉。他在妄想的道路上越走越远，他可能会说“我另一个母亲”之类的话，甚至声称有好几个类似母亲的存在。这叫作副本，或复本。

现在想想，如果卡普格拉综合征的情况反过来，即通路 3 保持完好无损，通路 2 被损坏，又会发生什么。患者会失去识别面孔的能力，他变成脸盲，这种情况被称为面孔失认症。然而，他完好无损的梭状回仍然会无意识地完成识别面部的工作，梭状回仍能够继续沿着完好的“那又怎样”通路将信号传递至杏仁核。结果是，他仍然对熟悉面孔有情感上的反应，例如当他看到母亲时，他会有强烈的皮肤电反应，但是他不知道他看到的是谁。奇怪的是，他的大脑和皮肤“知道”这些他意识不到的东西。（这在安东尼奥·达马西奥的一系列简洁实验中得到体现。）因此，你可以把卡普格拉综合征和面孔失认症看作彼此的镜像，无论在生理结构上还是在临床症状上都是如此。[12]

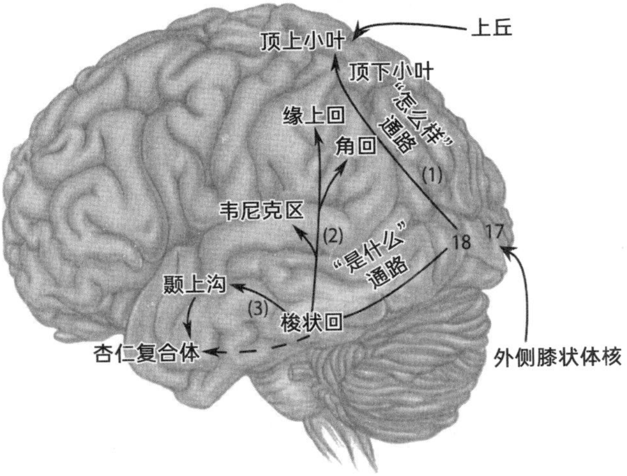

图 9.1 激活视觉通路和其他区域以解释精神疾病症状的高度示意图：颞上沟和缘上回可能富含镜像神经元。

通路 1（“怎么样”通路）和通路 2（“是什么”通路）被解剖学证实。“是什么”通路又分成两路，分别是“是什么”通路和“那又怎样”通路——主要是基于功能考虑和神经学。顶上小叶参与身体意象和视觉空间的构建。顶下小叶与身体意象有关，但也负责猴子和（有可能）类人猿的抓握行为。缘上回为人类所独有。在人类发展过程中，它从顶下小叶中分离，专用于熟练和半熟练工作，例如工具使用。其在进化过程中分离和专门化的压力来源于用手制造工具、挥动武器、投掷物体以及精细手部和手指操作的需要。角回可能也是人类所独有的。它从顶下小叶中分离，最初促成交叉感觉提取能力，例如爬树，并将视觉尺寸和方向与肌肉关节反馈匹配。角回用于人类更复杂的抽象活动，如阅读、写作、词汇和计算。韦尼克区与语言（语义）相关。颞上沟与脑岛（未显示）也有连接。杏仁复合体（包括杏仁核）与情感相关。丘脑的外侧膝状体核将信息从视网膜传递到 17 区（也称为 V1 区域，初级视觉皮质）。上丘接收并处理来自视网膜的信号，并通过旧通路发送至顶上小叶（中间经由丘脑枕，未显示）。梭状回涉及面部与物体识别。

对于我们大多数大脑完好无损的人来说，身份（关于一个人的已知事实）与熟悉感（对一个人的情感反应）分离，这似乎违反知觉。你如何在认出某人的同时又认不出他呢？如果你回想一下自己在某个完全陌生的地方遇到熟人，比如国外的机场，你可能会有这种模糊的感觉，无论如何都想不起他是谁。你产生了一种缺失身份的熟悉感。事实上，这种分离的发生恰恰证明不同的机制参与其中，在“机场”的你产生了一种小的、与卡普格拉综合征相反的短暂“症状”。你之所以不反感这种认知差异（除非你绞尽脑汁，拖延时间闲聊），是因为这种情况不会持续很久。如果这个熟人一直看上去很奇怪，那么不论处在什么场景，不论你和他说过多少次话，他都可能会看上去很阴险，你可能会对他产生强烈的厌恶感或多疑的感觉。

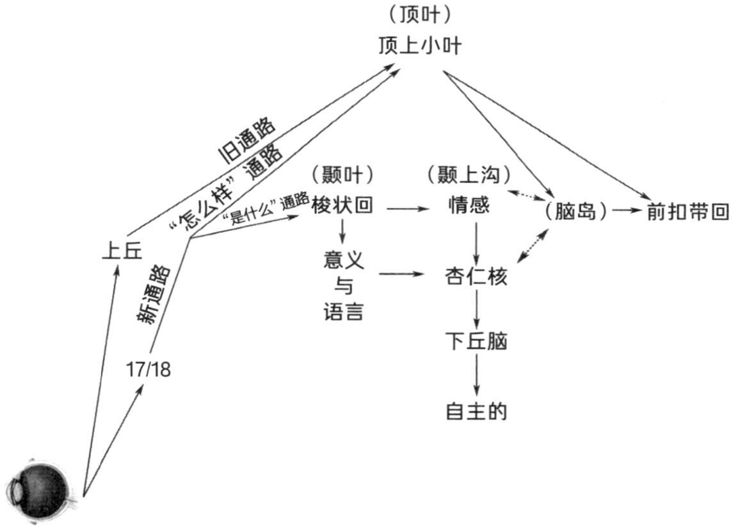

图 9.2 图 9.1 的简略图，展示了情感与语义（意义）之间的区别。

自我复制：医生，另一个戴维在哪儿？

令人吃惊的是，我们发现卡普格拉综合征中的复本甚至涉及患者自身。正如之前提到的，镜像神经元的递归活动不仅引起他人心智的表征，也引起自己心智的表征。[13] 这一混合的机制能够解释为什么我们的患者戴维指着自己的个人资料照片说，“那是另一个戴维”。在随意交谈中，他会提到“另一个戴维”，甚至直接问道：“医生，如果另一个戴维回来，我的父母会不会不认我？”当然，我们所有人都会偶尔沉迷于角色扮演，但是也不至于将比喻（“我有两个大脑”，“我不是曾经那个年轻人”）信以为真。请再次记住，尽管对现实有这样梦一般的误读，但是戴维在其他方面完全正常。

我要补充一点：英国女王也会用第三人称指代自己，但她不会将其归咎于精神异常。

弗雷戈利综合征：医生，每个人看上去都像辛迪阿姨

弗雷戈利综合征的患者声称所有人看上去都像他认识的一个原型人物。例如，我曾遇到一位患者，他认为每个人看着都像他的辛迪阿姨。产生这种现象的可能原因是，通路 3（以及从通路 2 至杏仁核的连接）因疾病而得到增强。信号的反复发射不小心激活通路 3，就像癫痫那样，这有时被叫作点燃现象。结果很奇怪，每个陌生人看上去都很面熟。为什么患者会抓住某个特定原型人物，这一点尚不清楚，但它可能源于“弥漫性熟悉”的解释是无稽之谈。同样，疑病症患者的弥漫性焦虑很少是虚无缥缈的，而是会关注某一具体器官或病症。

自我意识

我在本章前一部分提到，不知自我的自我是矛盾的。尽管如此，一些疾病会严重扭曲人的自我意识，或让患者相信他们已经死亡，或让患者误以为他们与上帝同在。

科塔尔综合征：医生，我不存在

如果你做个调查，问问人们，不管是神经科学家还是东方神秘主义者，关于自我最令人困惑的方面是什么，最常见的答案是自我能够意识到它本身，它能够思考自己的存在和死亡（唉！）。没有非人类生物能够做到这一点。

我夏天经常去印度金奈，在当地一家神经学研究所一边讲课一边坐诊。我的一位同事，A. V. 桑达南（A. V. Santhanam）博士，经常邀请我去那儿演讲，于是我注意到了一些有趣的案例。某次演讲之后的晚上，我回到办公室，发现桑达南博士和一位患者在等我。患者衣冠不整、胡子拉碴，30 岁的样子，叫尤索福·阿里。阿里十几岁开始就患有癫痫，还有周期性发作的抑郁症，我们不清楚这是否与他的癫痫有关，也不清楚这是否与他读了太多关于萨特和海德格尔的作品有关，许多聪明的青少年都读这些。阿里告诉我他对哲学有着浓厚的兴趣。

早在阿里被诊断出癫痫之前，所有认识他的人都注意到了他怪异的行为。他的母亲注意到，一周总有那么几次，阿里会短暂地脱离这个世界，进入意识模糊的状态，频频咂嘴，姿势扭曲。根据这一临床病史，连同他的脑电图（脑电波记录），我们将阿里的这种疾病发作诊断为癫痫的一种形式，叫作复杂部分性发作，这种疾病不同于大多数人想到的那种癫痫大发作（全身的）；相反，这种小发作主要影响颞叶并引起情绪变化。在阿里的癫痫不发作的时候，他头脑清晰，非常聪明。

“为什么来到我们医院？”我问。

阿里沉默着，仔细盯着我看了将近一分钟。然后他慢慢地低声说道：“没什么可做的，我是一具尸体。”

“阿里，你在哪儿？”

“我应该在马德拉斯医学院。我曾是基尔堡的患者。”（基尔堡是金奈唯一的精神病医院。）

“你是说你死了？”

“是的，我不在了。你可以说我是行尸走肉。有时我觉得自己像另一个世界的幽灵。”

“阿里先生，很明显你是个聪明人。你没有精神不正常，只是你大脑的某些部位的异常影响了你的思维方式，这就是你从精神病院转到这里的原因。有一些药物可以有效控制这种疾病的发作。”

“我不知道你在说什么。正如印度教徒所说，世界是虚幻的，一切都是幻觉。如果世界不存在，那么我有什么存在的意义？我们认为这一切都理所当然，但事实并非如此。”

“阿里，你在说什么？你说自己可能不存在？那你怎么解释此刻你正在这里和我说话？”

阿里看上去很困惑，一滴眼泪开始在他的眼睛里打转。“嗯，我此刻死亡而不朽。”

在阿里的心中，就像许多原本“正常”的神秘主义者一样，他的陈述没有本质上的矛盾。我有时想知道，颞叶癫痫患者是否有另一个现实维度？某种能够进入平行宇宙的虫洞？我当然不会将这些想法告诉我的同事，以免他们怀疑我神志是否清楚。

阿里患有神经精神病学中的一种最奇怪的疾病——科塔尔综合征。很明显，阿里的错觉是极度抑郁的结果。抑郁症患者经常伴有科塔尔综合征。然而，抑郁症本身并不是产生科塔尔综合征的原因。一方面，完全没有患上抑郁症的人，也可能会有不那么极端的自我感丧失的感受，即患者感觉自己像一个“空壳”，但却不像科塔尔综合征患者，他们对自己的病症有深刻的认识。另一方面，大多数严重抑郁症患者不会四处走动，声称自己已经死亡。因此，科塔尔综合征一定有其他不为人知的原因。

桑达南博士为阿里制订了服用抗惊厥药物拉莫三嗪的治疗方案。

“这应该会让你好些。”他说，“我们先从小剂量开始，因为有些患者会出现非常严重的过敏性皮疹，尽管这样的情况非常罕见。如果你出了这样的疹子，请立刻停药，来医院找我们。”

之后的几个月，阿里的癫痫症状消失，情绪波动也随之减少，他变得不再沮丧。但即便是 3 年后，他也仍然坚称自己已经不在人世。[14]

是什么造成了这种卡夫卡式的症状？如我先前所述，通路 1（包括顶下小叶的部分）和通路 3 都富含镜像神经元。前者参与推断意图，而后者与脑岛一致，参与情绪共情。你会注意到，镜像神经元不仅参与模仿他人行为（传统观点），还会转向“内部”，审视自己的精神状态。这可以促进内省，提高自我意识。

我认为，科塔尔综合征是卡普格拉综合征更极端、更普遍的一种形式。科塔尔综合征患者往往对赏析艺术和聆听音乐失去兴趣，大概因为这样的刺激无法唤起他们的情感。如果所有或大多数通往杏仁核的感官通路完全被切断（与卡普格拉综合征相反，即梭状回中的“面部”区域与杏仁核分离），大概就是上述状态。因此，对科塔尔综合征患者来说，不仅是父亲母亲，他的整个感官世界都不真实——不现实，像梦一样。如果这时镜像神经元和额叶系统之间的相互联系变得紊乱，患者也会感觉失去自我。失去自我，失去世界——那是接近死亡的感觉。难怪严重抑郁症患者会频繁出现科塔尔综合征。

请注意，基于这一观点，显而易见的是，科塔尔综合征的一种非极端形式是造成非现实（“世界看起来像梦一般虚幻”）和人格解体（“我感觉不真实”）的怪异状态，这在临床抑郁症中很常见。如果抑郁症患者调节共情和感知外部事物的回路有选择性损伤，而自我表征回路完好无损，其结果是产生非现实状态和一种与世界的疏离感。反之，如果自我表征回路受到损伤，而患者能够对外部世界和人做出正常反应，其结果则表现为人格解体，即内部的空虚感。简而言之，根据这些紧密联系的功能的损伤位置不同，患者要么会产生对自身的非现实感，要么会产生对世界的非现实感。

我所提出的关于科塔尔综合征的解释，即感官－情绪的极端中断和自我贬低，也能解释该病患者对疼痛漠不关心的奇怪症状。他们认为疼痛是一种感觉，但他们没有痛苦，就像米基一样（我们在第一章见到的患者）。为了恢复感觉能力（哪怕只有一点儿！），绝望的患者可能会尝试伤害自己，只为感受自我“存在”于身体中。

另一个矛盾发现也可以得到解释（还未被证实，但具有启发性），即有些严重抑郁症患者在第一次服用如百忧解之类的抗抑郁药物后选择自杀。可以说，对极端科塔尔综合征的患者来说，自杀是多余的，因为自我已经“死亡”，没有人能够或应该让他们摆脱痛苦。另一方面，抗抑郁药物可能会让患者恢复自我意识，让他们意识到生命和世界毫无意义；既然世界变得毫无意义，自杀就似乎是唯一的解脱。在这一过程中，可以将科塔尔综合征患者看作恋残癖患者，只不过残肢是“完整自我”，而不是一只胳膊或一条腿，而自杀则是一次彻底的截肢手术。[15]

医生，我与上帝同在

现在我们设想一下，如果发生极端相反的情况会如何，即颞叶癫痫患者因某种点燃现象引起通路 3 被过度激活。结果可能是患者将对他人和自我，甚至无生命世界抱有高度同理心，宇宙万物都变得尤为重要。这感觉像是与上帝融为一体，这种情况在颞叶癫痫患者中经常发生。

就像科塔尔综合征那样，我们设想一下，大脑额叶系统有会抑制镜像神经元的活动的损伤。通常，额叶系统会保持同理心，同时防止“过度共情”，从而维护你的本体感。系统有损伤后，其结果将是另一种更深层次的融合一切的感觉。

这种超越自我、融合不朽之身的感觉也是人类独有的。值得高兴的是，猿类并没有沉浸于神学和宗教。

医生，我要死了

将我们内部心理状态错误地“归因”于外部世界的错误触发因素，这是复杂交互网络的一个重要部分，也往往会导致一般精神疾病的发生。科塔尔综合征和“与上帝融合”是这种情况的极端形式[16]，其更常见的形式是惊恐发作。

有些原本正常的人会突然有末日降临的感觉，持续40～60秒，这是一种短暂的科塔尔综合征（结合强烈的情感成分）。他们心脏加速跳动（感觉像心悸），手心出汗，并伴有一种强烈的无助感。这种情况可能会在一周内发生好几次。

惊恐发作的原因之一可能是这种短暂的疾病发作影响了通路3，特别是影响了杏仁核及其通过下丘脑的情绪和自主唤醒输出。在这种情况下，将触发强烈的“战斗或逃跑”反应，但由于你不能将变化归因于外部，于是你将其内化，并感觉自己好像快要死了。这便是大脑又一次对差异产生厌恶——这次是对客观外部输入与主观内部生理感受之间的差异产生厌恶。大脑能够解释这种组合的唯一方法便是把这些变化归因于某种无法解释、令人生畏的内部来源。大脑发现虚无缥缈的（无法解释的）焦虑比能够明确解释的焦虑更难以忍受。

如果这一猜测正确，是否可以让患者提前几秒知道惊恐将要发作，从而利用这一信息“治愈”它呢？例如，如果你是患者，一旦觉察到病症即将发作，你就会快速点开手机上的一部恐怖电影。这可能会让大脑将生理唤醒归因于外部恐吓从而中止惊恐发作，而不是归因于令人害怕、难以捉摸的内部原因。在较高的智力水平下，你“知道”它只是一部电影，但这一事实并不一定会让你拒绝这种治疗方式，毕竟，当你看恐怖电影时，你确实觉得害怕，尽管你知道那“只是一部电影”。信念不是一块铁板，它有许多层次，要利用恰当的方式操纵这些层次的交互。

连续性

在自我的概念中隐含着一个概念，即一生积累的连续性有组织记忆。有一些病症能够深刻影响记忆形成和记忆提取的不同方面。心理学家将记忆（这个词大致与“习得”同义）分为三种不同的类型，每个类型都有独立的神经基质。第一种叫程序记忆，它让你习得新技能，比如骑自行车或刷牙。这种记忆在需要的时候会被立即唤起，不需要有意回忆。这种记忆普遍适用于所有脊椎动物和一些无脊椎动物，当然，它不是人类独有的。第二种记忆包括你的语义记忆，即你对世界上事物和事件的事实性认知。例如，你知道冬天很冷，香蕉是黄色的。这种记忆方式也不是人类独有的。第三种记忆最初由恩德尔·托尔文发现，叫作情景记忆，即对特定事件的回忆，例如你的毕业舞会之夜，或者你打篮球摔断脚踝的那日，或者像心理语言学家史蒂芬·平克所说，“何时何地何人对谁做了何事”。语义记忆就像一本词典，而情景记忆就像一本日记。心理学家也将二者分别称为“认知”与“记住”，只有人类有能力做到后者。

哈佛大学的心理学家丹·夏克特（Dan Schacter）提出了一个巧妙

的观点，即情景记忆可能与你的自我意识紧密相连：你的记忆需要依附于自我，而记忆反过来又丰富了你的自我。除此之外，我们倾向于以大致正确的顺序组织情景记忆，并进行某种心理时空旅行，让回忆在脑海中浮现，在生动怀旧的细节中“重游”或“重温”过往生活中的情节。这些能力是人类独有的。更矛盾的是，我们能够进行开放前进式的时间旅行，以预测和规划未来。这种能力也为人类所独有（可能需要发育良好的额叶）。没有这种规划能力，我们的祖先不可能在狩猎之前制造出石器，也不可能为下一季的收获播下种子。黑猩猩和红毛猩猩也会投机取巧地制造或使用工具（撸去树枝上的叶子，以便从蚁穴中搜寻白蚁），但它们不会提前制造工具储藏起来，以备不时之需。

医生，我的母亲什么时候去世的？在哪儿去世的？

直观来看，这一切很有道理，有时也有一些脑部疾病的证据表明，记忆不同的组成部分遭受了选择性的破坏，这些疾病有的常见，有的却很罕见。这些综合征有力地说明记忆有着不同的子系统，以及哪些子系统为人类所独有，并通过进化得来。我们都听说过头部遭受创伤后的遗忘症：患者很难回忆起受伤前几周或前几个月发生的特定事件，尽管他很聪明，能够识别人，也能够习得新的情景记忆。这种疾病叫作逆行性遗忘症，在现实生活中就像在好莱坞电影中一样常见。

相比之下，恩德尔·托尔文描述的一种病症罕见得多。他有位患者叫杰克，其额叶和颞叶都有损伤。结果，杰克没有了任何情景记忆，不论是童年时期发生的事还是最近发生的事情，他也无法形成新的情景记忆。然而，他对世界的语义记忆依然完好无损，他知道卷心菜、国王、爱、恨和无限等词的意义。我们很难想象杰克的内心精神世界。然而，不管你从夏克特理论中得出什么结论，不可否认的是杰克有自我意识。自我的不同属性，看上去就像许多箭头指向一个假想的点：我之前提到的自我的“重心”。失去任何一个箭头都可能削弱自我，但不至于摧毁它——自我勇敢地反抗命运的磨难。即便如此，我还是同意夏克特的观点，即我们每个人在头脑中形成的难以忘怀、基于毕生情景记忆的自传，与我们的自我意识有着密切的联系。

颞叶的底部内侧是海马，这是获取新情景记忆的结构。当大脑两侧受到损伤时，就会出现明显的记忆障碍，称为顺行性遗忘症。这类患者心智清醒，健谈而聪慧，但不能获得任何新的情景记忆。如果你第一次遇到这样的患者，你走开，5 分钟后回来，他照样完全不认识你，就好像从来没有见过你似的。他能一遍又一遍地读同一本侦探小说，从不感到厌烦。然而，与托尔文的患者不同，这类患者以前的记忆，即损伤发生之前所获得的记忆，大都完好无损：他记得事故发生那年约会的那个人，记得他 40 岁的生日派对，等等。所以这时需要海马来创造新的记忆，而不是恢复以前的记忆。这表明，记忆实际上并没有储存于海马。此外，患者的语义记忆不受影响。他依然知道关于人和历史的事实，也知道单词的意义等。我的同事，包括加州大学圣迭戈分校的拉里·斯奎尔（Larry Squire）、约翰·威克斯特德（John Wixted）和蒙特利尔麦吉尔大学的布伦达·米尔纳（Brenda Milner），就这类疾病做了大量的开创性工作。

若某人同时失去语义记忆与情景记忆，那么他既没有对世界的实际认识，也没有对人生的情景记忆，将会发生什么呢？这种患者并不存在，就算你恰巧遇到某位患者，他的大脑损伤“正好”使得他失去了这两种记忆，你又期待他如何回答关于“自我意识”的问题呢？事实上，如果他的确既没有语义记忆也没有情景记忆，他很有可能无法与你沟通，也无法理解你提出的问题，更不用说理解“我”的意义。

然而，他的运动技能将不受影响，他能骑自行车回到家中，这也许会让你大吃一惊。

自由意志

自我的特点之一就是你对行为有“掌控”感，由此推论，你相信自己如果做出选择，就将做出不同行为。这似乎像一个抽象的哲学问题，但在刑事司法制度中却发挥着重要作用。你只能在某人符合以下情况之一时认为他有罪：（1）他完全能够设想自己能实施另一种行为方案；（2）他能充分意识到自己行为所造成的短期与长期潜在后果；（3）他能选择不实施行为；（4）他想要获得行为带来的后果。

从左侧顶下小叶分支而来的脑回上部，也就是之前我所说的缘上回，它与产生预期行为的动态内部图像的能力密切相关。这一结构在人类身上高度进化，这一区域的损伤将导致一种叫作“失用症”的奇怪病症，患者无法执行熟练的行为动作。例如，如果你让失用症患者挥手告别，他只会盯着自己的手，开始扭动手指头。但如果你问他，“再见”是什么意思，他会回答：“就是跟同行者挥手告别。”此外，他的手部和手臂肌肉完好，能够解开一个系紧的结。他的思维及语言也未受影响，运动协调性也完好无损，但他却无法将思想转化为行动。我经常疑惑，人类所独有的这一脑回最初是不是为了制造和操作多部件工具而进化的，例如给斧头装上合适的雕刻手柄。

这些都只是故事的一部分。我们通常认为自由意志是执行的动力，与你具有多种选择、坚强意志的自主感觉有联系。关于自主感觉，即你的行动意愿和能力信念源于哪里，我们只获得了一些线索。重要线索源于对额叶前扣带回损伤患者的研究，额叶从顶叶获得主要信息输入，包括缘上回。这片区域受到损伤会导致无动性缄默症，或警惕性的昏迷状态，就像我们在本章开头看到的贾森那样。一些患者几周后会恢复，他们会说："医生，我完全意识到发生了什么。我理解你所有的问题，但是我不想回答或者做任何事情。"结果证明，这完全取决于前扣带回。

前扣带回损伤的另一个后果是异手综合征，即患者的手会做出一些事情，但这些事情并不是他"想要"手去做的。我在牛津（同彼得·哈利根一起）遇到过一位患有这种疾病的女士。患者的左手会在她没有意愿的情况下伸出去抓东西，她不得不用右手掰开左手手指，松开物体（我实验室里的一些男研究生将这称为"第三次约会综合征"）。异手综合征进一步证实前扣带回在自由意志中起着重要作用，从而将一个哲学问题转化成了神经学问题。

通过考虑抽象问题，比如感受性及其与自我的关系，哲学建立了一种研究意识问题的方法。精神分析，虽能根据有意识和无意识的大脑信息处理过程来设定问题，却没有可验证的理论来解释清楚，也没有工具来验证。我在本章中的目标是证明神经科学和神经学可以为我们了解自我结构和功能提供一个全新的、独特的视角和机会，不仅有外部的观察行为，还研究大脑的内部运作。[17] 本章中出现的患者在自我的统一性方面有缺陷和障碍，通过研究这些患者，我们可以更加深入地了解人类存在的意义。[18]

如果我们成功做到了这一点，这将是进化史上第一次某一物种通过回顾自身，不仅了解了自己的起源，而且弄清楚了是什么或谁在进行理解。我们不知道这一旅程的最终结果会是什么，但它肯定是人类有史以来最伟大的冒险。

后记

……给虚无缥缈之物居所与名称……

——威廉·莎士比亚

无论是谈论身体意象、镜像神经元、语言进化还是孤独症，本书的一个重要主题都是关于内在自我如何与世界（包括社交世界）互动，同时又保持它的独立性。自我与他人之间的相互作用在人类身上特别发达，而在类人猿身上可能只发展至初级阶段。我认为许多类型的精神疾病是由这种平衡被打破造成的。理解平衡被打破的原因，不仅可以帮助我们解决理论层面关于自我的抽象（或者说哲学）问题，还有助于治疗精神疾病。

我的目标是提出一种新的框架来解释自我及其疾病。我所提出的观点和观察将有望启发新实验，并为未来更连贯的理论奠定基础。不管你是否喜欢，科学在其早期阶段都经常以这种方式运作：首先发现未知领域，之后尝试列举所有可能的理论。讽刺的是，这也是科学最有趣的阶段：你所做的每个小实验，都感觉像达尔文发现一块新化石，或者理查德·伯顿在尼罗河的另一个拐弯处发现它的源头一样。你可能并不像他们那样声名显赫，但在试图模仿他们风格的过程中，你会觉得他们是守护天使般的存在。

如果要用另一门学科类比，我们现在正处于化学在19世纪所处的阶段：发现基本元素，将其分类，并研究它们之间的相互作用。我们仍在发现类似于元素周期表的东西的路上摸索，而与原子理论相距甚远。化学中有许多错误的线索，例如，人们曾设想存在一种神秘物质燃素，它似乎可以解释一些化学反应。后来人们发现，要做到这一点，燃素的重量必须为负！化学家也提出了一些虚假相关的假说。例如，约翰·纽兰兹提出的八行周期律认为元素每 8 个为一组，就像我们所熟悉的“哆–来–咪–发–唆–拉–西–哆”八度音阶中的 8 个音符一样（尽管这个想法是错误的，但它为元素周期表的诞生奠定了基础）。希望对自我的研究不会像燃素那样！

我首先概述了一种进化学和解剖学框架来理解诸多奇怪的神经精神综合征。我认为这些障碍可以被视为意识和自我意识的紊乱，而意识和自我意识是人类的典型特征。（很难想象猿类会患上科塔尔综合征或上帝妄想症。）有些疾病是由大脑试图处理不同模块输出之间不可容忍的差异造成的（如卡普格拉综合征和失语症），或是由大脑试图处理内部情绪状态与外部环境认知评估之间的不一致造成的（如惊恐发作）。其他疾病则是由自我意识和其他意识原本和谐的相互作用变得紊乱引起的，这些意识部分涉及镜像神经元及额叶对它们的调控。

本书始于迪斯雷利的设问：“人类是猿类还是天使呢？”我讨论了两位维多利亚时代的科学家赫胥黎和欧文之间的冲突，他们为这个问题争论了 30 年。赫胥黎强调猿类大脑和人类大脑之间具有连续性，欧文则强调人类具有独特性。随着我们对大脑的了解越来越多，我们无须在这个问题上偏袒任何一方。从某种意义上说，他们都是对的，这取决于你如何问这个问题。鸟类、蜜蜂和蝴蝶也有美学，但“艺术”一词（及其所有文化内涵）最适用于人类——尽管正如我们所见，艺术在人类大脑中涉及的回路与其他动物相同。幽默为人类所独有，但笑声不是。没有人认为鬣狗幽默，也没有人觉得因挠痒而发笑的猩猩幽默。红毛猩猩可以完成初级模仿动作（如开锁），但更高技能的模仿，如刺中羚羊或挥舞手斧，以及这类模仿所造成的复杂文化的迅速同化和传播，只在人类身上出现。人类所做的这种模仿需要一个比低等灵长类动物更复杂的镜像神经元系统。当然，猴子可以习得新内容，并保留记忆。但猴子不能有意识地回忆过去的具体事件，给自己写传记，让自己的生活具有叙事性，为生活赋予意义。

道德及其必要前提“自由意志”（预想后果和在其中做出选择），需要在通过前扣带回做出选择的基础上体现价值的额叶结构。只有人类身上才会有这种特征，尽管在类人猿身上也存在较简单的共情方式。

复杂语言、符号排布、抽象思维、隐喻和自我意识几乎可以肯定是人类独有的。我对它们的进化起源提出了一些推测，并认为这些功能部分由特殊结构介导，例如角回和韦尼克区。以备将来使用的多部件工具的制造和操作可能需要用到另一个独特的人脑结构——缘上回，它是从我们的猿类祖先的顶下小叶分化出来的。自我意识（以及可互换使用的“知觉”一词）难以捉摸，但我们可以通过研究神经病患者和精神病患者的内在心理活动了解它。自我意识是一种特性，它不仅让我们成为人类，而且自相矛盾地让我们相信人类不仅仅是人类。就像我在 BBC 的里思讲座中提到的：“科学告诉我们，人类只不过是野兽，但我们却不这样认为。我们觉得自己像困在野兽身体里的天使，永远渴望超然存在。”简而言之，这就是人类的基本困境。

我们知道，自我由多部分组成。我们可通过实验来揭示并研究每一部分，从而理解在日常意识中的每一部分如何彼此协调。此外，将某种形式的精神疾病作为自我障碍来治疗，会丰富我们对疾病的理解，并帮助我们设计出新疗法以作为传统疗法的补充。

然而，了解自我的真正动力并不是为了发展治疗方法，而是源于一种更深层次的渴望，这也是我们所有人都有的渴望：了解自己。自我意识一旦在进化中凸显，生物体不可避免地就会问："我是谁？"跨越广袤的荒凉空间和不可估量的时间，突然出现了一个叫"我"的人。这个人是从哪儿来的？为什么出现在这里？为什么是现在？原本由星尘组成的你，现在站在悬崖边凝望着星空，思索着你的起源和自己在宇宙中的位置。也许5万年前，有人站在同样的地方，提出了同样的问题。正如有神秘倾向的诺贝尔奖获得者、物理学家埃尔温·薛定谔曾经问的那样：他真的是另一个人吗？我们危险地徘徊着，进入形而上学的世界，但作为人类，我们无法避免这么做。

当被告知自我意识"仅仅"源于大脑原子和分子的无意识运动时，人们常常感到失望，但他们不应该如此。20世纪许多伟大的物理学家，如沃纳·海森堡、埃尔温·薛定谔、沃尔夫冈·泡利、亚瑟·爱丁顿和詹姆斯·金斯均指出，物质的基本成分，比如量子，就算不那么令人毛骨悚然，也是非常神秘的，其性质近乎形而上学。因此我们无须担心，由原子组成的自我可能不是那么美妙或令人敬畏。如果你愿意，你可以将这种敬畏感和永恒惊奇的感觉称为上帝。

查尔斯·达尔文本人有时也对这些问题感到矛盾：

> 我感触最深的是，整个创世的问题对人类智力来说太深奥了。一条狗也可以推测牛顿的思想！每个人都要希望和相信自己能够做到。

达尔文还曾在另一处写道：

> 我承认我无法像别人那样看得清楚，也无法像我希望的那样，看到我们周围到处都有阴谋和仁慈的证据。对我来说，世界上有太多的不幸。我无法说服自己，仁慈而万能的上帝会有意创造姬蜂科生物（寄生黄蜂），目的是让它们在毛虫的活体中进食，或者让猫和老鼠一起玩耍……
>
> 另一方面，我无论如何也不能满足于观察这个奇妙的宇宙，尤其是人的本性，我认为一切都是暴力的结果。

这些言论[1]是针对神创论者的，但达尔文的补充言论，却不像人们想象中的那位铁杆无神论者说出的话。

作为一名科学家，我与达尔文、古尔德、平克和道金斯是一队的。作为人类，我们必须谦卑地接受，无论我们对大脑和它所创造的宇宙有多么深刻的理解，人类终极起源的问题都将永远与我们同在。

术语表

失认症（agnosia） 一种罕见疾病，其特征是不能识别或辨认物体和人。尽管患者的特定感觉（例如视觉或听觉）并没有缺陷，也没有任何严重的记忆或智力损伤。

异手综合征（alien-hand syndrome） 一个人的手部由无法控制的外部力量支配，引发实际运动。这一综合征通常源于胼胝体或前扣带回部位的损伤。

艾姆斯房间错觉（Ames room illusion） 创造视觉错觉的扭曲房间。从外面特定的角度向内看，会看到一个人站在房间的一个角落时像巨人一样，站在另一个角落却像小矮人。

遗忘症（amnesia） 一种记忆受损或丧失的情况。两种最常见的形式是顺行性遗忘症（无法获得新的记忆）和逆行性遗忘症（丧失原有记忆）。

杏仁核（amygdala） 颞叶前部的一个结构，是边缘系统的重要组成部分。它接收多个平行输入，包括从梭形回而来的两个投射。杏仁核有助于激活交感神经系统（战斗或逃跑反应）。杏仁核通过下丘脑发送输出，以触发对物体的适当反应，即进食、逃跑、战斗和求爱。它的情感成分（主观情绪）部分与额叶有关。

角回（angular gyrus） 一个位于顶叶下部的大脑区域，靠近顶叶与枕叶和颞叶的交界处。它涉及高级抽象和一些能力，如阅读、写作、计算、区分左右、词语表征、手指表征，可能还有对隐喻和谚语的理解。角回为人类所独有。它也可能富含镜像神经元，让你能够从他人空间和（可能从）隐喻的角度看待世界——这是道德的一个关键因素。

病感失认症（anosognosia） 患者意识不到残疾或否认残疾的病症。（anosognosia是希腊语“否认疾病”的意思。）

前扣带回（anterior cingulate） 一个C形环状皮质组织，邻接并部分环绕于叫作胼胝体的连合纤维束前部，连接着大脑的左右半球。前扣带回会“激活”许多甚至太多的大脑成像。这一结构被认为与自由意志、警惕性和注意力相关。

失语症（aphasia） 一种语言理解障碍或语言生成障碍，通常由脑卒中造成。失语症主要有三类：命名障碍（找词困难）、布罗卡失语症（语法困难，具体地说是无法形成语言深层结构），以及韦尼克失语症（语言意义的理解和表达困难）。

恋残癖（apotemnophilia） 一种神经疾病，原本心智能力正常的人希望将健康的肢体截掉，以“感觉完整”。旧式弗洛伊德理念的解释为，患者想要接受一次类似切除阴茎的大截肢手术。也称身体完整性认同障碍。

失用症（apraxia） 一种神经疾病，其特征是不能做出有目的的学习动作，尽管患者知道要做什么，并且有身体能力和意愿去做。

阿斯佩格综合征（Asperger syndrome） 孤独症的一种，即患者有正常的语言技能和认知发展能力，却在社会交往方面存在显著问题。

联想学习（associative learning） 习得的一种形式。仅仅提及两个总是同时出现的现象（例如灰姑娘和她的马车），随即导致其中一个现象会自然地唤起对另一个的记忆。这一概念经常被错误地解释为联觉。

孤独症（autism） 一类严重的发育问题——孤独症谱系障碍之一，这类问题出现在生命早期阶段，通常在三岁之前。孤独症儿童在与他人交流、交往方面存在问题，症状和严重程度因人而异。这种障碍可能与镜像神经元系统或它所投射回路的缺陷有关，尽管这一点尚未得到证实。

自主神经系统（autonomic nervous system） 周围神经系统的一部分，负责调节内部器官活动。包括交感神经和副交感神经系统。这些系统起源于下丘脑。交感神经的组成也包括脑岛。

轴突（axon） 神经的纤维状延伸，细胞通过轴突发送信息至靶细胞。

基底神经节（basal ganglia） 这一神经元簇包括尾状核、壳核、苍白球和黑质。基底神经节位于大脑深处，在运动中起着重要作用，尤其是在控制姿势、平衡及某些肌肉的无意识调节方面，以执行由运动皮质调节的更自主的运动（见“额叶”词条）。拧螺栓时手指和手腕动作由运动皮质介导，但完成这一动作时调整肘关节和肩部就需要基底神经节。黑质部位细胞的死亡会引起帕金森病的迹象，比如步态僵硬、无法调整姿态。

双相障碍（bipolar disorder） 一种精神疾病，其特征为强烈的情绪波动。患者会出现精力旺盛、富有创造力的狂躁期，也会经历精力低下、悲伤沮丧的抑郁期。也称狂躁－抑郁性精神病。

黑箱（black box） 在现代成像技术出现之前的20世纪八九十年代，人们没有办法窥视大脑内部，因此大脑被比作黑箱（这个词借用自电气工程领域）。黑箱方法也是认知心理学家和知觉心理学家喜欢采用的方法，他们绘制流程图或图表，揭示大脑中的信息处理阶段，而无须大脑解剖学知识。

盲视（blindsight） 一些患者由于视觉皮质受损而失明，但他们能完成平常不可能完成的任务，就像他们还能看到物体一样。例如，他们可以指出一个物体的位置，并准确地描述一根棍子是垂直的还是水平的，尽管他们不能有意地感知物体。可能的解释是，视觉信息在大脑中沿着两条路径传播：旧通路和新通路。如果仅仅是新通路损伤，那么患者可能会失去看见物体的能力，但他仍然知道物体的位置和方向。

脑干（brainstem） 大脑半球传送信息的主要途径，从脊髓和周围神经获取和接收信息。它也会直接激活颅神经，控制形成面部表情（皱眉、眨眼、微笑、啃咬、接吻、噘嘴等）的肌肉并帮助吞咽和呼喊。除此之外，脑干还控制呼吸，并调节心律。

布罗卡区（Broca’s area） 该区域位于左侧额叶，负责生成具有句法结构的言语。

卡普格拉综合征（Capgras syndrome） 一种罕见的综合征，患者确信他的近亲，通常是父母、配偶、子女或兄弟姐妹，都是冒牌货。这可能是由大脑处理面部识别的区域与处理情绪反应的区域之间的连接受损造成的。卡普格拉综合征患者可能会认出所爱之人的面孔，但感觉不到原本与之相关的情绪反应。也称卡普格拉妄想症、替身综合征。

小脑（cerebellum） 脑部的一个古老区域，在运动控制和认知功能的某些方面发挥着重要作用。小脑有助于动作的协调、精准和时机掌握。

大脑皮质（cerebral cortex） 大脑半球的最外层。负责高级功能的各种形式，包括感知、微妙情感、抽象思维和规划。人类的大脑皮质尤其发达，而海豚和大象的大脑皮质发展程度紧随其后。

大脑半球（cerebral hemispheres） 大脑对半分开，每部分专用于不同事物——左半球负责言语、写作、语言和计算；右半球负责空间能力、视觉中的面部识别及音乐感知的某些方面（音阶，而不是节奏或节拍）。有一种推测认为，左半球“循规蹈矩”，试图让一切都合适，而右半球“故意唱反调”，或称现实检查。弗洛伊德的防御机制可能从左半球演化而来，赋予行为一致性和稳定性。

经典条件反射（classical conditioning） 在这种习得中，一种刺激自然地产生的特定反应（无条件刺激）与中性刺激（条件刺激）反复配对。结果，条件刺激开始唤起与无条件刺激类似的反应。经典条件反射与联想学习有关。

认知（cognition） 生物体获得知识，或者意识到所处环境中的事件或物体，并利用这些知识来理解和解决问题的过程。

认知心理学（cognitive psychology） 关于大脑信息处理的科学研究。认知心理学家经常通过实验来区分信息处理的各个阶段。每个阶段都可以被称为一个黑箱，输出信息在从一个黑箱进入下一个黑箱之前会进行特定计算，因此，研究者可以构建一幅流程图。英国心理学家斯图尔特·萨瑟兰（Stuart Sutherland）将认知心理学定义为“将流程图作为思想代替品的炫耀展示”。

认知神经科学（cognitive neuroscience） 认知和感知的神经学解释。其重点是基础科学，尽管可能会延伸至临床。

锥体（cone） 位于视网膜上的初级视觉感受器细胞。锥体对色彩敏感，主要用于日间视觉。

科塔尔综合征（Cotard syndrome） 患者声称自己已经死亡，甚至能闻到自己肉体腐烂的味道或看到身体上爬着蛆虫（或者其他同样荒谬的错觉）。它可能是卡普格拉综合征的一种夸张形式，即不是一个感觉区域（如面部识别），而是所有感觉区域都与边缘系统分离，导致患者与世界和自身的接触没有任何情感。

交叉感觉（cross-modal） 描述的是跨不同感觉系统的交互，例如触觉、听觉和视觉。如果我向你展示一个无法命名的不规则形状物体，之后蒙上你的眼睛，让你用双手从一组相似物体中挑选出这个物体，你就会用到交叉感觉。这些相互作用发生在顶下小叶（特别是角回）和某些其他结构中，比如屏状核（一片埋在大脑两侧的细胞，从许多脑区接收输入信号）和脑岛。

防御机制（defense mechanisms） 由西格蒙德·弗洛伊德和安娜·弗洛伊德发明的术语。指有可能威胁到一个人“自我”完整性的信息，被各种心理机制无意识地转移。例如：抑制不愉快的记忆、否认、合理化、投射和反向作用。

树突（dendrite） 神经元细胞体的树状延伸。树突连同胞体接受来自其他神经元的信息。

脑电图（electroencephalogram） 衡量大脑对感官刺激做出反应的电活动。通过将电极放置在头皮表面（在极少见的情况下会放在头内）反复进行刺激，之后使用计算机算出平均值。计算结果就是脑电图。

情景记忆（episodic memory） 个人经历特定事件的记忆。

功能变异（exaptation） 为某一使用功能自然进化而来的结构，通过进一步自然选择加以完善，成为全新不相关功能。例如，为放大声音而进化出来的耳骨是从爬行动物用来咀嚼的下颌骨变异而来的。计算机科学家和进化心理学家对这一想法感到厌烦。

激发（excitation） 神经元电子态的变化，与动作电位（当神经元发送信息到轴突时发生的一连串电击）的概率增加有关。

额叶（frontal lobe） 每个大脑半球的四个分区之一（其他的分别是顶叶、颞叶和枕叶）。额叶包括：运动皮质，向身体另一侧肌肉发出指令；前运动皮质，负责协调这些指令；前额皮质，负责道德、判断、伦理、野心、个性、性格和其他人类特征的形成。

功能性磁共振成像（functional magnetic resonance imagining，fMRI） 这一技术可以判断大脑哪些区域在一个人从事特定运动、知觉或认知任务时是活跃的——通过将执行任务时大脑的状态与大脑基线活动（一个人什么都不做时的大脑活动）的状态相对比。例如，用英国人大脑的活跃部分减去德国人大脑的活跃部分，可能会揭示大脑的“幽默中心”。

梭状回（fusiform gyrus） 颞叶底部内侧的脑回，有专门识别色彩、面部和其他对象的细分区域。

皮肤电反应（galvanic skin response，GSR） 当你看到或听到刺激或重要的事物（例如蛇、配偶、猎物或盗贼）时，你的下丘脑会被激活，这让你出汗，从而改变皮肤的电阻。测量这种电阻其实是情绪唤起的客观测量。也称皮肤传导反应。

半球（hemispheres） 见大脑半球。

海马（hippocampus） 一个位于颞叶的海马状结构。它在记忆，特别是在获取新记忆方面发挥作用。

古人类（hominins） 人族部落的成员。一个近期被重新划分的类群，包括黑猩猩、人类和已灭绝的早期原始人，以及一些混合了人类和类似猿猴特征的祖先物种（如南方古猿）。古人类被认为是大猩猩（大猩猩族群）的分支。

激素（hormones） 内分泌腺分泌的化学信使，调节靶细胞活性。它们在性发育、钙骨代谢、生长和其他许多方面发挥着作用。

"怎么样"通路（"how" stream） 从视觉皮质到顶叶的通路，指导肌肉颤搐顺序，以确定你如何相对于身体和环境移动手臂或腿部。这个通路让你精确地触碰一个对象，以及完成抓取、推拉和其他操作。区别于颞叶中的"是什么"通路。"是什么"和"怎么样"通路都是新通路的分支，而旧通路是从上丘开始，投射到顶叶，并与"怎么样"通路会合于此。也称通路 1。

下丘脑（hypothalamus） 由许多细胞群集组成的复杂脑结构，具有多种功能，包括情绪、调节内部器官活动、监控自主神经系统状态、控制垂体。

顶下小叶（inferior parietal lobule，IPL） 位于顶叶中部的皮质区域，在顶上小叶的下方。与猿类相比，人类的顶下小叶体积增大了几倍，尤其是左侧。人类的顶下小叶分成两个全新的结构：缘上回（在上部），与熟练动作相关，如使用工具；角回，与计算、阅读、命名、写作有关，可能也与隐喻思维有关。

抑制（inhibition） 在神经元中，突触阻止感受器细胞被激活的信息。

脑岛（insula） 大脑一侧褶皱中的皮质岛，分成前、中、后三部分，每个部分都有许多细分区域。脑岛接收来自内脏（内部器官）的感觉输入，以及味觉、嗅觉和疼痛输入。它也从躯体感觉皮质（触觉、肌肉和关节、位置感）和前庭系统（耳内平衡器官）获得输入。通过这些互动，脑岛帮助构建人的“本能”，以及不太明显、基本的“身体意象”感觉。此外，脑岛含有镜像神经元，既能探测到厌恶的面部表情，又能表达对难吃食物和难闻气味的嫌恶。岛叶通过臂旁核到达杏仁核和前扣带回。

缩阳症（Koro） 据称，这是一种折磨亚洲年轻男性的疾病，他们产生了一种错觉，认为自己的阴茎正在缩小，而且终将萎缩。我的同事斯图尔特·安斯蒂斯指出，这种疾病的反面更加常见——年迈的高加索白人产生一种阴茎正在延长的错觉。但这一病症还没有正式名称。

边缘系统（limbic system） 一组负责情绪调节的大脑结构，包括杏仁核、前扣带回、穹窿、下丘脑、海马和隔膜。

镜像神经元（mirror neurons） 镜像神经元最初在猴子的额叶中（在一个类似人类的布罗卡区的区域）被发现，当一只猴子伸手去抓物体或仅是看着另一只猴子做同样的事情时，它的镜像神经元就会被激活，从而模拟另一只猴子的意图，读懂它的心思。镜像神经元也与触摸有关：当一个人被触摸或看到别人被触摸时，感官触觉镜像神经元就会被激活。镜像神经元也与做出和识别面部表情（在脑岛）以及疼痛“共情”（在前扣带回）有关。

运动神经元（motor neuron） 运动神经元将信息从中枢神经系统传至肌肉。也宽泛地包括为行动而组织一系列肌肉收缩的运动 – 指令神经元。

μ 波（mu waves） 受孤独症影响的特定脑波。μ 波可能是镜像神经元功能的指标之一（也可能不是），但是 μ 波在动作表现和动作观察中都会受到抑制，这表明其与镜像神经元系统密切相关。

自然选择（natural selection） 有性繁殖导致基因重组变成新组合。非致命突变是自发的。这些突变或基因组合能够让一些物种更好地适应当前的环境，以适应生存，因为父母一代生存下来，其繁殖会更频繁。自然选择被用来反对神创论（认为所有物种都是同时被创造的），与人类为改善家畜和植物而进行人工选择形成鲜明对比。自然选择不是进化的同义词，而是推动进化改变的机制。

神经元（neuron） 神经细胞，专门用于信息的接收和传播，其特征是被称为轴突的长长的纤维突起和被称为树突的较短的树枝状突起。

神经递质（neurotransmitter） 神经元在突触释放的一种化学物质，目的是通过受体传递信息。

新通路（new pathway） 新通路将信息从视觉区域传至颞叶，穿过梭状回，以帮助识别物体，并帮助理解它们的含义和情感意义。新通路分为“是什么”通路和“怎么样”通路。

枕叶（occipital lobe） 每个大脑半球的四个分区之一（其他的分别是额叶、颞叶和顶叶）。枕叶在视觉中起作用。

旧通路（old pathway） 大脑中复杂视觉处理的两个主要通路中较旧的一个。这条通路从上丘（脑干的原始结构）经丘脑到达顶叶，与“怎么样”通路会合，以帮助移动眼部和手部趋向对象，即使人们没有意识到这一点。当新通路遭受破坏时，旧通路帮助调节盲视。

副交感神经系统（parasympathetic nervous system） 自主神经系统的一个分支，与放松状态下身体能量和资源的保护有关。这一系统导致瞳孔收缩，血液被分流至肠道以便消化，心率和血压下降，以减轻心脏的负荷。

顶叶（parietal lobe） 每个大脑半球的四个分区之一（其他的分别是额叶、颞叶和枕叶）。右半球顶叶的一部分在感觉注意和身体意象中发挥作用，而左顶叶则涉及熟练动作和语言方面（物体命名、阅读和写作）。通常语言理解与顶叶无关，而与颞叶有关。

周围神经系统（peripheral nervous system） 神经系统的一个分支，由所有不属于中枢神经系统的神经组成（换句话说，不属于大脑或脊髓）。

幻肢（phantom limb） 因意外或截肢而失去的肢体在感知上的存在。

脑桥（pons） 大脑的一部分，脑桥连同其他大脑结构控制呼吸、调节心脏节律。脑桥是大脑半球向脊髓和周围神经系统发送 / 接收信息的主要途径。

弹出测试（popout test） 视觉心理学家用弹出测试来判断某个视觉特征是否在视觉处理早期阶段被提取。例如，一条垂直线会在水平线的矩阵中

"弹出"，一个蓝点会在绿点集合中"弹出"。在低级（早期）视觉处理中，有些细胞会对方向和颜色进行调适。女性面孔不会从男性面孔的矩阵中弹出，这是因为对面孔性别做出反应的细胞会在更高级（后期）视觉处理中出现。

前额皮质（prefrontal cortex） 见额叶。

程序记忆（procedural memory） 这是一种技能记忆（如学习骑自行车），与陈述性记忆相反。陈述性记忆储存能够有意识地检索到特定信息（如巴黎是法国的首都）。

原始语言（protolanguage） 假定的语言进化早期阶段，可能始于我们的祖先。它按正确顺序将单词串在一起来表达意思，但没有句法。这一词由夏威夷大学的德里克·比克顿提出。

感受性（qualia） 主管感觉。

感受器细胞（receptor cell） 专门用于收集和传递感觉信息的感官细胞。

受体分子（receptor molecule） 细胞表面或内部的特定分子，具有独特的化学和物理结构。许多神经递质和激素通过与细胞受体结合来发挥作用。例如，胰腺内的胰岛细胞作用于目标细胞上的受体，释放胰岛素，以促进细胞对葡萄糖的摄取。

还原论（reductionism） 科学家们了解世界最成功的方法之一。还原论客观地认为，组成部分间的合法交互（不只是简单的总和）能够解释整体。例如，将遗传简化至遗传密码和互补的 DNA 链。将一个复杂现象简化为其组成部分并不是否定这一复杂现象的存在。为便于人类理解，复杂现象也可以用因果间的合法交互描述为“同一层面”的现象（比如，医生告诉你“你的病是因为缺乏活力”），但这很难让我们取得进展。许多心理学家，甚至一些生物学家对还原论很反感，例如，他们认为如果你只知道分子组成而不知道性爱，那你就不能解释精子。相反，许多神经科学家对还原论感到着迷，这与它是否有助于解释更高层次的现象无关。

重摄取（reuptake） 释放的神经递质在突触处为后续重用而被吸收的过程。

癫痫发作（seizure） 一小群过度兴奋的大脑细胞的阵发性放电，导致意识丧失（癫痫大发作）或意识不丧失情况下的意识、情绪和行为紊乱（颞叶癫痫）。儿童的癫痫发作被认为是短暂的“缺席”。这类癫痫发作完全是良性的，儿童长大成熟后将不再如此。癫痫大发作通常是家族性的，在青少年后期出现症状。

自我－他人区分（self-other distinction） 体验有意识自我的能力，即自我内心世界与他人内心世界是分离的。这种分离并不意味着自私或缺乏同理心，尽管可能会有这种倾向。正如我在第九章所讨论的，自我－他人区分障碍可能是许多奇怪神经精神疾病的原因。

语义记忆（semantic memory） 关于对象、事件或概念意义的记忆。对猪的外表的语义记忆将包括一组联想：火腿、培根、哼哼叫、泥巴、肥胖、小猪佩奇等。这组词由“猪”这个词连接在一起。然而，我们对命名障碍和韦尼克失语症患者的研究表明，名称不仅是一组联想，它是开启意义宝库的关键，根据某些规则（如思维所需的规则）用来左右事物或概念。我注意到，如果命名障碍或韦尼克失语症的聪明患者能够识别物体，但不能正确地命名，最初会误称物体（比如将画笔称为梳子），那么他接着就会把画笔当作梳子使用。他只是给物体贴错了标签，却被迫走上错误的语义道路。语言、视觉识别和思维之间的联系比我们意识到的更紧密。

5-羟色胺（serotonin） 又叫血清素，一种单胺类神经递质，具有多种功能，例如温度调节、感官知觉和诱导睡眠等。在大脑和肠道中发现神经元将血清素作为递质。一些抗抑郁药靶向大脑中的血清素系统。

“那又怎样”通路（“so what” stream） 这一通路并没有完整定义或解剖学描述，包括部分颞叶，与所见之物的生物学意义相关。这一通路包括颞上沟、杏仁核和脑岛的切除，也称通路 3。

刺激（stimulus） 能够被感觉感受器探测到的高度具体的环境事件。

脑卒中（stroke） 血管中形成血块造成大脑供血障碍，血管壁破裂，或者由损伤引发的血块或脂肪粒导致血流阻塞。缺氧（氧气由血液携带）后，受损区域的神经细胞就不能正常运转，从而消亡，这些细胞控制的身体部分也将无法正常活动。在西方，脑卒中引起的意识及大脑功能丧失是导致死亡的主要原因。过去 10 年中，有研究表明，镜子的反射可以加速一些脑卒中患者手臂感觉和运动功能的恢复。

顶上小叶（superior parietal lobule，SPL） 靠近顶叶上部的脑区。SPL 右侧区域部分利用视觉区域和 S2 区域（关节和肌肉）的输入创建个人身体意象。顶下小叶也有这一功能。

颞上沟（superior temporal sulcus，STS） 颞叶中两个水平褶皱（沟）的最顶端。STS 的细胞对面部表情变化、生物运动（如步态）和其他生物学上的显著输入做出反应。STS 将输出发送至杏仁核。

缘上回（supramarginal gyrus） 一个从顶下小叶分裂而来的脑回。缘上回与熟练和半熟练动作的思考及执行有关。它为人类所独有，其损伤会导致失用症。

交感神经系统（sympathetic nervous system） 自主神经系统的一个分支，负责在压力和唤醒状态下调动身体的能量和资源。它通过调节温度，增加血压、心率和排汗来实现这个目的。

突触（synapse） 两个神经元之间的间隔，信息通过突触从一个神经元传递到另一个神经元。

联觉（synesthesia） 从某种意义上说，除了被刺激的感官，人还能通过其他感官感知某物的状态，比如品尝形状，或者在声音或数字中看到颜色。联觉不仅仅体现在修辞中，就如作家用隐喻来描述一段经历一样，有些联觉者真实体验过那种感觉。

句法（syntax） 复杂意义简洁表征的词序，用于交际意图，大致与语法同义。在“撞到约翰的那个人走到车旁”这句话中，我们立刻意识到是“那个人”走到车旁，而不是约翰。没有句法我们将无法得出这个结论。

颞叶（temporal lobe） 每个大脑半球的四个分区之一（其他的分别是额叶、顶叶和枕叶）。颞叶的功能是声音感知，理解语言、面部和物体的视觉感知，以及获取新记忆、情绪感觉和情绪行为。

颞叶癫痫（temporal lobe epilepsy，TLE） 集中于颞叶部位的癫痫发作，有时也出现在前扣带回。TLE 会产生高度自我意识，与宗教或精神体验有关。患者可能会经历显著的个性变化且 / 或变得痴迷于抽象思维。TLE 患者往往将深刻意义归因于周围的一切，包括他们自己。一种解释是，疾病的反复发作可能会加强大脑的两个区域——颞叶皮质和杏仁核的联系。有趣的是，TLE 患者往往不具有幽默感，这也是无癫痫宗教者的特征。

丘脑（thalamus） 两个鸡蛋状的神经组织结构，每个差不多像核桃一样大，位于大脑深处。丘脑是感官信息的关键“中继站”，它仅从进入大脑的众多信号中传递和放大特别重要的信息。

心智理论（theory of mind） 人类和一些高级灵长类动物可以在脑中建立一个模型，以了解他人的想法和意图。模型越准确，人们就越能准确、迅速地预测他人的思想、信念和行为。这一理论认为，人类（和一些猿类）的大脑中有专门的大脑回路，这些回路允许心智理论的产生。乌塔・弗里思和西蒙・巴伦 – 科恩提出，孤独症儿童的心智理论可能有某种缺陷，这也补充了我们的观点，即镜像神经元或其靶向的功能障碍可能是孤独症的根源。

韦尼克区（Wernicke’s area） 大脑中负责理解语言、产生有意义的言语和写作的区域。

“是什么”通路（“what” stream） 一条颞叶通路，与识别对象及其意义、重要性有关。也称通路 2。参见新通路和“怎么样”通路。

注释

前言

1. 之后，我了解到这一现象会不时出现，但不知是何原因，它并不是主流肿瘤学研究的一部分。参见以下著作：Havas（1990）、Kolmel et al（1991）或 Tang et al（1991）。

导读　自人类诞生……

1. 研究大脑的基本方法开始于 19 世纪的行为神经学领域。与现在的主要区别在于，当时还没有脑成像技术，医生不得不等 10～30 年，待患者死去之后，才能解剖他的大脑。
2. 与霍比特人不同的是，非洲的俾格米人虽然也是异乎寻常地矮，但他们从各个方面看都是现代人，从 DNA 到大脑，他们都与其他人类族群一样。

第二章　认知：错觉是如何产生的

1. 严格来说，章鱼和人类都有复杂的眼结构，这可能不是真正趋同进化的例子（不像鸟类、蝙蝠和翼手龙的翼部）。同样的主控基因在“原始”眼部发挥作用，就像在我们自己的眼部。进化有时会重新利用这些被束之高阁的基因。

2. 约翰最初是格林·汉弗莱斯和简·里多克的研究对象，他们于 1998 年写了一本关于约翰的优秀专著:《看见而看不见: 视觉失认症案例研究》(*To See but Not to See: A Case Study of Visual Agnosia*)。以下内容并不是文字记录，而是在很大程度上保留了患者的原始意见。根据资料，约翰在阑尾切除手术后出现血栓，但阑尾切除手术在常规阑尾炎诊断中非常可能重演。(正如在前言中提到的，为保护患者的隐私，在本书中，我经常使用化名来称呼患者，并改变其入院信息，这些信息均与患者病情无关。)
3. “怎么样”通路和“是什么”通路之间的区别基于美国国立卫生研究院莱斯利·昂格莱德（Leslie Ungerleider）和莫蒂默·米什金（Mortimer Mishkin）的开创性工作。通路 1 和通路 2 从解剖学角度来看定义明确。通路 3（又称情感通路）目前被视为功能通路，这是从生理和大脑损伤研究中推断而来的（例如对卡普格拉综合征和面孔失认症的双重分离研究，见第九章）。
4. 乔·勒杜发现在实验鼠中还有一条小型超捷径通路——从丘脑（也可能是梭状回）直接到杏仁核，这很可能存在于灵长类动物中。但在这里我们不讨论这一话题。神经解剖学的细节比我们想象的复杂得多，但这不应该阻止我们寻找功能关联的整体模式，正如我们一直所做的。
5. 卡普格拉综合征由我们研究团队的海丁·埃利斯（Hadyn Ellis）和安德鲁·扬（Andrew Young）独立提出。然而，他们假定一个完好的“怎么样”通路（通路 1），并将损伤与“是什么”通路中的两个组成部分（通路 2 加通路 3）结合，而我们假设对情感通路（通路 3）的选择性损伤，没有涉及通路 2。

第三章　联觉：喧闹色彩与火辣美女

1. 几个实验得出了相同的结论。我和埃德·哈伯德在我们于 2001 年发表在《伦敦皇家学会学报》上的第一篇关于联觉的论文中指出，在一些联觉者中，诱发的颜色强度似乎不仅取决于数量，还取决于它在视野中所呈现的地点。当被试直视时，呈现的数字和字母偏向一侧（但放大同样可见），其色彩没有呈现在中心视觉中的那么生动，尽管它们同样可以被识别为特定数字，并且真实色彩在离轴（周边）视觉中同样清晰可见。同样，这些结果排除了高级记忆联想成为联觉的原因。视觉记忆在空间上是不变的。我指的是，当你在视野内某个区域习得一些知识，例如识别一张特定的脸时，你可以在一个全新视觉位置中识别出这张脸。唤起的色彩在不同区域内呈现得不同，这一事实与记忆联想相反。（我需要补充的是，即使是同样的离心率，色彩在左右半球视野内有时也不同，这可能是因为一个大脑半球中的交叉激活比另一个中的更明显。）

2. 联觉者比非联觉者更快地从数字 5 中分离出数字 2，这一基本结果已被其他科学家证实，特别是伦道夫・布莱克（Randolph Blake）和杰米・沃德。在一个精准控制的实验中，沃德和他的同事发现，在识别由数字 2 组成的嵌入形状方面，联觉者组明显优于控制对照组。有趣的是，有些联觉者甚至在色彩被唤起之前就感知到了它的形状！这为我们早期的交叉激活模型增加了可信度。在简短的演示中，颜色可以被充分地唤起，使得发生分离，但又不足以有意识地唤起感知色彩。

3. 有证据显示（分离除外），向较低层次区域“投影”时，联觉者支持低层次知觉交叉激活模型，这与联觉者完全基于高层次联想学习和记忆的观点相反。

（a）在一些联觉者中，单个数字或字母的不同部分被视为不同色彩。（例如，字母 M 的 V 部分可能是红色的，而垂直线部分可能是绿色的。）

弹出 / 分离实验结束后不久，我注意到招募的众多联觉者之一身上有奇怪的现象。他认为数字是有色彩的，这没有什么不寻常的，但令我惊讶的是，他称一些数字（例如 8）不同部分的颜色不同。为确保他没有说谎，几个月后，我们向他展示了同样的数字——之前并未让他知道他会重新接受测试。他新画出的颜色几乎与数月前的第一幅画完全相同，所以他不可能在撒谎。

这一发现进一步证明，至少对一些联觉者来说，色彩应该被视为源于（用一个计算机隐喻）神经硬件中的一个故障，而不是来自对记忆或隐喻的夸大（软件故障）。联想学习不能解释这种现象，例如，我们不会玩彩色磁铁。另外，可能存在与色彩神经元连接的“形式基本体”，如线条方向、角度和曲线，这些色彩神经元在梭状回执行早期阶段的形式处理，而不是进行成熟字素的组装。

（b）如前所述，有些联觉者在看数字离轴（在周边视觉中）时，唤起的色彩变得不那么生动。这反映了中心视觉区域对颜色的过多强调。在一些联觉者中，视野中的色彩相对于另一视野（左或右）饱和度更高。这些发现均不支持联觉的高级联想学习模型概念。

（c）2007 年，路易和斯科尔特利用弥散张量成像发现，较“低级”联觉者在梭状回内的解剖联系有真实增加。

（d）联觉唤起的色彩能够为似动知觉提供输入（Ramachandran & Hubbard, 2002; Kim, Blake, Palmeri, 2006; Ramachandran & Azoulai, 2006）。

（e）如果你有一种联觉，那么你有可能有另一种不相关的联觉。这一点支撑了我关于联觉的“增加交叉激活模型”观点：突变基因在某些脑区表达显著（让一些联觉者更具创造力。）

（f）色盲（严格来说，是色彩异常）联觉者能够看到数字中的色彩，却看不到现实世界中的色彩。被试不可能习得这种联系。

（g）2004 年，我和埃德·哈伯德提出，形状相似的字母（例如，弯曲而非有棱角的）往往在较“低级”联觉者中唤起相似颜色。这表明，某些图形基本体在它们被完全处理之前，定义了字母交叉激活色彩。我们认为，该技术可用于以系统方式将抽象色彩空间映射到形式空间。最近，我和戴维·布朗与黄明雄、李罗兰和宋陶合作，通过脑成像（脑磁图）证实了这一点。

这些观察结果都有力地支持感觉交叉激活模型，不排除还存在习得联想和跨域映射高级规则（见本章注释 8 和 9）。实际上，联觉可以帮助我们发现这些规则。

4. 交叉激活模型或通过反投射去抑制（抑制丧失或减少），或通过涌现，也能够解释我们发现的“获得性”联觉的多种形式。我和阿梅尔于 1999 年研究的一位患有色素性视网膜炎的盲人患者，当铅笔触碰他的手指时，或当他阅读盲文时，他能够生动地体验到视觉光幻视（包括视觉图形素）。（我们通过测量临界值并在几周内证明其稳定性以排除他是在虚构，他不可能记住这些临界值。）我和我的学生沙伊・阿祖莱对第二位盲人患者进行了测试。当我们在患者眼前挥手时，即使是在完全黑暗中，他都能真实地看到手。我们认为，这或是由过度活跃的背部投射引起的，或是由视觉丧失所致的去抑制引起的，因此移动的手不仅可以被感觉到，而且是可见的。顶叶中具有多模态感受域的细胞也参与介导这一现象。

5. 尽管联觉经常涉及相邻的大脑区域（例如梭状回中的字素 – 色彩联觉），但这并不是一定的。毕竟，即便是大脑中距离较远的区域也可能有（通过去抑制）放大的先存连接。然而，从统计学上讲，相邻的大脑区域往往从一开始就倾向于“交叉连接”，所以联觉更有可能涉及这些区域。

6. 我已提到联觉和隐喻之间的联系。这种联系的本质仍然难以捉摸，因为联觉涉及任意连接两个不相关的事物（如颜色和数字），而在隐喻中，两个事物（例如朱丽叶和太阳）之间有一种非任意的概念联系。

   我在与著名博学家杰伦・拉尼尔的一次谈话中发现了这一问题可能的解决办法：我们意识到，任何给定词语只有一组有限且强大的一阶联想（太阳 = 温暖、希望、灿烂、明亮），它被一些较弱的二阶联想（太阳 = 黄色、花朵、海滩）和像回声一样逐渐消失的三、四阶联想包围。正是两个关联的重叠区域构成了隐喻的基础。（在“朱丽叶和太阳”的例子中，这一重叠源于观察，这两者都是光芒四射、温暖且有希望的）。这种关联重叠存在于我们每个人身上，但它们在联觉者身上更明显、更强烈，因为他们的交叉激活基因会产生更广泛的关联。

根据这一观点，联觉不是隐喻的同义词，而产生联觉的基因赋予了隐喻倾向。这样做的副作用是，我们所有人只能模糊地感觉到的联想（例如，阳性或阴性字母，或潜意识联想产生的好坏形状）在联觉者中变得更加明显，这一预测可通过实验加以验证。例如，大多数人认为一些女性名字（朱莉、辛迪、瓦妮莎、珍妮弗、费利西娅等）比其他名字更性感（比如玛莎和英格丽德）。我们可能没有意识到这一点，因为当我们说出性感的名称时，我们会有噘嘴和其他无意识的带有性暗示的舌头和嘴唇动作。这也解释了为什么人们认为法语比德语更性感。这些自主出现的倾向和分类是否在联觉者中更明显呢？这一点会很有趣。

最后，我和我的学生戴维·布朗发现，联觉者更容易习得任意新形状和色彩之间的全新联系。

总的来说，这些研究结果表明，不同形式的联觉跨越从感觉到认知的整个范围，这也正是联觉研究如此有趣的原因。

另一种熟悉而有趣的视觉隐喻（意义与形式产生共鸣）是使用（比如在广告中）反映单词含义的类型。例如，使用斜体打出“倾斜”二字，以及用抖动线条打出“恐惧”“冷”“颤抖”等词。对这种形式的隐喻还未进行实验研究。

7. 最初研究这些类似效应的是海因茨·沃纳，尽管他没有将其置于语言演变的大背景下。
8. 我们已经观察到，联想链通常在正常个体中只唤起记忆，有时会在一些高级联觉者中唤起感受性。所以，隐喻也可以具有字面意义。例如，R是红色，红色给人的感觉是热的，所以R是热的。人们想知道超连接性（涌现或抑制）是否影响了这些被试神经层次的不同区域间的反向投射。这也解释了我和戴维·布朗观察到的现象，即在联觉者中，遗觉象（摄影记忆）更常见。（反向投射被认为与视觉图像有关。）
9. 一些高级联觉者的内省在其复杂性上着实令人困惑，因为它们完全处于“开放环路”状态。以下是其中一人说的话：“大多数男人是蓝色的。女人更多彩。人和名字都有色彩关联，所以这两者不一定匹配。”这种说法表明，任何简单的颜相联觉模式都一定是不完整的，尽管从这里开始研究也不算坏。

在做科学研究时，人们经常要被迫做出选择，要么回答无聊（或琐碎）的问题，比如人的眼睛里有多少个锥体，要么对一些大问题做出模糊回答，比如什么是意识，或者什么是隐喻。幸运的是，我们时不时会获得一个大问题的精确答案，中得头彩（就像 DNA 解释了遗传之谜）。到目前为止，联觉似乎介于这两个极端之间。

10. 关于最新信息，请参见我和戴维·布朗发表在《学者期刊》(*Scholarpedia*) 上关于“联觉”的条目，网址是 www.scholarpedia.org/article/Synestheisa。《学者期刊》是开放的在线百科全书，由来自世界各地的学者编著、评议。

第四章　镜像神经元：塑造文明的模仿游戏

1. 伦敦动物园里，一只幼小的红毛猩猩观看达尔文吹口琴，并将其一把夺过来，开始模仿他吹口琴。达尔文在 19 世纪已经开始思考猿类的模仿能力。
2. 自被发现以来，镜像神经元的概念在实验中反复被证实，这对于我们理解大脑结构及功能界面具有极大的启发性价值。但镜像神经元也因各种理由受到质疑。我将列出其反对意见，并逐一答复。

（a）“镜像炎”：媒体对镜像神经元系统（MNS）进行了大量炒作，将一切归因于镜像神经元系统。这是真的，但炒作本身并不否定其发现价值。

（b）镜像神经元存在于人类中的证据缺乏说服力。我认为这一批评很奇怪，因为我们和猴子密切相关；默认假设应该是人类的镜像神经元确实存在。此外，马尔科·亚科波尼（Marco Iacoboni）通过直接记录人类患者的神经细胞证实了镜像神经元的存在。

（c）如果存在镜像神经元系统，为什么没有这样一种神经综合征：小区域损伤让执行和模仿熟练或半熟练动作（如梳头发或钉钉子），以及识别他人执行的相同动作变得困难？答：这种综合征确实存在，尽管大多数心理学家并没有意识到这一点。它被称为观念性失用症，在左缘上回受损后出现。镜像神经元已被证明存在于这个区域。

（d）反还原论立场："镜像神经元"只是一个好听点儿的短语，与心理学家长期所称的"心智理论"是同义的。这一论点混淆了隐喻和机制。这就像说，既然我们知道"时间流逝"的意思，就没有必要去了解时钟如何运作；或者，既然我们在 20 世纪上半叶就已经知道孟德尔遗传定律，那理解 DNA 的结构和功能就没有必要。同样，镜像神经元的概念并不否定心智理论的概念。相反，这两个概念相辅相成，让我们更加了解神经回路的本质。

这种机制运作可以通过多个例子来说明。以下列举三个例子：第一，20 世纪 60 年代，约翰・佩蒂格鲁、彼得・毕晓普（Peter Bishop）、科林・布莱克默、霍勒斯・巴洛、大卫・休伯尔和托斯坦・威塞尔（Torsten Wiesel）发现视觉皮质神经元存在不同，这一发现本身解释了立体视觉。第二，海马参与记忆的发现让埃里克・坎德尔发现长时程增强作用（LTP），这是记忆存储的关键机制之一。第三，人们会说，布伦达・米尔纳对海马损伤患者 5 年的记忆研究成果比过去 100 年间用纯粹心理学方法对记忆开展的研究都多。错误地将脑功能还原论和整体论对立不利于科学发展，这一点我将在第九章的注释 17 里详细讨论。

（e）镜像神经元系统并不是一套专用的固有神经回路，它可能通过联想学习构建。例如，每当你移动你的手部时，就会激活运动指令神经元，而看到移动手部的同时会激活视觉神经元。根据赫布定律，这种重复协同激活最终会导致视觉外观本身触发这些运动神经元，使它们成为镜像神经元。

对于这一批评，我有两种回应：第一，即使镜像神经元是通过学习部分建立的，这也不会降低它的重要性，镜像神经元系统如何运作的问题与其如何建立（正如上文 d 点所提到的）在逻辑上是成正交关系的；

第二，如果这一批评正确，为什么所有的运动指令神经元不能通过联想学习成为镜像神经元呢？为什么只有 20%？解决这一问题的一种方法是，看看后脑勺是否有触摸镜像神经元。因为你不经常触摸后脑勺，或者看不到后脑勺被触摸，你不可能构建后脑勺的内部心理模型以推断它被触摸。因此，你在这一身体部位的镜像神经元应该少很多。

3. 基因与文化共同进化的基本观点并不新鲜。然而，我认为复杂的镜像神经元系统——赋予模仿复杂行为的能力——是文明出现的转折点的这一想法可能有些夸大其词。让我们来看看其中的原因。

　　假设大部分早期人类（如直立人或早期智人）在创造力天赋方面有一定程度的遗传变异。如果有一人通过他的聪明才智发明了一些有用的东西，那么在他的同伴中将不会同时出现复杂的模仿能力（需要采纳对方的观点并“解读”对方的意图），这些发明就会随着发明者的逝去而消失。但模仿能力一旦出现，这种“独一无二”的创新（包括“偶然的”）就会通过人群迅速传播，无论是横向的亲属传播还是纵向的亲子传播。如果新的“创新能力”突变之后出现在另一个人身上，他会立即以新奇方式利用先存发明，对“创新能力”基因进行选择和稳定。这一过程将以指数方式传播开来，催生使进化变异从达尔文学说转到拉马克学说的大量创新，并在现代文明人类身上达到顶峰。因此，这一飞跃的确是由基因选择回路推动的，但讽刺的是，回路专用于习得，也就是用于把我们从基因中解放出来！其实，现代人类的文化多样性如此丰富，以至于大学教授和得克萨斯牛仔（或总统）之间在心理素质及行为上的差异可能比后者和智人之间的差异更大。人类大脑不仅在系统发生学上是独一无二的，每一种不同文化的“大脑”也是独一无二的（通过“环境”）——与其他任何动物相比都更加独特。

第五章　泄密的心：情绪与社交

1. 验证镜像神经元假说的另一种方法是，观察孤独症儿童在听他人说话时是否不会出现无意识默读。（我和劳拉·凯斯正在验证这一方法。）

2. 许多研究已经证实我对孤独症患者功能失调的镜像神经元系统最初的观察结果（我与林赛·奥伯曼、埃里克·阿尔特舒勒和杰米·皮内达通过μ波抑制和功能性磁共振成像得出），然而，有一项功能性磁共振成像研究认为，在大脑的一个特定区域（腹侧运动区域，也就是布罗卡区）中，孤独症儿童有正常的类似镜像神经元的活动。即使我们表面上接受这一观点（不考虑功能性磁共振成像固有的局限性），我假定功能失调的理论依据也依然成立。更重要的是，这类观察强调了一个事实，即镜像神经元系统由大脑中许多距离较远的子系统组成，它们为某一共同功能（如行动与观察）相互连接。（打个比方，想一想身体的淋巴系统，遍布全身，功能独特。）

   也有一种可能，即镜像神经元系统的这一部分本身正常，但其在大脑中的投射或受区异常。最终结果与我原先提出的功能障碍相同。在另一个类比中，考虑这样一个事实，即糖尿病从根本上说是碳水化合物代谢紊乱，没有人会对此提出异议。糖尿病有时是由胰岛细胞损伤引起的，导致胰岛素减少、血糖升高，也可能是由全身细胞表面的胰岛素受体减少造成的。这将产生和糖尿病相同的病症，却不会损害胰岛（对于胰腺中的胰岛，想一想“被称为 F5 的大脑运动前区中的镜像神经元”），但原观点逻辑并不受影响。

   说了这么多，在这一点上，我想要强调的是，关于孤独症患者镜像神经元功能障碍的证据令人信服，但并不是决定性的。

3. 本章我提出的治疗孤独症的方法，部分是受到镜像神经元假说的启发。但其合理性本身并不取决于这一假说；无论如何，关于镜像神经元的尝试很有趣。

4. 为进一步验证孤独症的镜像神经元假说，可以监测下颌舌骨肌和声带活动，以确定孤独症儿童在听别人说话时没有表现出无意识默读（不像正常儿童那样无意识默读），这将非常有趣，可能会成为孤独症早期诊断工具。

第六章 信息：人类语言与众不同

1. 这种方法是由布伦特·伯林开创的。对于类似于伯林的跨文化研究，参见纳科尔斯的著作（Nuckolls, 1999）。
2. 语言起源的手势理论也得到几个独创观点的支持。参见科巴利斯的著作（Corballis, 2009）。
3. 尽管韦尼克区早在一个多世纪前就被发现了，但我们对它如何运作却知之甚少。我们在这一章的主要问题之一是，思想的哪些方面涉及韦尼克语言区呢？我与劳拉·凯斯、沙伊·阿祖莱和伊丽莎白·赛克尔合作，检查了两位患者（LC 和 KC），我对他们进行了几项实验（除了本章介绍的那些），以下是对这些及其他偶然观察的简要描述。

（a）我们向 LC 展示了两个盒子，一个里面装着饼干，另一个没有。一位学生志愿者走进房间，期待地看着两个盒子，希望打开有饼干的那个盒子。在这之前，我对患者眨眼示意，暗示他“撒谎”。LC 毫不犹豫地向学生指出空盒子。（KC 对这一情况的反应相同。）这一实验表明，你不需要语言来完成心智理论任务。

（b）KC 很幽默，他嘲笑盖瑞·拉尔森的非语言卡通片，开我的玩笑。

（c）KC 和 LC 都会玩一个井字棋的游戏，这意味着他们都知晓“如果－那么”的隐性知识。

（d）通过图形多项选择进行非语言试探时，二者能理解视觉类比（例如，飞机之于鸟就好比潜水艇之于鱼）。

（e）二者可以通过训练，使用符号来表示抽象概念“相似却不相同”（比如狼和狗）。

（f）尽管二人在胡言乱语，但他们都没有意识到自己严重的语言问题。当我用泰米尔语（一种南印度语）和他们交谈时，其中一人说“西班牙语”，而另一人点头，似乎用胡言乱语作为理解和回应。当我们播放 LC 自己的录音 DVD（数字激光视盘）给他听时，LC 点头说：“没关系。”

（g）LC 有严重的计算障碍（例如，他说 14 减 5 等于 3）。但他可以做非语言减法。我们给他展示了两个不透明的杯子 A 和 B，当他观察的时候，我们向 A 杯子中丢进 3 块饼干，向 B 杯子丢进 4 块饼干。当我们从 B 杯子拿出 2 块饼干时（整个过程他一直看着），LC 随即看向 A 杯子。（KC 没有参与此项测试。）

（h）LC 甚至不能理解最简单的手势，如“好的”、“搭便车”或“敬礼”。他也不能理解像洗手间标志的图案。他不能理解 1 美元等同于 4 个 25 美分。初步测试显示他在及物性方面表现不佳。

一个矛盾现象出现了：鉴于 LC 在经过大量训练后能够很好地习得配对联想（例如，猪 = 豚），那他为什么不能重新学习自己的语言呢？也许，他试图让先存语言参与，造成软件上的“漏洞”，迫使故障的语言系统处于被无视的状态。矛盾的是，如果是那样，那患者学习全新语言可能会比重新训练他使用原来的语言更容易。

他能学会皮金语吗？这只要求把单词按照正确顺序串起来（鉴于他的概念形成没有受损）。如果他能够学习“相似却不相同”的复杂概念，那他为什么不能学习将任意符号（单词）附加到其他概念上，如“大”“小”“之上”“如果”“和”“给”？这难道不能让他理解一种至少能让他与法国人或做手势者交流的新语言（如法语或美国手语）吗？如果问题是将所听声音与物体和想法关联，那为什么不使用基于视觉标记的语言（就像倭黑猩猩“坎子”所做的那样）呢？

韦尼克失语症最奇怪的方面是，患者完全不了解自己无法理解或产出语言的事实，不管是书面的还是口头的，他们完全没有任何挫折感。有一次，我们让 LC 读一本书，之后走出房间。尽管他一个字也不懂，但他还是不停地浏览这本书，翻看了 15 分钟。他甚至在其中几页上做了书签！（他并不知道，我们不在的时候，摄像机一直开着。）

第七章　美：谁来决定庸俗和高雅

1. 需要注意的是，不要过分强调艺术和大脑的还原论思维方式。最近，我听了一位进化心理学家开的一场关于为什么我们喜欢动态艺术的讲座，其中包括像考尔德的动态雕塑这样用从天花板垂下的移动切割物体做成的作品。他一本正经地宣称，我们之所以喜欢这样的艺术，是因为我们有一个叫作中颞（MT）的脑区，其中有能够专门探测运动方向的细胞。这一说法纯属胡说八道。动态艺术显然会刺激这样的细胞，但暴风雪也会刺激这些细胞，《蒙娜丽莎》的复制品也会如此。动态艺术当然检测运动的神经回路，但还不够：它不能用逻辑来解释动态艺术的魅力。这家伙的解释就像是说，你的大脑梭状回中存在着面部敏感细胞，这就解释了你为什么喜欢伦勃朗。当然，为了解释伦勃朗，你还需要展示他是如何增强图像的，以及这种修饰比一张真实照片更能激发大脑中神经回路反应的原因。除非你这样做了，否则你什么都没有解释。

2. 注意，动画中也适用峰移。例如，你可以通过在一个人的关节上安装小型 LED（发光二极管），并让他在一个黑暗的房间里走动，以创造明显的知觉错觉。你觉得你看到的只是一堆 LED 随机移动，但实际上你会看到整个人行走的生动感觉，尽管所有其他特征，如脸部、皮肤、头发、轮廓等，是看不见的。如果他停止走动，你会突然停止注视那个人。这意味着，关于他身体的信息完全由光点的运动轨迹传递。这就像你的视觉区域对区分这种生物运动和随机运动的参数非常敏感。人们甚至可以通过观察步态来判断这个人的性别，而一对舞伴的舞姿将会特别有趣。

我们能利用定律来增强这一效果吗？两位心理学家——印第安纳大学的贝内特·贝坦塔尔（Bennett Bertenthal）和康奈尔大学的詹姆斯·卡廷（James Cutting）从数学角度分析了生物运动的制约因素（这取决于得到允许的关节运动），并编写了包含这些制约因素的计算机程序。程序会生成关于一个行走者的完全令人信服的展示。虽然这些图像众所周知，但其美学魅力却很少被评论。从理论上讲，有可能扩大这些限制，让程序得以生成一个特别优雅的女性的步态，有着较宽的骨盆，摇摆着手臂，穿着高跟鞋；也可以生成一个特别有男性风格的步态，姿态挺拔，步伐僵硬，臀部紧收。你可以用电脑程序创造峰移。

我们知道颞上沟有专用于提取生物运动的回路，因此计算机对人类步态的操作会通过利用两个并行审美法则来高度激活这些回路：孤立（将生物运动信号从其他类静态信号中分离出来）和峰移（放大运动的生物特征）。其结果可能最终是一项超越任何考尔德动态雕塑艺术的唤起工作。我预测，颞上沟生物运动细胞可能对“峰移”点光源行走者反应强烈。

第八章　艺术：9 条普遍法则

1. 的确，孩子们躲猫猫也可能出于同样的原因。早期灵长类动物在进化过程中主要居住于树梢，大多数幼年灵长类动物暂时会被用树叶遮挡。进化让躲猫猫在视觉上强化了后代和母亲，因为它们会不时地瞥一眼对方，从而确保孩子的安全及合理的距离。此外，父母和子女的笑声会彼此加强。你可能想知道猿类是否也喜欢躲猫猫。

   躲猫猫之后的笑声也可以用我对幽默的观点（见第一章）来解释，它源于期望的形成和令人惊讶的反转。躲猫猫可以被认为是一种认知上的挠痒痒。

2. 见第三章注释 6，它讨论了更改类型以匹配词义的影响——这是从联觉的角度而不是幽默或审美的角度来看。

3. 在这 9 条美学法则之外，我们还可以加上第 10 条法则。我们可以叫它“共鸣”，因为它涉及在单个图像中巧妙地使用多种增强彼此的法则。例如，在印度的众多雕塑中，一位性感的仙女懒洋洋地站在拱形树枝下，树枝上挂满成熟的果实。她的姿态和体形（例如，丰满的乳房）都有峰移，让她更具女性的丰满魅力。此外，水果是对她乳房的视觉回应，它们在概念上也像仙女的乳房一样象征着大自然的繁殖力和生育力。因此，知觉元素和概念元素会产生共鸣。雕塑家还经常在仙女赤裸的躯体上加上巴洛克华丽的珠宝，衬托出她年轻肌肤的光滑和柔软（这里是肌理对比度，而不是亮度对比度）。一个更为人所知的例子是莫奈的画作，其中躲猫猫、峰移和孤立法则都在一幅画中体现。

第九章　何以为人：内省如何进化

1. 人们合理地提出两个关于元表征的问题。第一，这难道不是程度的问题吗？也许狗的元表征比老鼠丰富，却没有人类的丰富（“你什么时候开始称一位男士秃头”的问题）。在导语部分，这个问题被提出并得到回答，我们注意到非线性在自然界中很常见，尤其是在进化中。一次偶然属性的共同出现能够产生相对突然、定性的跳跃，从而产生一种新奇能力。元表征不仅意味着丰富的联想，还需要能够有意识地唤起这些联想，随意关注它们，并在心理上操纵它们。这些能力需要额叶结构，包括前扣带回，将注意力引向“内部形象”的不同方面（尽管“注意力”和“内部形象”等概念掩饰了极大的无知）。一个类似的想法最初是由马文·明斯基提出的。

   第二，假设一个元表征会不会让我们落入微型人陷阱（见第二章，其中讨论了微型人谬误）？这难道不意味着大脑中的一个小人正在观察元表征，并在他的脑中又创造了一个元表征吗？答案是否定的。元表征不是感官表征的图像复制，而是源于早期感官表征的进一步处理，并将它们包装成更易于管理的组块，用于连接语言和符号。

   阿克塞尔·克利（Axel Klee）和奥林·德温斯基（Orrin Devinsky）已开展对贾森所患电话综合征的研究。

2. 我记得弗朗西斯·克里克在索尔克研究所的演讲，他同詹姆斯·沃森一起发现了 DNA 的结构并破译了遗传密码，从而揭开了生命的物质基础。克里克的演讲是关于意识的，但是在他开始演讲之前，听众中的一位哲学家（我认为是牛津大学的）举手抗议道：“克里克教授，你说你要谈论意识的神经机制，但你甚至都没有恰当地定义这个词。”克里克回答：“我亲爱的朋友，生物史上从来没有过一群人围坐在桌旁说，让我们先定义生命。我们刚刚发现了它是什么——双螺旋结构。我们将语义区别和定义之类的问题留给你们这些哲学家。”

3. 几乎每人都知道弗洛伊德是精神分析学之父，但很少有人知道他的职业生涯始于神经科医生。他还是学生的时候，发表了一篇关于一种叫作七鳃鳗的原始类鱼生物神经系统的论文，这让他确信理解心智最可靠的方法便是通过神经解剖学。但是他很快就厌倦了七鳃鳗，并且觉得自己试图结合神经学和精神病学的想法并不成熟。于是他转向“纯粹的”心理学，创造了如今我们一说起他的名字就能联想到的所有概念：本我、自我、超我、恋母情结、阴茎嫉妒、死亡本能等。

   1896 年，他不再抱有幻想，写下著名的《科学心理学宣言》（“Manifesto for a Scientific Psychology”），呼吁用神经科学的方法探索人类大脑。遗憾的是，他的想法太过超前。

4. 尽管我们在直觉上理解弗洛伊德的观点，但是有人可能会说“无意识自我”是个矛盾的说法，因为自我意识（如我们将看到的）是自我的定义特性之一。也许“无意识大脑”这个表达会更好一些，但确切的术语在这一阶段并不重要。（见本章注释 2。）

5. 自弗洛伊德时代以来，治疗精神疾病的方法主要有三种。第一是“心理”，或称谈话治疗，其中包括心理动力学（弗洛伊德式）及近期的“认知”解释。第二是解剖学的方法，简单指出某些精神障碍和特定结构的身体异常之间的关系，例如，在尾状核和强迫症之间，或者在右额叶代谢衰退和精神分裂症之间，存在假定联系。第三是神经药理学解释：想想百忧解、哌甲酯（利他林）、阿普唑仑。这三种方法中，最后一种方法在治疗精神疾病方面效益显著（至少对制药业如此）；不管是好是坏，它已让这一领域发生革命性的变化。

   然而，我在本书中尝试提出所谓的“功能解剖学”——以解释特定疾病在功能方面特有的一系列症状，这些功能对大脑中某些专用回路来说是独特的。（这里必须区分模糊相关和实际解释。）鉴于人类大脑固有的复杂性，不大可能有像DNA这样的单一解决方案（尽管我没有完全排除这种可能性）。但在许多情况下，这种组合在小范围内是有可能的，能产生可验证的预测和新型治疗方法。这些例子可能会为统一的心智理论奠定基础，也是物理学家一直梦想着的物质宇宙。

6. 保罗·麦吉奥赫和我近期遇见了一位有幻肢的55岁女士，这让我意识到固有基因建构了个人身体意象。这位女士出生时患有先天缺陷，叫作海豹肢畸形：自出生起，她的大部分右臂就没有了，只有一只手挂在肩膀上，有着两根手指和一根拇指。她21岁时经历了一场车祸，手被压到并截肢，但令她惊讶的是，她有了一只有四根手指而不是两根手指的幻手！就好像她的整只手在大脑中被固定住，处于休眠状态，被异常的本体感受（关节和肌肉感觉）及畸形手部的视觉意象抑制和重塑。直到21岁她的畸形手部被截掉后，她休眠固定住的手才以幻臂的形式重新进入意识。拇指最初没有恢复，但当她（55岁）使用镜像时，她的拇指也重生了。

    1998年，我在发表于《大脑》（*Brain*）杂志的一篇论文中称，通过镜子的恰当定位所形成的视觉反馈，人们可以让幻手处于在解剖角度上不可能的位置（例如手指向后弯曲）——尽管大脑以前从未计算或体验过。这一观察后来被他人证实。

    这些发现强调了在构建身体意象时，先天与后天之间相互作用的复杂性。

7. 我们尚不清楚S2和SPL之间的差异在何处体现，但鉴于皮肤电反应的增加，我的直觉是右脑岛参与其中（脑岛部分参与生成皮肤电反应信号）。与此一致的是，脑岛涉及由前庭和视觉感官之间的差异造成的恶心和呕吐（例如产生晕船现象）。

8. 有趣的是，即使是一些原本正常的人也声称有勃起幻象，而不是真正的勃起，正如我的同事斯图尔特·安斯蒂斯向我指出的那样。

9. 这种对自己“采取客观视角”也是一个发现和纠正一个人的弗洛伊德式

防御的必要条件，通过精神分析实现。这些防御通常无意识，“有意识防御”的概念本身就是矛盾的。治疗师的目标是将这些防御带到你的意识表层，这样你就可以处理它们（就像肥胖者需要分析他的肥胖原因以采取纠正措施）。人们不禁会问，采取一种概念的非自我中心立场（鼓励患者采取一种现实客观的角度看待自己和做过的蠢事）来进行精神分析，能否以鼓励患者采取知觉的非自我中心立场为辅助（例如，假装他是别人，在听自己的讲座）。反过来，从理论上讲，这可以通过氯胺酮麻醉实现。氯胺酮导致出体体验，让你从外部观察自己。

也许我们可以通过镜子和摄像机来模拟氯胺酮效果，这也会产生出体体验。用这些视觉小把戏进行精神分析的想法似乎很可笑，但请相信我，我在神经学职业生涯中见过更奇怪的事情。例如，我与伊丽莎白·赛克尔使用多种反射、延迟视频反馈的组合，在患有纤维肌痛症的（一种神秘的慢性疼痛疾病，影响全身）患者身上创造短暂的出体体验。患者称，在这期间疼痛感大大减轻。至于其他疼痛疾病，需要安慰剂对照组进行评估。

回到精神分析。当然，消除心理防御会让分析者处于两难选择，这是把双刃剑。如果防御通常是有机体（主要是大脑左半球）的适应性反应，以避免行为的不稳定，那暴露这些防御是否会造成不适应，干扰人的内在一致自我感与内心平静？摆脱这种困境的方法就是认识到，精神疾病和神经症源于防御误用——没有一种生物学系统是完美的。

说到这种误用，它将造成更多混乱，而不是恢复一致性。有两个原因。首先，混乱可能是由于被不恰当抑制的情绪从大脑右半球“泄露”，导致焦虑——一种表达不清的内在感觉，即感觉生活中缺乏和谐。其次，防御机制可能让这个人在现实生活中不适应。适度自信是可取的，但太过自信就不行，它会导致狂妄自大，对自己的能力产生不切实际的错觉，例如你要买自己买不起的法拉利。适应和不适应之间的界限十分微妙，但是有经验的治疗师知道如何修正前者（将它们激发出来），同时保留后者，这样他就可以避免引起弗洛伊德主义者所说的灾难性反应（这只是一种委婉的说法，事实是患者会崩溃大哭）。

10. 我们作为人的一致感可能需要单一的大脑区域，也可能不需要，但如果需要，则涉及脑岛和顶下小叶——每个区域都会接收多重感官输入。我向我的同事弗朗西斯·克里克（在他去世之前）提出这一想法。他狡黠地眨着眼睛，告诉我一个叫作屏状核的结构，即一层埋在大脑两侧的细胞，同样接收许多大脑区域的输入，可能会介导有意识体验的统一体。（可能我们都是对的！）他补充道，他和同事克里斯托夫·科赫刚刚完成关于这一话题的论文。

11. 这一猜测基于剑桥大学的杰曼·贝里奥斯（German Berrios）和莫里西奥·西拉（Mauricio Sierra）提出的模型。

12. “怎么样”通路和“是什么”通路之间的区别首次由国立卫生研究院的莱斯利·昂格莱德和莫蒂默·米什金提出，该区别基于细致的解剖学和生理学。“是什么”通路进一步细分为通路 2（语义和意义）和通路 3（情感），这更具推测性，基于一个功能标准，即神经学和生理学的组合。（例如，STS 中的细胞对变化的面部表情和生物运动做出反应，STS 连接着杏仁核和脑岛——二者都涉及情感。）假设通路 2 和通路 3 之间的功能区别同样有助于解释卡普格拉综合征和面孔失认症，依据症状和皮肤电反应，二者互为对方的镜像。如果信息完整按照从意义到情感的序列处理，且没有从梭状回至杏仁核的平行输出（直接或经由 STS），这种情况将不可能发生。

13. 在本书或其他书中，虽然我引用镜像神经元系统作为一个候选神经系统，但我的论点的逻辑并不依赖于系统。关键在于，必须有专用于递归自我表征，以及维持大脑中自我与他人之间的区别和相互性的脑回路。这一系统的功能障碍会导致许多本章介绍的综合征。

14. 阿里开始出现其他错觉，问题进一步复杂。一位精神科医生诊断他患有精神分裂症或“精神分裂特征”（除了他的癫痫症），并给他开了抗精神病药物。我上次见到阿里是在 2009 年，他称，除了死亡的感觉，自己的身体变得巨大，能够伸向宇宙触摸月球，成为宇宙的一部分——仿佛“不存在”和“同宇宙结合”是同义词。我开始怀疑他的癫痫发作是否扩散到了他的右额叶，这里是身体意象被构造的地方，这或许能解释为什么他失去了对自己身形的概念，但我还没有机会去验证这一猜想。

15. 因此，有人猜想，科塔尔综合征患者最初没有任何皮肤电反应，但是通过 SSRI 可以部分恢复。这可以进行实验验证。

16. 对上帝的这一性质做出评论（或使用“错觉”这个词）时，我并不想暗示上帝不存在；事实上，有些患者有这种错觉，这并非否认上帝的存在——当然这里说的不是抽象的斯宾诺莎之神或商羯罗之神。科学对此保持沉默。与埃尔温·薛定谔和史蒂芬·杰伊·古尔德的观点一样，我认为科学和宗教（在非教义哲学意义上）属于不同的话语领域，彼此并不排斥。就其价值而言，我的观点在第八章的青铜雕塑《舞蹈的湿婆》中得到了最好的例证。

17. 生物学中一直存在着一种争议，即有人主张纯粹功能性的黑箱方法，还有人倡导还原论、理解组件如何交互以生产复杂功能。二者经常相互蔑视。

心理学家常推崇黑箱功能主义，抨击还原式神经科学——我称之为“神经元嫉妒”综合征。神经科学吸引大众媒体的极大关注，部分原因是人们（包括科学家）期待看到脑成像结果——那些大脑图片上的漂亮彩点。在最近的一次神经科学学会会议上，一位同行向我描述了他所做的一个精心设计的脑成像实验，该实验利用复杂的认知感知任务来探索大脑机制。“拉马钱德兰博士，你永远猜不到大脑的哪个区域会点亮。”他满腔热情地说。我狡黠地眨眼问道：“是前扣带回吗？”他十分惊讶，没想到会被我说中，尽管我只是猜测。

但纯粹心理学和“黑箱论”本身（斯图亚特·萨瑟兰曾将其定义为

“将流程图作为思想代替品的炫耀展示”）不可能在生物学上有革命性的进展，因为在生物学中，将功能映射到结构上是最有效的策略。（我认为心理学是生物学的一个分支。）我将通过遗传学史和分子生物学中的一个类比来解释这一点。

孟德尔的遗传定律确定了基因是粒子状物质，这是黑箱方法的例证。这些定律是通过研究不同类型的豌豆植株交配产生的遗传模式而建立的。孟德尔通过对杂交植物外观的简单观察推断出基因的存在，从而得出遗传定律。但他不知道基因是什么或者在哪里。这一点是托马斯·亨特·摩尔根通过将 X 射线打在果蝇染色体上得出的，他发现果蝇（突变个体）身上的遗传性外观变化与染色体的带型变化有关联（这类似于神经学中的病变研究）。这一发现让生物学家认识到染色体中的 DNA 是遗传物质的携带者。这反过来又为解码 DNA 的双螺旋结构和生命遗传密码奠定了基础。一旦生命的分子机制被解码，它就不仅解释了遗传性，还解释了之前许多神秘的生物现象。

当克里克和沃森看到两束 DNA 之间互补性与父母子女之间互补性的类比时，他们意识到了“DNA 的结构逻辑决定遗传的功能逻辑”这个关键点：这是一种高级现象。这一深刻见解促使现代生物学诞生。我相信，将功能映射到结构上的策略同样是理解大脑功能的关键。

与本书更相关的是，发现海马损伤导致顺行性遗忘症。这让生物学家集中注意力在海马的突触上，从而发现长时程增强作用，即记忆的物理基础。这种变化最初由埃里克·坎德尔在一种叫作海兔的软体动物上发现。

一般来说，纯粹的黑箱方法（心理学）的问题是，你迟早会得到多个相互矛盾的模型来解释一小部分现象，而找出正确解释的唯一途径是还原论——打开箱子（们）。第二个问题是，它们往往有一个特别的“表层”性质，可以部分“解释”一个给定的“高级”或宏观现象，而不解释其他宏观现象，其预测能力是有限的。另一方面，还原论不仅经常解释较深层次的问题现象，也经常解释许多其他现象。

遗憾的是，对许多生理学家来说，还原论本身就是目的，几乎是一种执念。霍勒斯·巴洛用一个比喻来解释这一点。假设有一个无性别（孤雌生殖）的火星生物学家登陆地球，他不知道性是什么，因为他自己是通过分裂的方式繁殖的，就像变形虫一样。他检查了一个人类个体，发现其两腿之间有两个晃动的圆形物体（我们称之为睾丸）。作为一个支持还原论的火星人，他将其解剖，通过显微镜观察，发现其中成群结队的精子，但他不知道它们是用来做什么的。巴洛的观点是，无论火星人在解剖过程中多么细致，无论他对睾丸的分析多么细致，除非他知道性的“宏观”概念，否则他将永远无法真正理解睾丸的功能，他甚至会认为精子是蠕动的寄生虫。我们很多（幸运的是不是所有的！）生理学家记录大脑细胞的方式与无性的火星人大同小异。

相关论点是，一个人必须有专注于还原论的适当层次来解释给定的更高层次功能（例如性）的直觉。如果沃森和克里克专注于亚原子层面或原子层面的染色体，而不是大分子层面（DNA），或者如果他们专注于错误分子（染色体中的组蛋白而不是 DNA），他们就不会在遗传机制的发现上取得进展。

18. 在这方面，即使是对正常被试进行的简单实验也具有指导意义。我要讲的是我（和我的学生劳拉·凯斯）做的一个实验，其灵感源于马修·波特维尼克和乔纳森·科恩于 1998 年发现的“橡胶手”错觉和仿真头错觉。身为读者的你站在一个秃顶人体模型后面大约 30 厘米的位置，看着它的头。我站在你们的右边，用左手随意敲打你的后脑勺（特别是耳朵，这样你便看不到我的手），同时用右手对着人体模型的头做出同样的动作，完全同步。在大约两分钟内，你会感受到，对你的头的敲打从你正在看的仿真头上浮现。有人会产生孪生头或“幻头”的错觉，尤其当他们“想象”用自己的头取代前面的仿真头时。大脑认为你看到仿真头的敲打与你感觉自己的头受到的敲打是按照精确的顺序进行的可能性很小，因此它暂时将你的头投射到人体模型的肩上。这具有重大影响，因为不同于近期观点，它排除了橡胶手错觉（每当你看到手被触碰时，你也会感觉到被触碰）的基础——简单的联想学习。毕竟，你从未看过自己的后脑勺被触摸。认为手部感觉与真实手部有些不符是一回事，而将其投射到仿真头的后脑勺又是另外一回事。

实验证明，你的大脑已经构建出一个大脑内部模型，甚至是那些看不到的部分，并使用贝叶斯推理来（错误地）体验你的感觉在仿真头上浮现，尽管这在逻辑上很荒谬。我想知道，这样做会有助于缓解你的偏头痛症状吗？

瑞典卡罗林斯卡学院的奥拉夫·布兰克（Olaf Blanke）和亨里克·埃尔森（Henrik Ehrsson）已经证实，让被试观看自己移动或被触摸的视频图像时，也能产生出体体验。我和伊丽莎白·赛克尔、劳拉·凯斯发现，如果你戴上万圣节面具，并加入微小的时间延迟，再加上图像的左右反转，这种错觉会增强。你会突然开始压抑并控制视频图像中的“异相”。值得注意的是，如果你戴着微笑面具，你实际上会感到快乐，因为“那里的你”看起来很高兴！我想知道是否可以利用这一点来“治愈”抑郁症。

后记

1. 这两处达尔文的引用源于 1862 年 4 月 21 日的《伦敦新闻画报》（*London Illustrated News*）（“我感触最深的是……”），以及达尔文于 1860 年 5 月 22 日写给阿萨·格雷（Asa Gray）的信件（“我承认我无法……”）。

致谢

尽管本书在很大程度上记录的是我个人漫长的探索过程，但成稿离不开许多同行的帮助。在数年之前，他们就以令人难以想象的方式实现了这一领域的革新。我通过阅读他们的书收获良多，再怎么强调也不为过。在这里我只提及其中的一些人：乔·勒杜、奥利弗·萨克斯、弗朗西斯·克里克、理查德·道金斯、史蒂芬·杰伊·古尔德、丹尼尔·丹尼特、帕特里夏·丘奇兰德、格里·埃德曼、埃里克·坎德尔、尼古拉斯·汉弗莱、安东尼奥·达马西奥、马文·明斯基、斯坦尼斯拉斯·狄昂。如果说我看得更远，那是因为我站在这些巨人的肩膀上。其中一些书得感谢两位具有远见卓识的经纪人——约翰·布罗克曼和卡汀卡·马特森，他们在美国乃至世界范围内创造了新的科学素养。在推特、脸书、油管、有声新闻和真人秀盛行的时代，在这样一个来之不易的启蒙运动价值观不幸走向衰落的时代，他们成功地激发了科学的魔力及人们对它的敬畏。

我的编辑安吉拉·冯德利普建议对章节进行重大调整，并在修订的每个阶段提供了宝贵的意见。她的建议使得本书远比之前清晰易懂。

我要特别感谢对我的科学生涯有直接影响的四个人：理查德·格

雷戈里、弗朗西斯·克里克、约翰·D. 佩蒂格鲁和奥利弗·萨克斯。

我还想感谢许多人，他们或者激励我从事医学和科学事业，或者多年来影响了我的思想。正如我之前所讲，如果没有我的父母，就没有现在的我。父亲说服我去学医时，我从拉马·玛尼博士和 M. K. 玛尼博士那里也得到了类似的建议。我从未后悔听从他们的建议。我经常告诉我的学生，医学让你视野更宽阔，同时也传递了一种非常务实的态度。如果你的理论正确，你的患者就会有所好转。如果你的理论错误，无论它听起来多么动人、多么有说服力，患者只会病情加重甚至会死亡。没有一项测试能够判定你是否在正确的轨道上。这种严谨务实的态度会体现在研究的各个方面。

我的哥哥 V. S. 拉维在英语和泰卢固语（特别是莎士比亚和提雅卡拉伽）方面知识渊博，无人能及，他对我的学业也帮助良多。我刚进入医学院的时候（医学预科），他经常给我读莎士比亚的作品和欧玛尔·海亚姆的《鲁拜集》中的篇章，这对我的心智发展产生了深刻的影响。我记得他曾引用《麦克白》中著名的“喧嚣与骚动”里的独白，然后我想到：“哇，原来如此。”它使我深刻地认识到，无论是在文学领域还是在科学领域，简练的语言表达都至关重要。

我要感谢马修·布莱克斯利，他在编辑本书时工作非常出色。15年前，他作为我的学生，帮助我建造了第一个反光镜箱的原型，虽然有些粗糙却很有效，这也启发我随后在牛津建造了优雅的象牙镶嵌红木反光镜箱（市面上如今可以买到，但我个人与之并没有经济利益牵扯）。各类制药公司与慈善机构已经向伊拉克退伍军人及海地不幸的截肢患者分发了数千个这样的反光镜箱。

我还要感谢多年来与我共同奋战的患者。很显然，许多患者的情况不容乐观，但他们还是愿意无私地、力所能及地帮助推进基础科学的发展。当然，我会考虑保护他们的隐私。书中所有的姓名、日期、地点及在某些情况下患者入院的情况都做了模糊处理。与患者（例如语言障碍患者）的对话都根据录像带整理成了文字记录，只有在少数情况下，我不得不在记忆中搜寻我们的对话。关于一个病例的描述（第二章中提到的约翰，因阑尾发炎部位静脉血栓导致栓塞性脑卒中），由于阑尾炎广为人知，所以在这一案例中我没有做过多解释。与这位患者的对话是由其早期的医生叙述，我编辑、总结得到的。在描述病例时，我会把与患者相关的神经学方面的关键症状、体征状况和病史尽可能准确地表述清楚。但其他方面我会稍作改变，例如将一位55岁的腿部栓塞的患者描述成一位50岁、心脏栓塞的患者，这样即使是亲密的朋友或亲戚也无法从描述中认出这位患者。

接下来，我要感谢我的朋友和同行，多年来我们进行了富有成效的讨论。我按照字母顺序将他们的名字一一列出：克里希纳斯瓦米·阿拉迪、约翰·奥尔曼、埃里克·阿尔特舒勒、斯图尔特·安斯蒂斯、卡莉·阿梅尔、沙伊·阿祖莱、霍勒斯·巴洛、玛丽·毕比、罗杰·宾厄姆、科林·布莱克默、桑迪·布莱克斯利、杰夫·博因顿、奥利弗·布拉德迪克、戴维·布朗、迈克·卡尔福德、费格斯·坎贝尔、帕特·加瓦那、帕特里夏·丘奇兰德和保罗·丘奇兰德、史蒂夫·科布、弗朗西斯·克里克、安东尼奥·达马西奥和汉娜·达马西奥、妮基·圣法勒、安东尼·多伊奇、戴安娜·多伊奇、保罗·德雷克、格里·埃德尔曼、杰夫·埃尔曼、理查德·弗里德伯格、艾伦·吉尔克里斯特爵士、比阿特丽斯·戈洛姆、艾伯特·戈尔（“真正的”总统）、理查德·格雷戈里、穆希鲁·哈桑、阿弗瑞·赫萨姆、比尔·赫斯坦、米赫南·霍瓦特、埃德·哈伯德、大卫·休伯尔、尼古拉斯·汉弗莱、迈克·希森、苏达山·艾扬格、蒙塔兹·贾汉、乔恩·卡斯、埃里克·坎德尔、多萝西·克莱夫纳、E. S. 克里斯哈拉莫斯、兰吉特·库玛、利娅·列维、史蒂夫·林克、拉马·玛尼、保罗·麦吉奥赫、唐·麦克劳德、萨拉达·梅农、迈克·默策尼希、兰吉特·奈尔、中山健、林赛·奥伯曼、英格丽德·奥尔森、马里尼·帕塔萨拉蒂、哈尔·帕什勒、戴维·彼得采尔、杰克·佩蒂格鲁、杰米·皮内达、丹·普卢默、阿拉迪·普拉巴卡尔、戴维·普雷斯蒂、N. 拉姆和 N. 拉维（《印度教徒报》编辑）、阿拉迪·拉玛克里斯南、V. 马杜苏丹·拉奥、苏世拉·拉文德奈斯、比阿特丽斯·林、比尔·罗萨、奥利弗·萨克斯、特里·谢诺夫斯基、凯坦·沙、奈都·（"斯宾塞"·）西塔拉姆、约翰·斯迈西斯、阿兰·施耐德、拉里·斯奎尔、克里斯哈拉莫斯·斯里尼瓦斯、A. V. 斯里尼瓦桑、克里希南·斯里拉姆、苏布拉马尼亚姆·斯里拉姆、兰斯·斯通、桑托·苏查理特喀尔、K. V. 蒂鲁文卡达姆、克里斯·泰勒、克劳迪·瓦伦蒂、阿吉特·瓦尔基、阿南达·韦埃拉苏利亚、内罗毕·文卡塔拉曼、阿拉迪·文卡特斯、T. R. 维迪亚萨格尔、戴维·惠特里奇、本·威廉斯、丽莎·威廉斯、克里斯·威尔斯、彼得·温基尔曼、约翰·威克斯特德。

感谢伊丽莎白·赛克尔和佩特拉·奥斯特曼彻对我的帮助。

我还要感谢戴安娜、玛尼和加雅，她们给了我无尽快乐和灵感源泉。她们和我一起在《自然》杂志上发表的关于"比目鱼伪装"的文章在鱼类学领域引起巨大反响。

茱莉亚·金迪·兰利点燃了我对艺术科学的热情。

最后，我还要感谢美国国立卫生研究院资助了本书的大部分研究，也感谢私人捐助者及赞助人对本书的支持，他们是：亚伯·波林、赫伯·卢里、迪克·盖克勒和查理·罗宾斯。

参考文献

注：标有“*”的参考文献为拓展阅读推荐。

Aglioti, S., Bonazzi, A., & Cortese, F. (1994). Phantom lower limb as a perceptual marker of neural plasticity in the mature human brain. *Proceedings of the Royal Society of London, Series B: Biological Sciences, 255*, 273–278.

Aglioti, S., Smania, N., Atzei, A., & Berlucchi, G. (1997). Spatio-temporal properties of the pattern of evoked phantom sensations in a left index amputee patient. *Behavioral Neuroscience, 111,* 867–872.

Altschuler, E. L., & Hu, J. (2008). Mirror therapy in a patient with a fractured wrist and no active wrist extension. *Scandinavian Journal of Plastic and Reconstructive Surgery and Hand Surgery, 42*(2), 110–111.

Altschuler, E. L., Vankov, A., Hubbard, E. M., Roberts, E., Ramachandran, V. S., & Pineda, J. A. (2000, November). *Mu wave blocking by observer of movement and its possible use as a tool to study theory of other minds.* Poster session presented at the 30th annual meeting of the Society for Neuroscience, New Orleans, LA.

Altschuler, E. L., Vankov, A., Wang, V., Ramachandran, V. S., & Pineda, J. A. (1997). *Person see, person do: Human cortical electrophysiological correlates of monkey see monkey do cells.* Poster session presented at the 27th Annual Meeting of the Society for Neuroscience, New Orleans, LA.

Altschuler, E. L., Wisdom, S. B., Stone, L., Foster, C., Galasko, D., Llewellyn, D. M. E., et al. (1999). Rehabilitation of hemiparesis after stroke with a mirror. *The Lancet, 353,* 2035–2036.

Arbib, M. A. (2005). From monkey-like action recognition to human language: An evolutionary framework for neurolinguistics. *The Behavioral and Brain Sciences, 28*(2), 105–124.

Armel, K. C., & Ramachandran, V. S. (1999). Acquired synesthesia in retinitis pigmentosa. *Neurocase, 5*(4), 293–296.

Armel, K. C., & Ramachandran, V. S. (2003). Projecting sensations to external objects: Evidence from skin conductance response. *Proceedings of the Royal Society of London, Series B: Biological Sciences, 270*(1523), 1499–1506.

Armstrong, A. C., Stokoe, W. C., & Wilcox, S. E. (1995). *Gesture and the nature of language.* Cambridge, UK: Cambridge University Press.

Azoulai, S., Hubbard, E. M., & Ramachandran, V. S. (2005). Does synesthesia contribute to mathematical savant skills? *Journal of Cognitive Neuroscience, 69*(Suppl).

Babinski, J. (1914). Contribution a l'étude des troubles mentaux dans l'hémiplégie organique cérébrale (anosognosie). *Revue Neurologique, 12,* 845–847.

Bach-y-Rita, P., Collins, C. C., Saunders, F. A., White, B., & Scadden, L. (1969). Vision substitution by tactile image projection. *Nature, 221,* 963–964.

Baddeley, A. D. (1986). *Working memory.* Oxford, UK: Churchill Livingstone.

*Barlow, H. B. (1987). The biological role of consciousness. In C. Blakemore & S. Greenfield (Eds.), *Mindwaves* (pp. 361–374). Oxford, UK: Basil Blackwell.

Barnett, K. J., Finucane, C., Asher, J. E., Bargary, G., Corvin, A. P., Newell, F. N., et al. (2008). Familial patterns and the origins of individual differences in synaesthesia. *Cognition, 106*(2), 871–893.

Baron-Cohen, S. (1995). *Mindblindness.* Cambridge, MA: MIT Press.

Baron-Cohen, S., Burt, L., Smith-Laittan, F., Harrison, J., & Bolton, P. (1996). Synaesthesia: Prevalence and familiality. *Perception, 9,* 1073–1079.

Baron-Cohen, S., & Harrison, J. (1996). *Synaesthesia: Classic and contemporary readings.* Oxford, UK: Blackwell Publishers.

Bauer, R. M. (1986). The cognitive psychophysiology of prosopagnosia. In H. D. Ellis, M. A. Jeeves, F. Newcombe, & A. W. Young (Eds.), *Aspects of face processing* (pp. 253–278). Dordrecht, Netherlands: Martinus Nijhoff.

Berlucchi, G., & Aglioti, S. (1997). The body in the brain: Neural bases of corporeal awareness. *Trends in Neurosciences, 20*(12), 560–564.

Bernier, R., Dawson, G., Webb, S., & Murias, M. (2007). EEG mu rhythm and imitation impairments in individuals with autism spectrum disorder. *Brain and Cognition, 64*(3), 228–237.

Berrios, G. E., & Luque, R. (1995). Cotard's syndrome. *Acta Psychiatrica Scandinavica, 91*(3), 185–188.

*Bickerton, D. (1994). *Language and human behavior.* Seattle: University of Washington Press.

Bisiach, E., & Geminiani, G. (1991). Anosognosia related to hemiplegia and hemianopia. In G. P. Prigatano and D. L. Schacter (Eds.), *Awareness of deficit after brain injury: Clinical and theoretical issues*. Oxford: Oxford University Press.

Blake, R., Palmeri, T. J., Marois, R., & Kim, C. Y. (2005). On the perceptual reality of synesthetic color. In L. Robertson and N. Sagiv (Eds.), *Synesthesia: Perspectives from cognitive neuroscience* (pp. 47–73). New York: Oxford University Press.

*Blackmore, S. (1999). *The meme machine*. Oxford: Oxford University Press.

Blakemore, S.-J., Bristow, D., Bird, G., Frith, C., & Ward, J. (2005). Somatosensory activations during the observation of touch and a case of vision-touch synaesthesia. *Brain, 128,* 1571–1583.

*Blakemore, S.-J., & Frith, U. (2005). *The learning brain*. Oxford, UK: Blackwell Publishing.

Botvinick, M., & Cohen, J. (1998). Rubber hands "feel" touch that eyes see. *Nature, 391*(6669), 756.

Brang, D., Edwards, L., Ramachandran, V. S., & Coulson, S. (2008). Is the sky 2? Contextual priming in grapheme-color synaesthesia. *Psychological Science, 19*(5), 421–428.

Brang, D., McGeoch, P., & Ramachandran, V. S. (2008). Apotemnophilia: A neurological disorder. *Neuroreport, 19*(13), 1305–1306.

Brang, D., & Ramachandran, V. S. (2007a). Psychopharmacology of synesthesia: The role of serotonin S2a receptor activation. *Medical Hypotheses, 70*(4), 903–904.

Brang, D., & Ramachandran, V. S. (2007b). Tactile textures evoke specific emotions: A new form of synesthesia. Poster session presented at the 48th annual meeting of the Psychonomic Society, Long Beach, CA.

Brang, D., & Ramachandran, V. S. (2008). Tactile emotion synesthesia. *Neurocase, 15*(4), *390–399.*

Brang, D., & Ramachandran, V.S. (2010). Visual field heterogeneity, laterality, and eidetic imagery in synesthesia. *Neurocase, 16*(2), 169–174.

Buccino, G., Vogt, S., Ritzl, A., Fink, G. R., Zilles, K., Freund, H. J., et al. (2004). Neural circuits underlying imitation of hand actions: An event related fMRI study. *Neuron, 42,* 323–334.

Bufalari, I., Aprile, T., Avenanti, A., Di Russo, F., & Aglioti, S. M. (2007). Empathy for pain and touch in the human somatosensory cortex. *Cerebral Cortex, 17,* 2553–2561.

Bujarski, K., & Sperling, M. R. (2008). Post-ictal hyperfamiliarity syndrome in focal epilepsy. *Epilepsy and Behavior, 13*(3), 567–569

Caccio, A., De Blasis, E., Necozione, S., & Santilla, V. (2009). Mirror feedback therapy for complex regional pain syndrome. *The New England Journal of Medicine, 361*(6), 634–636.

Campbell, A. (1837, October). Opinionism [Remarks on "New School Divinity," in *The Cross and Baptist Journal*]. *The Millennial Harbinger* [New Series], *1*, 439. Retrieved August 2010 from http://books.google.com.

Capgras, J., & Reboul-Lachaux, J. (1923). L'illusion des "sosies" dans un délire systématisé chronique. *Bulletin de la Société Clinique de Médecine Mentale*, 11, 6–16.

Carr, L., Iacoboni, M., Dubeau, M. C., Mazziotta, J. C., & Lenzi, G. L. (2003). Neural mechanisms of empathy in humans: A relay from neural systems for imitation to limbic areas. *Proceedings of the National Academy of Sciences of the USA, 100*, 5497–5502.

*Carter, R. (2003). *Exploring consciousness*. Berkeley: University of California Press.

*Chalmers, D. (1996). *The conscious mind*. New York: Oxford University Press.

Chan, B. L., Witt, R., Charrow, A. P., Magee, A., Howard, R., Pasquina, P. F., et al. (2007). Mirror therapy for phantom limb pain. *The New England Journal of Medicine, 357*, 2206–2207.

*Churchland P. S. (1986). *Neurophilosophy: Toward a Unified science of the mind/brain*. Cambridge, MA: MIT Press.

*Churchland, P., Ramachandran, V. S., & Sejnowski, T. (1994). A critique of pure vision. In C. Koch & J. Davis (Eds.), *Large-scale neuronal theories of the brain* (pp. 23–47). Cambridge, MA: MIT Press.

Clarke, S., Regli, L., Janzer, R. C., Assal, G., & de Tribolet, N. (1996). Phantom face: Conscious correlate of neural reorganization after removal of primary sensory neurons. *Neuroreport, 7,* 2853–2857.

*Corballis, M. C. (2002). *From hand to mouth: The origins of language*. Princeton, NJ: Princeton University Press.

Corballis, M. C. (2009). The evolution of language. *Annals of the New York Academy of Sciences, 1156,* 19–43.

*Craig, A. D. (2009). How do you feel—now? The anterior insula and human awareness. *Nature Reviews Neuroscience*, 10, 59–70.

*Crick, F. (1994). *The astonishing hypothesis: The scientific search for the soul*. New York: Charles Scribner's Sons.

*Critchley, M. (1953). *The parietal lobes*. London: Edward Arnold.

*Cytowic, R. E. (1989). *Synesthesia: A union of the senses*. New York; Springer.

*Cytowic, R. E. (2003). *The man who tasted shapes*. Cambridge, MA: MIT Press. (Original work published 1993 by G. P. Putnam's Sons)

*Damasio, A. (1994). *Descartes' error*. New York: G. P. Putnam.

*Damasio, A. (1999). *The feeling of what happens: Body and emotion in the making of Consciousness*. New York: Harcourt.

*Damasio, A. (2003). *Looking for Spinoza: Joy, sorrow and the feeling brain*. New York: Harcourt.

Dapretto, M., Davies, M. S., Pfeifer, J. H., Scott, A. A., Sigman, M., Bookheimer, S. Y., et al. (2006). Understanding emotions in others: Mirror neuron dysfunction in children with autism spectrum disorders. *Nature Neuroscience, 9,* 28–30.

*Dehaene, S. (1997). *The number sense: How the mind creates mathematics.* New York: Oxford University Press.

*Dennett, D. C. (1991). *Consciousness explained*. Boston: Little, Brown.

Devinsky, O. (2000). Right hemisphere dominance for a sense of corporeal and emotional self. *Epilepsy and Behavior, 1*(1), 60–73

*Devinsky, O. (2009). Delusional misidentifications and duplications: Right brain lesions, left brain delusions. *Neurology, 72*(80–87).

Di Pellegrino, G., Fadiga, L., Fogassi, L., Gallese, V., & Rizzolatti, G. (1992). Understanding motor events: A neurophysiological study. *Experimental Brain Research, 91,* 176–180.

Domino, G. (1989). Synesthesia and creativity in fine arts students: An empirical look. *Creativity Research Journal, 2,* 17–29.

*Edelman, G. M. (1989). *The remembered present: A biological theory of consciousness.* New York: Basic Books.

*Ehrlich, P. (2000). *Human natures: Genes, cultures, and human prospect*. Harmondsworth, UK: Penguin Books.

Eng, K., Siekierka, E., Pyk, P., Chevrier, E., Hauser, Y., Cameirao, M., et al. (2007). Interactive visuo-motor therapy system for stroke rehabilitation. *Medical and Biological Engineering and Computing, 45,* 901–907.

*Enoch, M. D., & Trethowan, W. H. (1991). *Uncommon psychiatric syndromes* (3rd ed.). Oxford: Butterworth-Heinemann.

*Feinberg, T. E. (2001). *Altered egos: How the brain creates the self.* Oxford University Press.

Fink, G. R., Marshall, J. C., Halligan, P. W., Frith, C. D., Driver, J., Frackowiak, R. S., et al. (1999). The neural consequences of conflict between intention and the senses. *Brain, 122,* 497–512.

First, M. (2005). Desire for an amputation of a limb: Paraphilia, psychosis, or a new type of identity disorder. *Psychological Medicine, 35,* 919–928.

Flor, H., Elbert, T., Knecht, S., Wienbruch, C., Pantev, C., Birbaumer, N., et al. (1995). Phantom-limb pain as a perceptual correlate of cortical reorganization following arm amputation. *Nature, 375,* 482–484.

Fogassi, L., Ferrari, P. F., Gesierich B., Rozzi, S., Chersi, F., & Rizzolatti, G. (2005, April 29). Parietal lobe: From action organization to intention understanding. *Science, 308,* 662–667.

Friedmann, C. T. H., & Faguet, R. A. (1982). *Extraordinary disorders of human behavior.* New York: Plenum Press.

Frith, C. & Frith, U. (1999, November 26). Interacting minds—A biological basis. *Science, 286,* 1692–1695.

Frith, U., & Happé, F. (1999). Theory of mind and self consciousness: What is it like to be autistic? *Mind and Language, 14,* 1–22.

Gallese, V., Fadiga, L., Fogassi, L., & Rizzolatti, G. (1996). Action recognition in the premotor cortex. *Brain, 119,* 593–609.

Gallese, V., & Goldman, A. (1998). Mirror neurons and the simulation theory of mind-reading. *Trends in Cognitive Sciences, 12,* 493–501.

Garry, M. I., Loftus, A., & Summers, J. J. (2005). Mirror, mirror on the wall: Viewing a mirror reflection of unilateral hand movements facilitates ipsilateral M1 excitability. *Experimental Brain Research*, 163, 118–122.

*Gawande, A. (2008, June, 30). Annals of medicine: The itch. *New Yorker*, pp. 58–64.

*Gazzaniga, M. (1992). *Nature's mind.* New York: Basic Books.

*Glynn, I. (1999). *An anatomy of thought.* London: Weidenfeld & Nicolson.

*Greenfield, S. (2000). *The human brain: A guided tour.* London: Weidenfeld & Nicolson.

*Gregory, R. L. (1966). *Eye and brain.* London: Weidenfeld & Nicolson.

Gregory, R. L. (1993). *Odd perceptions.* New York: Routledge.

Grossenbacher, P. G., & Lovelace, C. T. (2001). Mechanisms of synesthesia: Cognitive and physiological constraints. *Trends in Cognitive Sciences, 5*(1), 36–41.

Happé, F., & Frith, U. (2006). The weak coherence account: Detail-focused cognitive style in autism spectrum disorders. *Journal of Autism and Developmental Disorders, 36*(1), 5–25.

Happé, F., & Ronald, A. (2008). The "fractionable autism triad": A review of evidence from behavioural, genetic, cognitive and neural research. *Neuropsychology Review, 18*(4), 287–304.

Harris, A. J. (2000). Cortical origin of pathological pain. *The Lancet, 355,* 318–319.

Havas, H., Schiffman, G., & Bushnell, M. (1990). The effect of bacterial vaccine on tumors and immune response of ICR/Ha mice. *Journal of Biological Response*

Modifiers, 9, 194–204.
Hirstein, W., Iversen, P., Ramachandran, V. S. (2001). Autonomic responses of autistic children to people and objects. *Proceedings of the Royal Society of London, Series B: Biological Sciences, 268*(1479), 1883–1888.
Hirstein, W., & Ramachandran, V. S. (1997). Capgras syndrome: A novel probe for understanding the neural representation and familiarity of persons. *Proceedings of the Royal Society of London, Series B: Biological Sciences, 264*(1380), 437–444.
Holmes, N. P., & Spence, C. (2005). Visual bias of unseen hand position with a mirror: Spatial and temporal factors. *Experimental Brain Research, 166,* 489–497.
Hubbard, E. M., Arman, A. C., Ramachandran, V. S., & Boynton, G. (2005). Individual differences among grapheme-color synesthetes: Brain-behavior correlations. *Neuron, 45*(6), 975–985.
Hubbard, E. M., Manohar, S., & Ramachandran, V. S. (2006). Contrast affects the strength of synesthetic colors. *Cortex, 42*(2), 184–194.
Hubbard, E. M., & Ramachandran, V. S.(2005). Neurocognitive mechanisms of synesthesia. *Neuron, 48*(3), 509–520.
*Hubel, D. (1988). *Eye, brain, and vision*. Scientific American Library Series. New York: W. H. Freeman.
Humphrey, N. (1992). *A history of the mind.* New York: Simon & Schuster.
Humphrey, N. K. (1980). Nature's psychologists. In B. D. Josephson & V. S. Ramachandran (Eds.), *Consciousness and the physical world: Edited proceedings of an interdisciplinary symposium on consciousness held at the University of Cambridge in January 1978.* Oxford, UK/New York: Pergamon Press.
*Humphreys, G. W., & Riddoch, M. J. (1998). *To see but not to see: A case study of visual agnosia*. Hove, East Sussex, UK: Psychology Press.
*Iacoboni, M. (2008). *Mirroring people: The new science of how we connect with others*. New York: Farrar, Straus.
Iacoboni, M., & Dapretto, M. (2006, December). The mirror neuron system and the consequences of its dysfunction. *Nature Reviews Neuroscience,* 7(12), 942–951.
Iacoboni, M., Molnar-Szakacs, I., Gallese, V., Buccino, G., Mazziotta, J. C., & Rizzolatti, G. (2005). Grasping the intentions of others with one's own mirror neuron system. *PLoS Biology*, *3*(3), e79.
Iacoboni, M., Woods, R. P., Brass, M., Bekkering, H., Mazziotta, J. C., & Rizzolatti, G. (1999, December 24). Cortical mechanisms of human imitation. *Science, 286,* 2526–2528.
Jellema, T., Oram, M. W., Baker, C. I., & Perrett, D. I. (2002). Cell populations in the banks of the superior temporal sulcus of the macaque monkey and imitation. In A. N. Melzoff & W. Prinz (Eds.), *The imitative mind: Development, evolution, and brain bases* (pp. 267–290). Cambridge, UK: Cambridge University Press.
Johansson, G. (1975). Visual motion perception. *Scientific American, 236*(6), 76–88.
*Kandel, E. (2005). *Psychiatry, psychoanalysis, and the new biology of the mind*. Washington, DC: American Psychiatric Publishing.
*Kandel, E. R., Schwartz, J. H., & Jessell, T. M. (Eds.). (1991). *Principles of neural sci-*

ence (3rd ed.). Norwalk, CT: Appleton & Lange.

Kanwisher, N., & Yovel, G. (2006). The fusiform face area: A cortical region specialized for the perception of faces. *Philosophical Transactions of the Royal Society of London, Series B: Biological Sciences, 361,* 2109–2128.

Karmarkar, A., & Lieberman, I. (2006). Mirror box therapy for complex regional pain syndrome. *Anaesthesia, 61,* 412–413.

Keysers, C., & Gazzola, V. (2009). Expanding the mirror: Vicarious activity for actions, emotions, and sensations. *Current Opinion in Neurobiology, 19,* 666–671.

Keysers, C., Wicker, B., Gazzola, V., Anton, J. L., Fogassi, L., & Gallese, V. (2004). A touching sight: SII/PV activation during the observation and experience of touch. *Neuron, 42,* 335–346.

Kim, C.-Y., Blake, R., & Palmeri, T. J. (2006). Perceptual interaction between real and synesthetic colors. *Cortex, 42,* 195–203.

*Kinsbourne, M. (1982). Hemispheric specialization. *American Psychologist, 37,* 222–231.

Kolmel, K. F., Vehmeyer, K., & Gohring, E., et al. (1991). Treatment of advanced malignant melanoma by a pyrogenic bacterial lysate: A pilot study. *Onkologie, 14,* 411–417.

Kosslyn, S. M., Reiser, B. J., Farah, M. J., & Fliegel, S. L. (1983). Generating visual images: Units and relations. *Journal of Experimental Psychology, General, 112,* 278–303.

Lakoff, G., & Johnson, M. (2003). *Metaphors we live by.* Chicago: University of Chicago Press.

Landis, T., & Thut, G. (2005). Linking out-of-body experience and self processing to mental own-body imagery at the temporoparietal junction. *The Journal of Neuroscience, 25,* 550–557.

*LeDoux, J. (2002). *Synaptic self. How our brains become who we are.* New York: Viking Press.

*Luria, A. (1968). *The mind of a mnemonist.* Cambridge, MA: Harvard University Press.

MacLachlan, M., McDonald, D., & Waloch, J. (2004). Mirror treatment of lower limb phantom pain: A case study. *Disability and Rehabilitation, 26,* 901–904.

Matsuo, A., Tezuka, Y., Morioka, S., Hiyamiza, M., & Seki, M. (2008). *Mirror therapy accelerates recovery of upper limb movement after stroke: A randomized cross-over trial* [Abstract]. Paper presented at the 6th World Stroke Conference, Vienna, Austria.

Mattingley, J. B., Rich, A. N., Yelland, G., & Bradshaw, J. L. (2001). Unconscious priming eliminates automatic binding of colour and alphanumeric form in synaesthesia. *Nature, 401*(6828), 580–582.

McCabe, C. S., Haigh, R. C., Halligan, P. W., & Blake, D. R. (2005). Simulating sensory-motor incongruence in healthy volunteers: Implications for a cortical model of pain. *Rheumatology* (Oxford), *44,* 509–516.

McCabe, C. S., Haigh, R. C., Ring, E. F., Halligan, P. W., Wall, P. D., & Blake, D. R. (2003). A controlled pilot study of the utility of mirror visual feedback in the treatment of complex regional pain syndrome (type 1). *Rheumatology* (Oxford), *42,* 97–101.

McGeoch, P., Brang, D., & Ramachandran, V. S. (2007). Apraxia, metaphor and mirror neurons. *Medical Hypotheses, 69*(6), 1165–1168.

*Melzack, R. A., & Wall, P. D. (1965, November 19). Pain mechanisms: A new theory. *Science, 150*(3699), 971–979.

Merzenich, M. M., Kaas, J. H., Wall, J., Nelson, R. J., Sur, M., & Felleman, D. (1983). Topographic reorganization of somatosensory cortical areas 3b and 1 in adult monkeys following restricted deafferentation. *Neuroscience, 8,* 33–55.

*Milner, D., & Goodale, M. (1995). *The visual brain in action*. New York: Oxford University Press.

Mitchell, J. K. (1831). On a new practice in acute and chronic rheumatism. *The American Journal of the Medical Sciences, 8*(15), 55–64.

Mitchell, S. W. (1872). *Injuries of nerves and their consequences.* Philadelphia: J. B. Lippincott.

Mitchell, S. W., Morehouse, G. R., & Keen, W. W. (1864). *Gunshot wounds and other injuries of nerves.* Philadelphia: J. B. Lippincott.

*Mithen, S. (1999). *The prehistory of the mind.* London: Thames & Hudson.

Money, J., Jobaris, R., & Furth, G. (1977). Apotemnophilia: Two cases of self-demand amputation as a paraphilia. *Journal of Sex Research, 13*, 115–125.

Moseley, G. L., Olthof, N., Venema, A., Don, S., Wijers, M., Gallace, A., et al. (2008). Psychologically induced cooling of a specific body part caused by the illusory ownership of an artificial counterpart. *Proceedings of the National Academy of Sciences of the USA, 105*(35), 13169–13173

Moyer, R. S., & Landauer, T. K. (1967). Time required for judgements of numerical inequality. *Nature, 215*(5109), 1519–1520.

Nabokov, V. (1966). *Speak, memory: An autobiography revisited.* New York: G. P. Putnam's Sons.

Naeser, M. A., Martin, P. I., Nicholas, M., Baker, E. H., Seekins, H., Kobayashi M., et al. (2005). Improved picture naming in chronic aphasia after TMS to part of right Broca's area: An open-protocol study. *Brain and Language, 93*(1), 95–105.

Nuckolls, J. B. (1999). The case for sound symbolism. *Annual Review of Anthropology, 28,* 225–252.

Oberman, L. M., Hubbard, E. M., McCleery, J. P., Altschuler, E. L., & Ramachandran, V. S. (2005). EEG evidence for mirror neuron dysfunction in autism spectrum disorders. *Cognitive Brain Research, 24*(2), 190–198.

Oberman, L. M., McCleery, J. P., Ramachandran, V. S., & Pineda, J. A. (2007). EEG evidence for mirror neuron activity during the observation of human and robot actions: Toward an analysis of the human qualities of interactive robots. *Neurocomputing, 70,* 2194–2203.

Oberman, L. M., Pineda, J. A., & Ramachandran, V. S. (2007). The human mirror neuron system: A link between action observation and social skills. *Social Cognitive and Affective Neuroscience, 2,* 62–66.

Oberman, L. M., & Ramachandran, V. S. (2007a). Evidence for deficits in mirror neuron functioning, multisensory integration, and sound-form symbolism in autism spectrum disorders. *Psychological Bulletin, 133*(2), 310–327.

Oberman, L. M., & Ramachandran, V. S. (2007b). The simulating social mind: The role of the mirror neuron system and simulation in the social and communicative deficits of autism spectrum disorders. *Psychological Bulletin, 133*(2), 310–327.

Oberman, L. M., & Ramachandran, V. S. (2008). How do shared circuits develop? *Behavioral and Brain Sciences, 31,* 1–58.

Oberman, L. M., Ramachandran, V. S., & Pineda, J. A. (2008). Modulation of mu suppression in children with autism spectrum disorders in response to familiar or unfamiliar stimuli: the mirror neuron hypothesis. *Neuropsychologia, 46,* 1558–1565.

Oberman, L. M., Winkielman, P., & Ramachandran, V. S. (2007). Face to face: Blocking facial mimicry can selectively impair recognition of emotional faces. *Social Neuroscience, 2*(3), 167–178.

Palmeri, T. J., Blake, R., Marois, R., Flanery, M. A., & Whetsell, W., Jr. (2002). The perceptual reality of synesthetic colors. *Proceedings of the National Academy of Sciences of the USA, 99,* 4127–4131.

Penfield, W., & Boldrey, E. (1937). Somatic motor and sensory representation in the cerebral cortex of man as studied by electrical stimulation. *Brain, 60,* 389–443.

*Pettigrew, J. D., & Miller, S. M. (1998). A "sticky" interhemispheric switch in bipolar disorder? *Proceedings of the Royal Society of London, Series B: Biological Sciences, 265*(1411), 2141–2148.

Pinker, S. (1997). *How the mind works.* New York: W. W. Norton.

*Posner, M., & Raichle, M. (1997). *Images of the mind.* New York: W. H. Freeman.

*Premack, D., & Premack, A. (2003). *Original intelligence.* New York: McGraw-Hill.

*Quartz, S., & Sejnowski, T. (2002). *Liars, lovers and heroes.* New York: William Morrow.

Ramachandran, V. S. (1993). Behavioral and magnetoencephalographic correlates of plasticity in the adult human brain. *Proceedings of the National Academy of Sciences of the USA, 90,* 10413–10420.

Ramachandran, V. S. (1994). Phantom limbs, neglect syndromes, repressed memories, and Freudian psychology. *International Review of Neurobiology, 37,* 291–333.

Ramachandran, V. S. (1996, October). *Decade of the brain.* Symposium organized by the School of Social Sciences, University of California, San Diego, La Jolla.

Ramachandran, V. S. (1998). Consciousness and body image: Lessons from phantom limbs, Capgras syndrome and pain asymbolia. *Philosophical Transactions of the Royal Society of London, Series B: Biological Sciences, 353*(1377), 1851–1859.

Ramachandran, V. S. (2000, June 29). Mirror neurons and imitation as the driving force behind "the great leap forward" in human evolution. *Edge: The Third Culture*, Retrieved from http://www.edge.org/3rd_culture/ramachandran/ramachandran_pl.html., pp. 1–6.

Ramachandran, V. S. (2003). The phenomenology of synaesthesia. *Journal of Con-*

sciousness Studies, 10(8), 49–57.

Ramachandran, V. S. (2004). The astonishing Francis Crick. *Perception, 33*(10), 1151–1154.

Ramachandran, V. S. (2005). Plasticity and functional recovery in neurology. *Clinical Medicine, 5*(4), 368–373.

Ramachandran, V. S., & Altschuler, E. L. (2009). The use of visual feedback, in particular mirror visual feedback, in restoring brain function. *Brain, 132*(7), 16.

Ramachandran, V. S., Altschuler, E. L., & Hillyer, S. (1997). Mirror agnosia. *Proceedings of the Royal Society of London, Series B: Biological Sciences, 264,* 645–647.

Ramachandran, V. S., & Azoulai, S. (2006). Synesthetically induced colors evoke apparent-motion perception. *Perception, 35*(11), 1557–1560.

Ramachandran, V. S., & Blakeslee, S. (1998). *Phantoms in the brain*. New York: William Morrow.

Ramachandran, V. S., & Brang, D. (2008). Tactile-emotion synesthesia. *Neurocase, 14*(5), 390–399.

Ramachandran, V. S., & Brang, D. (2009). Sensations evoked in patients with amputation from watching an individual whose corresponding intact limb is being touched. *Archives of Neurology, 66*(10), 1281–1284.

Ramachandran, V. S., Brang, D., & McGeoch, P. D. (2009). Size reduction using Mirror Visual Feedback (MVF) reduces phantom pain. *Neurocase, 15*(5), 357–360.

Ramachandran, V. S., & Hirstein, W. (1998). The perception of phantom limbs. The D. O. Hebb lecture. *Brain, 121*(9), 1603–1630.

Ramachandran, V. S., Hirstein, W., Armel, K. C., Tecoma, E., & Iragul, V. (1997, October 25–30). *The neural basis of religious experience.* Paper presented at the 27th annual meeting of the Society for Neuroscience, New Orleans, LA.

Ramachandran, V. S., & Hubbard, E. M. (2001a). Psychophysical investigations into the neural basis of synaesthesia. *Proceedings of the Royal Society of London, Series B: Biological Sciences, 268*(1470), 979–983.

Ramachandran, V. S., & Hubbard, E. M. (2001b). Synaesthesia: A window into perception, thought and language. *Journal of Consciousness Studies, 8*(12), 3–34.

Ramachandran, V. S., & Hubbard, E. M. (2002a). Synesthetic colors support symmetry perception and apparent motion. *Abstracts of the Psychonomic Society's 43rd Annual Meeting, 7,* 79.

Ramachandran, V. S., & Hubbard, E. M. (2002b, November). Synesthetic colors support symmetry perception and apparent motion. Poster session presented at the 43rd annual meeting of the Psychonomic Society, Kansas City, MO.

Ramachandran, V. S., & Hubbard, E. M. (2003). Hearing colors, tasting shapes. *Scientific American, 288*(5), 42–49.

Ramachandran, V. S., & Hubbard, E. M. (2005a). The emergence of the human mind: Some clues from synesthesia. In L. C. Robertson & N. Sagiv (Eds.), *Synesthesia: Perspectives from cognitive neuroscience* (pp. 147–190). New York: Oxford University Press.

Ramachandran, V. S., & Hubbard, E. M. (2005b). Synesthesia: What does it tell us about the emergence of qualia, metaphor, abstract thought, and language? In J. L. van Hemmen & T. J. Sejnowski (Eds.), *23 problems in systems neuroscience*. Oxford, UK: Oxford University Press.

Ramachandran, V. S., & Hubbard, E. M. (2006, October). Hearing colors, tasting shapes. Secrets of the senses [Special issue]. *Scientific American,* 76–83.

Ramachandran, V. S., & McGeoch, P. D. (2007). Occurrence of phantom genitalia after gender reassignment surgery. *Medical Hypotheses, 69*(5), 1001–1003.

Ramachandran, V. S., McGeoch, P. D., & Brang, D. (2008). *Apotemnophilia: A neurological disorder with somatotopic alterations in SCR and MEG activation.* Paper presented at the annual meeting of the Society for Neuroscience, Washington, DC.

Ramachandran, V. S., & Oberman, L. M. (2006a, May 13). Autism: The search for Steven. *New Scientist,* pp. 48–50.

Ramachandran, V. S., & Oberman, L. M. (2006b, November). Broken mirrors: A theory of autism. *Scientific American, 295*(5), 62–69.

Ramachandran, V. S., & Rogers-Ramachandran, D. (2008). Sensations referred to a patient's phantom arm from another subject's intact arm: Perceptual correlates of mirror neurons. *Medical Hypotheses, 70*(6), 1233–1234.

Ramachandran, V. S., Rogers-Ramachandran, D., & Cobb, S. (1995). Touching the phantom limb. *Nature, 377,* 489–490.

*Restak, R. (2000). *Mysteries of the mind.* Washington, DC: National Geographic Society.

Rizzolatti, G., & Arbib, M. A. (1998). Language within our grasp. *Trends in Neurosciences, 21,* 188–194.

Rizzolatti, G., & Destro, M. F. (2008). Mirror neurons. *Scholarpedia, 3*(1), 2055.

Rizzolatti, G., Fadiga, L., Fogassi, L., & Gallese, V. (1996). Premotor cortex and the recognition of motor actions. *Cognitive Brain Research, 3,* 131–141.

Rizzolatti, G., Fogassi, L., & Gallese, V. (2001). Neurophysiological mechanisms underlying the understanding and imitation of action. *Nature Reviews Neuroscience, 2,* 661–670.

Ro, T., Farne, A., Johnson, R. M., Wedeen, V., Chu, Z., Wang, Z. J., et al. (2007). Feeling sounds after a thalamic lesion. *Annals of Neurology, 62*(5), 433–441.

*Robertson, I. (2001). *Mind sculpture*. New York: Bantam Books.

Robertson, L. C., & Sagiv, N. (2005). *Synesthesia: Perspectives from cognitive neuroscience.* New York: Oxford University Press.

*Rock, I., & Victor, J. (1964). Vision and touch: An experimentally created conflict between the two senses. *Science, 143*, 594–596.

Rosén, B., & Lundborg, G. (2005). Training with a mirror in rehabilitation of the hand. *Scandinavian Journal of Plastic and Reconstructive Surgery and Hand Surgery, 39*(104–108).

Rouw, R., & Scholte, H. S. (2007). Increased structural connectivity in grapheme-color synesthesia. *Nature Neuroscience, 10*(6), 792–797.

Saarela, M. V., Hlushchuk, Y., Williams, A. C., Schurmann, M., Kalso, E., & Hari, R. (2007). The compassionate brain: Humans detect intensity of pain from another's face. *Cerebral Cortex, 17*(1), 230–237.

Sagiv, N., Simner, J., Collins, J., Butterworth, B., & Ward, J. (2006). What is the relationship between synaesthesia and visuo-spatial number forms? *Cognition, 101*(1), 114–128.

*Sacks, O. (1985). *The man who mistook his wife for a hat*. New York: HarperCollins.

*Sacks, O. (1995). *An anthropologist on Mars*. New York: Alfred A. Knopf.

*Sacks, O. (2007). *Musicophilia: Tales of music and the brain*. New York: Alfred A. Knopf.

Sathian, K., Greenspan, A. I., & Wolf, S. L. (2000). Doing it with mirrors: A case study of a novel approach to neurorehabilitation. *Neurorehabilitation and Neural Repair, 14,* 73–76.

Saxe, R., & Wexler, A. (2005). Making sense of another mind: The role of the right temporo-parietal junction. *Neuropsychologia, 43,* 1391–1399.

*Schacter, D. L. (1996). *Searching for memory*. New York: Basic Books.

Schiff, N. D., Giacino, J. T., Kalmar, K., Victor, J. D., Baker, K., Gerber, M., et al. (2007). Behavioural improvements with thalamic stimulation after severe traumatic brain injury. *Nature, 448,* 600–603.

Selles, R. W., Schreuders, T. A., & Stam, H. J. (2008). Mirror therapy in patients with causalgia (complex regional pain syndrome type II) following peripheral nerve injury: Two cases. *Journal of Rehabilitation Medicine, 40,* 312–314.

*Sierra, M., & Berrios, G. E. (2001). The phenomenological stability of depersonalization: Comparing the old with the new. *The Journal of Nervous and Mental Disease, 189*(9), 629–636.

Simner, J., & Ward, J. (2006). Synaesthesia: The taste of words on the tip of the tongue. *Nature, 444*(7118), 438.

Singer, T, (2006). The neuronal basis and ontogeny of empathy and mind reading: Review of literature and implications for future research. *Neuroscience and Biobehavioral Reviews, 6,* 855–863.

Singer, W., & Gray, C. M. (1995). Visual feature integration and the temporal correlation hypothesis. *Annual Review of Neuroscience, 18,* 555–586.

Smilek, D., Callejas, A., Dixon, M. J., & Merikle, P. M. (2007). Ovals of time: Time-space associations in synaesthesia. *Consciousness and Cognition, 16*(2), 507–519.

Snyder, A. W., Mulcahy, E., Taylor, J. L., Mitchell, D. J., Sachdev, P., & Gandevia, S. C. (2003). Savant-like skills exposed in normal people by suppressing the left fronto-temporal lobe. *Journal of Integrative Neuroscience, 2*(2), 149–158.

*Snyder, A., & Thomas, M. (1997). Autistic savants give clues to cognition. *Perception, 26*(1), 93–96.

*Solms, M., & Turnbull, O. (2002). *The brain and the inner world: An introduction to the neuroscience of subjective experience*. New York: Other Press.

Stevens, J. A., & Stoykov, M. E. (2003). Using motor imagery in the rehabilitation of hemiparesis. *Archives of Physical Medicine and Rehabilitation, 84,* 1090–1092.

Stevens, J. A., & Stoykov, M. E. (2004). Simulation of bilateral movement training through mirror reflection: A case report demonstrating an occupational therapy technique for hemiparesis. *Topics in Stroke Rehabilitation, 11,* 59–66.

Sumitani, M., Miyauchi, S., McCabe, C. S., Shibata, M., Maeda, L., Saitoh, Y., et al. (2008). Mirror visual feedback alleviates deafferentation pain, depending on qualitative aspects of the pain: A preliminary report. *Rheumatology* (Oxford), *47,* 1038–1043.

Sütbeyaz, S., Yavuzer, G., Sezer, N., & Koseoglu, B. F. (2007). Mirror therapy enhances lower-extremity motor recovery and motor functioning after stroke: A randomized controlled trial. *Archives of Physical Medicine and Rehabilitation, 88,* 555–559.

Tang, Z. Y., Zhou, H. Y., Zhao, G., Chai, L. M., Zhou, M., Lu, J., et al. (1991). Preliminary result of mixed bacterial vaccine as adjuvant treatment of hepatocellular carcinoma. *Medical Oncology & Tumor Pharmacotherapy, 8,* 23–28.

Thioux, M., Gazzola, V., & Keysers, C. (2008). Action understanding: How, what and why. *Current Biology, 18*(10), 431–434.

*Tinbergen, N. (1954). *Curious naturalists*. New York: Basic Books.

Tranel, D., & Damasio, A. R. (1985). Knowledge without awareness: An autonomic index of facial recognition by prosopagnosics. *Science, 228*(4706), 1453–1454.

Tranel, D., & Damasio, A. R. (1988). Non-conscious face recognition in patients with face agnosia. *Behavioural Brain Research, 30*(3), 239–249.

*Ungerleider, L. G., & Mishkin, M. (1982). Two visual streams. In D. J. Ingle, M. A. Goodale, & R. J. W. Mansfield (Eds.), *Analysis of visual behavior.* Cambridge, MA: MIT Press.

Vallar, G., & Ronchi, R. (2008). Somatoparaphrenia: A body delusion. A review of the neuropsychological literature. *Experimental Brain Research, 192*(3), 533–551.

Van Essen, D. C., & Maunsell, J. H. (1980). Two-dimensional maps of the cerebral cortex. *Journal of Comparative Neurology, 191*(2), 255–281.

Vladimir Tichelaar, Y. I., Geertzen, J. H., Keizer, D., & Van Wilgen, P. C. (2007). Mirror box therapy added to cognitive behavioural therapy in three chronic complex regional pain syndrome type I patients: A pilot study. *International Journal of Rehabilitation Research, 30,* 181–188.

*Walsh, C. A., Morrow, E. M. , & Rubenstein, J. L. (2008). Autism and brain development. *Cell, 135*(3), 396–400.

Ward, J., Yaro, C., Thompson-Lake, D., & Sagiv, N. (2007). Is synaesthesia associated with particular strengths and weaknesses? UK Synaesthesia association meeting.

*Weiskrantz, L. (1986). *Blindsight: A case study and implications*. New York: Oxford University Press.

Wicker, B., Keysers, C., Plailly, J., Royet, J. P., Gallese, V., & Rizzolatti, G. (2003). Both of us disgusted in my insula: The common neural basis of seeing and feeling disgust. *Neuron, 40,* 655–664.

Winkielman, P., Niedenthal, P. M., & Oberman, L. M. (2008). The Embodied Emotional Mind. In G. R. Smith & E. R. Smith (Eds.), *Embodied grounding: Social, cognitive, affective, and neuroscientific approaches*. New York: Cambridge University Press.

Wolf, S. L., Winstein, C. J., Miller, J. P., Taub, E., Uswatte, G., Morris, D., et al. (2006). Effect of constraint-induced movement therapy on upper extremity function 3 to 9 months after stroke: The EXCITE randomized clinical trial. *Journal of the American Medical Association, 296,* 2095–2104.

Wolpert, L. (2001). *Malignant sadness: The anatomy of depression*. New York: Faber and Faber.

Yang, T. T., Gallen, C., Schwartz, B., Bloom, F. E., Ramachandran, V. S., & Cobb, S. (1994). Sensory maps in the human brain. *Nature, 368,* 592–593.

Yavuzer, G., Selles, R. W., Sezer, N., Sütbeyaz, S., Bussmann, J. B., Köseoğlu, F., et al. (2008). Mirror therapy improves hand function in subacute stroke: A randomized controlled trial. *Archives of Physical Medicine and Rehabilitation, 89*(3), 393–398.

Young, A. W., Leafhead, K. M., & Szulecka, T. K. (1994). Capgras and Cotard delusions. *Psychopathology, 27*, 226–231.

*Zeki, S. (1993). *A Vision of the Brain*. Oxford: Oxford University Press.

Zeki, S. (1998). Art and the brain. *Proceedings of the American Academy of Arts and Sciences, 127*(2), 71–104.